Lüche

Loren R. Mosher und Lorenzo Burti

Psychiatrie in der Gemeinde

Inhalt

Was man zum Erfolg braucht

Anhang

Vorwort

Ich persönlich mag keine Vorworte. Ich lese sie kaum, oder nur, nachdem ich das Buch gelesen habe, und habe nie eines geschrieben – bis jetzt. Ich lehne Vorworte ab, weil jemand dir darin sagt, wie du ein Buch lesen und verstehen solltest, das ein anderer, der sicher kompetenter ist, geschrieben hat. Das ist nicht fair: Lass den Autor für sich selbst sprechen. Hör auf den Autor.

Nachdem ich jedoch Mosher und Burti's *Community Mental Health* (Titel der amerikanischen Originalausgabe) gelesen habe, freue ich mich und fühle mich sehr geehrt, dafür ein Vorwort schreiben zu dürfen, denn dies ist ein wunderbares Buch! Es ist außergewöhnlich in vielerlei Hinsicht. Vor allem sagt es klar und verständlich vieles, was auf elementarem, gesundem Menschenverstand und Menschlichkeit beruht und was wir alle als Psychiater oder andere im sozialen Feld Tätige »wissen« oder »fühlen« – in gewisser Weise jedoch ohne klares Bewußtsein davon –, so daß wir dieses Wissen nicht voll in unserer täglichen Arbeit mit psychiatrischen Patienten anwenden können. Dieses Buch sagt uns bis in Einzelheiten, wir wir unsere Intuition in klares, bewußtes und operationales Verstehen übersetzen können. Es sagt uns auch, wie dieses neue Verständnis in adäquate Beurteilungsmethoden und in konkrete Alltagsaktivitäten, Organisationsstrukturen, präzise therapeutische Ziele und Ansätze zu übersetzen ist. Daher ist aus meiner Sicht Mosher und Burti's Buch nicht nur ein Buch über Gemeindepsychiatrie (oder Sozialpsychiatrie, wie sie anderswo genannt wird), sondern über Psychiatrie ganz allgemein. Es erklärt den Kontext, in dem jede Form psychiatrischer Intervention stattfindet und es zeigt auf dieser Basis, wie dieser Kontext genutzt und strukturiert werden sollte, um optimal den Bedürfnissen unserer Patienten zu entsprechen.

Dieses Buch ist hochwillkommen, weil es eine dringend benötigte Ergänzung – oder eher ein Gegenstück – zur gegenwärtig vorherrschenden technischen, biologischen und medikamentenorientierten Psychiatrie darstellt. Nach einer sicher zu einseitigen Dominanz psychodynamischer oder soziodynamischer Konzepte während der letzten Jahrzehnte ist die gegenwärtige Psychiatrie in den Vereinigten Staaten und anderswo tatsächlich in Gefahr, Opfer eines anderen reduktionistischen »Paradigma des Verstehens«, namentlich eines biologischen und medizinischen zu werden. Obwohl die modernen Fortschritte im Verständnis der biophysiologischen Grundlagen der Gehirnfunktionen sicherlich sehr beeindruckend und vielversprechend sind, und selbst wenn GRIESINGERS Äußerung von vor über 100 Jahren zutreffen sollte, daß viele Krankheiten und Probleme dem Wesen nach Krankheiten und Probleme des Gehirns sind, so gehören diese Gehirne und ihre Störungen immer noch zu einem ganzheitlichen Menschen und sie ereignen sich innerhalb eines globalen psychologischen, sozialen, physischen und organisatorischen Kontextes! Der leidende Mensch, selbst, wenn er unter einer »rein organischen« Erkrankung wie z. B. der Alzheimer Krankheit oder einer Hirnverletzung leidet, muß dennoch in dieser globalen Situation wahrgenommen, verstanden, respektiert und behandelt werden. Geschieht dieses nicht, wird er auf eine bloße Störung der Gehirnfunktion, auf einen anonymen »biologischen Mechanismus« reduziert. Mit anderen Worten: Seine »Psyche« – d. h., das, worum sich der Psychiater kümmern muß – wird vernachlässigt und zerstört.

Dieses Buch sagt uns, wie eine solche Gefahr vermieden werden kann, indem psychiatrische Patienten und psychiatrische Probleme in einen Kontext gestellt werden. Daher ist es ein *»psychoökologisches Buch«* – und als solches ist es, wie ich glaube, ein Buch der Psychiatrie der Zukunft.

Dieses Buch basiert in starkem Maße auf Erfahrung. Zum einen gibt es die persönlichen Erfahrungen der beiden Autoren wieder, die für viele Jahre in einigen der kreativsten und erfolgreichsten Projekten moderner amerikanischer und italienischer Gemeindepsychiatrie gearbeitet haben, zum anderen ist dieses Buch fest in spezifischer Forschung verankert. Tatsächlich stellt es wahrscheinlich den umfassendsten und aufschlußreichsten Überblick des gegenwärtigen angelsächsischen Forschungs- und Kenntnisstandes zu relevanten psychosozialen Fragen überhaupt dar. Und wiederum liefert es nicht nur eine Synthese der wichtigsten Ergebnisse, sondern es übersetzt und integriert diese Ergebnisse in handfeste Maßnahmen und praktische Intervention.

Schließlich ist dieses Buch provokativ: Es stellt viele tiefverwurzelte Anschauungen und Dogmen in Frage. Daher wird es sicher kontroverse Diskussionen auslösen. Viele Leser werden wie ich mit bestimmten Punkten bei der Aussage nicht übereinstimmen und deshalb meinen, daß die Autoren zuweilen zu radikal sind, zu weit gehen oder Gefahr laufen, in bestimmten Fragen selbst zu reduktionistisch und einseitig zu sein. So hat auch dieses Buch gewiß seine Grenzen. Schließlich spiegelt es, wie jede andere Abhandlung nur einen Aspekt wider – wenn auch einen besonders interessanten – nämlich den »gegenwärtigen Stand des Irrtums« unseres Wissens und Verständnisses der psychiatrischen Komplexität sowie der möglichen Wege, mit dieser umzugehen.

Jedoch schmälert dies meiner Meinung nach in keiner Weise eine sehr positive globale Bewertung des Beitrages der beiden Autoren: Ich hoffe und glaube, daß Mosher's und Burti's Buch bald eine Art »Bibel des psychosozial Tätigen« wird, wie Gerald KAPLANS's Buch über *Principles of Preventive Psychiatry* vor mehr als 20 Jahren. Und ich hoffe außerdem, daß mit seinem Augenmerk auf praktische Fragen und den globalen psychosozialen Kontext, Community Mental Health ein wichtiges Element der vielleicht wichtigsten gemeinsamen Aufgabe werden wird, der die heutigen Psychiater aller möglichen Ausrichtungen gegenüberstehen: Die Aufgabe, ein wirklich realistisches, mulitikoditionelles, biologisch-psychologisch-soziales Modell der »Psyche« und ihrer Störungen zu entwickeln, das uns befähigt, unsere Patienten wirklich als Menschen zu verstehen und zu behandeln.

Prof. Dr. med. Luc Ciompi

Gebrauchsanweisung für die Nutzer dieses Buches

Zum Anlaß: Wir haben Herrn MOSHER anläßlich einer Vortragsreise in Berlin 1988 kennengelernt. Wir waren so angetan von dem, was er sagte, daß wir unabhängig voneinander an eine Übersetzung des Buches von MOSHER und BURTI dachten. Seine Auffassungen sollten auch die kennenlernen, die keine englischen Bücher lesen. Aus dieser jeweiligen Inspirierung resultierte die Verabredung, das Buch zu übersetzen.

Zum Warum: In dem Buch von MOSHER und BURTI wird die Gemeindepsychiatrie begründet und fundiert. Die Autoren machen explizit, sagen, drücken aus, was sonst oft geahnt und empfunden, aber sprachlos gelassen wird. Sie beschreiben Kriterien psychiatrischen Handelns, von denen auch wir uns implizit in unserem Handeln leiten ließen. Für MOSHER und BURTI läßt sich vieles, wie es hier leicht geschieht, nicht als Ausdruck moralischer Forderungen kennzeichnen, sondern als sachliche Notwendigkeit professionellen Handelns. Uns beeindruckt auch die Bearbeitung von Themen, die sonst kaum in Lehrbüchern aufgegriffen werden, die dennoch für die Psychiatrie von außerordentlicher Bedeutung sind: Obdachlosigkeit, Armut, Einordnung der psychischen Ereignisse in die Lebensgeschichte, Validierung der Erfahrung. Auch die sehr starke Annäherung an die Betroffenen-Perspektive und die starke innere Parteilichkeit, die ohne politische Verschmelzung eingehalten wird, hat uns gefallen. Oft haben wir geklagt, daß wir in Gefahr sind, Psychiatrie nur technokratisch zu verändern. Das Buch von MOSHER und BURTI ist ein Beispiel für beseelte Technokratie. Es enthält eine Mischung von Strukturelementen und Inhalten.

In der von uns vorgelegten Übersetzung fehlen zum einen die im Original enthaltenen Beispiele aus den Vereinigten Staaten. Sie sind wegen der großen Unterschiedlichkeit der Gesundheitssysteme nicht übertragbar. Ebenso fehlen die italienischen Erfahrungen. Wir sind davon ausgegangen, daß sie im deutschsprachigen Raum ausreichend rezipiert sind.

So haben wir in unserer Übersetzung die Grundsätze und Leitlinien und die sie begründenden Beobachtungen und Schlüsse aufgenommen. Für die Wahrnehmung der Empirie sei der Leser auf das Original verwiesen. Aus dem Anhang haben wir die Aussagen über Medikamente übersetzt. Das Literaturverzeichnis ist aus dem Original übernommen. Bezüglich der weiblichen und männlichen Form haben wir die im Deutschen übliche Sprachform gewählt.

Bei einer Arbeit wie dieser werden natürlich die individuellen Schwerpunkte und Stile der Übersetzer in den deutschen Text einfließen. Da wir dies erhalten wollten, benennen wir an dieser Stelle, wer welche Kapitel übersetzt hat:

Kapitel eins bis fünf: *U. Plog* / Kapitel sechs und sieben: *D. Lehmkuhl* / Kapitel acht und neun: *I. Steinhart* / Kapitel zehn: *U. Plog* / Kapitel zwanzig, einundzwanzig sowie Medikamentenanhang:
D. Lehmkuhl

Dieter Lehmkuhl *Ursula Plog* *Ingmar Steinhart*
Berlin im Juni 1992

Wie dieses Buch entstanden ist

Die Geburt der Gemeindepsychiatrie in Italien und ihre Wiedergeburt in den USA erfolgte zu Beginn der 60er Jahre. Ich (LRM) erhielt meine Ausbildung zum Psychiater (1962–1966) zur Zeit der Verabschiedung des Gesetzes über gemeindepsychiatrische Zentren (1963) und seiner Durchführung (ab 1965). Obwohl »Sozialpsychiatrie« Teil der psychiatrischen Facharztweiterbildung war, gab es keine psychiatrischen Gemeindezentren für die praktische Ausbildung. Daher war ein einjähriger Studienaufenthalt in London (1966–1967), wo ich am Ost-Londoner Kingsley Hall-Krankenhaus der Philadelphia Association stundenweise arbeitete, meine erste direkte Erfahrung auf diesem Gebiet. Bevor ich für ein Jahr nach London ging, hatte ich eine Stellung an der Abteilung für Psychiatrie der Yale Universität als Forschungsassistent in der Familienforschung angenommen. Bei meiner Rückkehr von London nach New Haven im Sommer 1967 fand ich eine Institution vor, die sich im Übergang von einer traditionellen universitären Forschungs- und Ausbildungsstätte zu einer Abteilung befand, die ein großes, gerade fertiggestelltes gemeindepsychiatrisches Zentrum einschloß mit sämtlichen fünf Diensten bzw. Angeboten, die die Bundesgesetzgebung verlangt. Zur gleichen Zeit eskalierte der Vietnam-Krieg. Ärzte, die sich vor dem Militärdienst sicher geglaubt hatten, wurden noch einberufen. Dies betraf einige jüngere Mitglieder des Lehrkörpers. Daher wurde ich bei meiner Ankunft in New Haven gebeten, die Leitung einer Station in einem gemeindepsychiatrischen Zentrum zu übernehmen, deren Leiter zum Militärdienst eingezogen wurde.

Während eines der sozial unruhigsten Jahre Amerikas (Vietnam-Protest, Unruhen nach dem Tode Martin Luther-Kings auch in New Haven), stand ich einer 20-Betten-Station vor. Mit meinen frischen Londoner Erfahrungen versuchte ich, die Grundsätze, die ich dort gelernt hatte, auf diese Station anzuwenden. Kein Zwang (d. h. freiwilliger, offener Behandlungsrahmen); Entwicklung von Strukturen eher von der Basis her als durch Verordnung von oben; Zugrundelegung persönlicher Verantwortung; Wandel der Rollen und der Hierarchie, wenig Regeln und Vorschriften; Begegnung mit den Patienten von einem zwischenmenschlich-phänomenologischen Ansatz aus, etc. Obwohl sich die Station, deren Leitung ich übernahm, in einem gemeindepsychiatrischen Zentrum befand, war sie organisiert wie die früher existierenden psychiatrischen Akutstationen am Allgemeinkrankenhaus innerhalb des New-Haven-Komplexes. Die Station war geschlossen, hatte ein hochstrukturiertes Milieu mit einem abgestuften Privilegiensystem und konnte »passende« Patienten auswählen. Die meisten psychotisch erkrankten Patienten mit früheren Krankenhausaufenthalten wurden an das nahegelegene State Hospital zurückverwiesen. Mit Ausnahme einer Kriseninterventionsstation für kurzfristige Aufenthalte (zwei bis drei Tage), wurde das psychiatrische Gemeindezentrum geführt wie eine Erweiterung der existierenden psychiatrischen Universitätsabteilung. Folglich unterschied sich diese Erfahrung mit »Gemeindepsychiatrie« zu der Zeit (1967–1968) nicht sehr von der Praxis, die ich als psychiatrischer Assistenzarzt am Massachusetts Mental Health Center (MMHC) gelernt hatte.

In der Tat befand sich das MMHC mit seinem rund um die Uhr geöffneten Krisenzentrum und seiner Praxis, die einzelnen Assistenten für die weitergehende Betreuung aller neuen Patienten, die sie sahen, verantwortlich zu machen, mehr in Übereinstimmung mit Ideen moderner Gemeindepsychiatrie als mit der (überwiegenden) Praxis dessen, was am Connecticut Mental Health Center geschah. Die von mir umgewandelte offene, weniger strukturierte Station wurde zum Stein des Anstoßes innerhalb des psychiatrischen Gemeindezentrums und der zugehörigen eher traditionellen psychiatrischen Abteilung. Einige sehr bemerkenswerte negative Eigenschaften wurden ihr vorwiegend von psychoanalytisch orientierten älteren Kollegen der Abteilung unterstellt. Old Eli* war nicht bereit für etwas einzutreten, das er als Bastion von Sex, Drogen und Rock 'n-Roll ansah. Aus meiner jetzigen Sicht,

* Bezeichnung für die Yale-University New-Haven, Connecticut

20 Jahre später, scheint die Station das Zentrum und auch der Sündenbock vieler Generationskonflikte gewesen zu sein, die durch die damalige soziale Protestära stimuliert wurden.

Daß die der Station zugeschriebenen Eigenschaften zum großen Teil unbegründet waren, war irrelevant. Ein besonderer Vorwurf der folgenden Auseinandersetzung, die legalistisch und moralistisch zugleich war, bestand z.B. darin, daß auf der Station »viel mehr Vorfälle« passierten als auf ähnlichen Stationen im Haus. Da schriftliche Berichte über Vorfälle angefertigt werden mußten und definiert war, was als ein Vorfall zu gelten hatte, war es möglich, diesen Vorwurf zu untersuchen. Tatsächlich zeigte sich, daß die Station weniger Vorfälle als die benachbarten Stationen aufzuweisen hatte. Als ob die soziale Etikettierung als Devianz nicht schon genügte, um die Station und die Beteiligten auszugrenzen, wurden noch Vorwürfe gegen die Behandlung erhoben. Patienten »würden zum Agieren ermutigt«, Mitarbeiter »setzten die Grenzen nicht richtig«, und zu guter Letzt wurde angedeutet, daß die Behandlung der Patienten dort an »Verstoß gegen das Berufsethos grenzte«.

Für mich als jungen, relativ unerfahrenen Assistenzarzt der noch nicht lange in der Abteilung war (daher auch wenig Verbündete hatte), war es schwierig zu erreichen, daß meine Ansichten ernstgenommen wurden, um den eskalierenden Prozeß des Sündenbockmechanismus abzubiegen bzw. in sinnvollerer Weise anzugehen. Ich entschied mich, zu gehen. Zum Glück hatte ich die Achtung von Forschungskollegen während meiner zweijährigen Anstellung (1964–1966) in der Sektion Zwillings- und Geschwisterforschung (Leiter William POLLIN) des Bereiches Erwachsenenpsychiatrie (Leiter Lyman WYNNE) des National Institute of Mental Health (NIMH) gewonnen. Aufgrund dieser Kontakte war ich in der Lage, in die Forschung zu gehen, und schloß mich dem schnell expandierenden extramuralen Forschungsprogramm (Stipendien, Überprüfung, Finanzierung) des NIMH an. Dadurch lernte ich in für mich schwierigen Zeiten die Bedeutung von alternativen Behandlungsmöglichkeiten kennen. Diese Erfahrung schlägt sich jetzt nieder in der Bedeutung, die wir der Verfügbarkeit von Wahlmöglichkeiten innerhalb der gemeindepsychiatrischen Versorgung einräumen.

Ich verließ Yale verschreckt, jedoch überzeugt davon, daß der humanistische, flexible, nutzerorientierte und klientenstärkende

Ansatz, um den ich mich bemüht hatte, richtig war. Allerdings war er in einem unangemessenen Kontext zur Anwendung gekommen. Es ist klar, daß der Versuch, etwas innerhalb eines sonst konservativen Umfeldes in sehr neuer Weise zu gestalten, ohne die entschiedene Unterstützung der Leitung scheitern mußte. Weder kannte noch traute in diesem Fall die Leitung dem naßforschen Ankömmling. Ich lernte daraus, daß man bei angestrebten Erneuerungen entweder der eindeutigen Unterstützung der Leitung bedarf oder es keine bzw. nur eine minimale Hierarchie in Verbindung mit solchen Innovationen geben darf. Diese Lektion findet ihren Niederschlag in diesem Buch in unserem Engagement für kleine, relativ unabhängige Arbeitseinheiten, die wenig hierarchisch geprägt sind.

Ein Jahr nach meiner Ernennung zum Leiter des Zentrums zur Erforschung der Schizophrenie des NIMH (1968) kam ein faszinierender Förderungsantrag auf meinen Tisch. Eine Mitarbeitergruppe am Agnews State Hospital in San Jose, Kalifornien, schlug ein experimentelles Behandlungsmilieu vor, das viele der Vorstellungen enthielt, um deren Umsetzung ich mich auf der Station in Yale bemüht hatte. Die Beratung dieses Projektes lag bei R. D. Laing, einem meiner Londoner Lehrer, Fritz Perls, dem bekannten Gestalttherapeuten und John Perry, einem Jungianer, der Interesse an der Behandlung der Schizophrenie hatte. Neugierig gemacht, fuhr ich nach Kalifornien, um das Projekt mit den Antragstellern zu diskutieren. Der ursprüngliche Projektentwurf enthielt keine Vergleichsgruppe und wurde daher von der Prüfungskommission abgelehnt. Die Superstars verloren daraufhin ihr Interesse. Wir (Julian Silverman, Maurice Rappaport und ich) entwickelten daraufhin einen auf Kooperation angelegten Projektantrag, der eine Vergleichsgruppe mit »üblicher« Krankenhausbehandlung beinhaltete. Kurz nachdem wir das Projekt zur Prüfung der Finanzierung eingereicht hatten, machte der Klinikleiter deutlich, daß er das experimentelle Behandlungssetting innerhalb des Krankenhauses nicht unterstützen könne.

Dieser Antrag wurde daraufhin zurückgezogen und statt dessen ein neuer vorgelegt, der ein Behandlungssetting in der Gemeinde außerhalb jeglicher bestehender Hierarchie vorsah. Das war die Geburt des Soteria-Projektes (1969–1970). Dieses Projekt fand dann seine organisatorisch-administrative Heimat am Mental Research Institute (MRI) in Palo Alto, Kalifornien. Die herausragenden Pionierleistungen des MRI auf klinischem Gebiet (Bateson, Hailey, Jackson, Watzlawick, Weakland und andere waren irgendwann einbezogen) gaben dem Projekt einen unterstützenden Rahmen. Das Haus Soteria wurde 1971 in San Jose, Kalifornien, etabliert. Zu guter Letzt gab es eine angemessene organisatorische Struktur. Auch eine geeignete Einrichtung sowie geeignetes Forschungspersonal und klinische Mitarbeiter hatten sich gefunden, um meine kontroversen Auffassungen von der Behandlung der Schizophrenie zu testen. Eine Beschreibung dieser gemeindeintegrierten Wohnalternative zur psychiatrischen Krankenhausbehandlung sowie deren Ergebnisse findet sich im 9. Kapitel. Obwohl sich mein Arbeitsplatz beim NIMH in Rodeville, Maryland, befand, hatte ich anfangs die Gesamtverantwortung für Planung und Durchführung dieses Forschungsprojektes in Kalifornien. Leider konnte ich nach 1976 nur noch eine periphere Rolle im Projekt einnehmen. Die Abwesenheit des NIMH-»Paten« machte die Untersuchung angreifbarer für ungerechtfertigte Kritik. Eine Nachbildung von Soteria (Emanon) schloß 1980 nach sechs Jahren. Das ursprüngliche Haus (Soteria) wurstelte sich bis zu seiner Schließung im Jahre 1983 durch, da es nicht weiter finanziert wurde. Nach sechs Jahren wollte das Projekt Verbindungen mit anderen ähnlichen aufnehmen und präsentierte sich einer größeren Öffentlichkeit. Mein erster Kontakt mit Erfahrungen der italienischen Gemeindepsychiatrie und der Demokratischen Psychiatrie, einer Alternativorganisation zu Italiens Entsprechung der Vereinigung Amerikanischer Psychiater (American Psychiatric Association), fand statt während der Konferenz über Verrücktheit und Sozialpolitik in Palo Alto im Frühjahr 1977. Obwohl ich schon seit Jahren von Basaglias Arbeit und der Demokratischen Psychiatrie gehört hatte, hatte ich bis dahin noch keinen ihrer Hauptvertreter getroffen. Wir teilten zwar eine Reihe von Werten und Einstellungen, jedoch befaßten sich die Italiener viel mehr mit Fragen des Versorgungssystems und dessen Reform, als dies im Soteria-Projekt der Fall war. Die Konferenz bot eine gute Gelegenheit zur Begegnung und zum Austausch unserer Ansichten. Zum Teil als Folge dieser Begegnung arbeitete ein junger italienischer Psychiater, Lorenzo Burti, ein Jahr im Soteria- Projekt.

Ich (L. B.) besuchte Soteria erstmalig im Jahre 1976. Aufgrund dieser Begegnung entschied ich mich für eine einjährige Beurlaubung (November 1977 bis Dezember 1978) zur Teilnahme am Projekt. Einen Großteil meines Aufenthaltes als Volontär verbrachte ich im Alltag des Soteria-Hauses und insbesondere seiner Nachahmung, dem Emanon-Haus. Es war eine inspirierende und unvergeßliche Erfahrung. Ich hatte die einzigartige Gelegenheit, ein ganz unübliches Behandlungsmilieu zu erleben und zeitweilig die übliche Rolle und Pflichten eines Mediziners aufzugeben und mich viel unmittelbarer mit Patienten einzulassen. Ich fühlte mich von der phänomenologischen Bewegung angezogen und war auf der Suche nach einem humanistischen Ansatz in der Psychiatrie. Das Soteria-Projekt verkörperte die Ideen, die mich seit langem faszinierten. Ich war besonders von dem Ausmaß an Freiheit beeindruckt, die ein freizügiges familienähnliches Milieu selbst sehr gestörten Patienten ohne Medikation ermöglichte.

Ich war auch fasziniert vom Ausmaß der Intimität, Fürsorge und der echten persönlichen Beteiligung der Mitarbeiter an Patienten. Das Leben in Soteria zeigte, daß gegenwärtige Vorstellungen von der Notwendigkeit professioneller Distanz und Neutralität in therapeutischen Beziehungen fragwürdig und kontextabhängig sind. Optimale Distanz, so meine Schlußfolgerung, ist Ausdruck der Fähigkeit des Therapeuten, sich auf menschliche Beziehungen ganz allgemein und auf solche mit Psychotikern im besonderen einzulassen. Sie wird weitgehend vom umgebenden Milieu bestimmt.

Darüber hinaus war ich von dem Gedanken ergriffen, daß »Sein-Mit« in Gegensatz gebracht zu »Tun-Für«, das Herz der Therapie ist. Das Leben in Soteria machte ganz klar, daß jedweder technologischer Zusatz, wie zum Beispiel im Büro durchgeführte Psychotherapie, ohne Bedeutung ist. Der gesamte Rahmen, die Routine des täglichen Lebens, das war, in der Tat, die Therapie. Herkömmliche Formen der Psychotherapie wirkten in dieser Umgebung künstlich und dekontextualisierend.

Ich hatte fünf Jahre als Psychiater im Institut für Psychiatrie an der Universität von Verona gearbeitet, bevor ich zum Soteria-Projekt kam. Damals bestand das Institut aus einer stationären 36-Betteneinheit, einem ambulanten Dienst, einem Notdienst und einer Liaison-Einheit. Im Grunde hatte es die typische Organisation einer universitären psychiatrischen Abteilung. Allerdings waren die Mitarbeiter von den Ideen und Methoden der italienischen Reformbewegung beeinflußt. Sie bewegten sich in Richtung auf eine psychosoziale Arbeitsweise. Die ambulante und die gemeindebezogene Arbeit nahmen zu. Ich hatte regelmäßigen Kontakt mit Kollegen, die in Triest die Reform betrieben. Ich war sehr von ihrem Einfallsreichtum beeindruckt, der ihnen half, problemnahe Lösungen zu finden, die es schwierigen Anstaltspatienten erlaubten, in der Gemeinde zu leben. Ihre philosophischen und politischen Anschauungen paarten sich mit einem höchst wirkungsvollen Pragmatismus.

Als ich von Kalifornien nach Italien zurückkam, war das neue Psychiatrie-Gesetz von 1978 in Kraft getreten. Das Institut für Psychiatrie in Verona hatte die Versorgungsverantwortung für seinen Einzugsbereich übernommen. Dies gab mir die fabelhafte Gelegenheit das in der Praxis auszuprobieren, was ich in den Vereinigten Staaten gelernt hatte. Darüber hinaus konnte ich mein persönliches Handeln und meine Interventionen innerhalb eines umfassenden Netzwerkes von Diensten für eine definierte Bevölkerungsgruppe kontextualisieren. Hausbesuche ermöglichten auf ideale Weise, die Umgebung von Patienten zu explorieren. Es gab viele Anlässe, bei denen ich die Wichtigkeit der Grundbedürfnisse einerseits und die bedingenden Faktoren der Umgebung andererseits erfahren konnte (vor allem die Familien, die Nachbarn, Arbeitgeber u. ä.), wenn es um Entstehung und Aufrechterhaltung oder die Besserung von symptomatischem Verhalten ging. Ich konnte die therapeutische Wirkung von sozialen Eingriffen insgesamt, vor allem die von Wohlfahrtsunterstützung, besser verstehen. Es wurde mir immer klarer, wie wichtig solche Faktoren wie die langwährende Unterstützung, das umfassende Herangehen an Fälle, Team-Arbeit und die Aufmerksamkeit auf die Familiendynamik sind, um erfolgreich zu arbeiten. Familiendynamische Aspekte hatten mich seit der Veröffentlichung von »Paradox und Gegenparadox« (Palazzoli et al., 1978) interessiert. Das Buch beschrieb die systemische Vorgehensweise bei schizophrenen Familien durch die Mailänder Schule der Familientherapie (Boscolo, Cecchin, Prata, Selvivi, Palazzoli). Mein Interesse und das von anderen Kollegen in Verona führte dazu, daß wir von Dr. Cecchin ausgebildet und während der letzten zehn Jahre supervidiert werden. Das systemtheoretische Vorgehen hat sich für die gemeindepsychiatrische Arbeit ebenso als brauchbar erwiesen wie im herkömmlichen Arrangement die Arbeit mit dem »Einweg-Spiegel«. Alle diese Erfahrungen, die zunächst gesammelt und geordnet wurden, um Medizinstudenten und Assistenzärzten in der Psychiatrie zu unterrichten, wurden das Rohmaterial für meinen Beitrag in diesem Buch.

Während seines Aufenthaltes in Kalifomien erzählte Lorenzo mir (LRM) von dem Gesetz, das von dem italienischen Parlament im Mai 1978 in Kraft gesetzt worden war. Als ich seine Übersetzung des neuen Gesetzes las, konnte ich meine Begeisterung kaum zurückhalten. Jemand – ein ganzes Land – hatte endlich in den sauren Apfel der Institution gebissen: Einweisungen in staatliche psychiatrische Anstalten konnten nicht mehr vorgenommen werden. Es folgten unmittelbar eine Reihe von Verhandlungen, die darin endeten, daß ich acht Monate in Verona verbrachte (1980), um die Durchführung und die Auswirkungen dieses revolutionären Gesetzes zu untersuchen. Als Leiter des Zentrums für die Studien der Schizophrenie war ich an der Entwicklung und Durchführung des Gemeindepsychiatrischen Unterstützung-Programms (Community Support Program, CPS, seit 1973) des National Institute for Mental Health beteiligt. Durch diese Erfahrung wußte ich aus erster Hand um den allgemeinen Mangel an umfassenden gemeindegestützten Versorgungs-Systemen für gestörte und störende Menschen in den Vereinigten Staaten. So begann die Zusammenarbeit der Autoren in einem günstigen Moment innerhalb eines Prozesses, der für einen von uns mehr als zehn Jahre vorher begonnen hatte (LRM).

Der Aufenthalt in Italien ermöglichte es mir, meine gesamte Aufmerksamkeit den Systemen gemeindepsychiatrischer Versorgung zu widmen. Im Laufe meines italienischen Aufenthaltes wurde ich für sechs Monate nach Skandinavien eingeladen, um eine Reihe von Vorträgen zu halten. Während dieser Zeit sammelte ich Informationen über das institutionszentrierte System dort. Ich begann, sie (und die, die ich aus den Vereinigten Staaten kannte) zu vergleichen und zu kontrastieren. Das umfassende Versorgungssystem, das in Kapitel 9 beschrieben ist wurde zum ersten Mal während eines Vortrages in Turku, Finnland, im Herbst 1980 entworfen. Dies war der Kern, um den herum das Buch etwa sechs Jahre später Form annahm. Ich verfolgte die Entwicklung in Italien persönlich, auch nachdem ich in die Vereinigten Staaten zurückgekehrt war. Ich verließ mich auf Dr. Burti und andere, um an jeweils neue Informationen zu kommen. Meine italienischen Erfahrungen dienten mir auch als geradezu dramatischer

Kontrast zu dem institutions-dominierten System, in dem ich in Washington DC seit 1972 arbeitete. 1977 war ich dort einer der Mitbegründer eines Soteria-Ablegers (Crossing Place). Ich habe mehrere Jahre beratend mit einem supervidierten Wohnprojekt, einem Übergangswohnheim und einem Fountain-Haus zur psychosozialen Rehabilitierung gearbeitet. Es dauerte demnach bis 1983, als ich in die Beratung der Gesundheitsverwaltung von Virginia eintrat, um die Erfordernis eines umfassenden, system- und nutzerorientierten Buches über Gemeindepsychiatrie für mich deutlich werden zu lassen. Während ich überall in Virginia gemeindeintegrierte Vorhaben beriet, wurde offensichtlich, daß die Auswertung und Zusammenfassung des amerikanischen und italienischen gemeindepsychiatrischen Wissens für sie außerordentlich nützlich sein würde.

Ein Symposion zur Ausbildung für die Gemeindepsychiatrie, das im Rahmen eines Treffens der Vereinigung Amerikanischer Psychiater (APA) 1984 in Los Angeles stattfand (an dem auch beide Autoren teilnahmen), bestärkte noch einmal die Überzeugung, daß ein Wissens- und Erfahrungskatalog für die neue Gemeindepsychiatrie erarbeitet und herausgebracht werden müßte. Obwohl andere Verpflichtungen und anfängliche Zweifel an der Durchführbarkeit eines solchen Vorhabens (vor allem auch wegen des allgemein geringen Interesses an der Gemeindpsychiatrie in den USA) unsere Entscheidung verzögerten, war dieses Treffen von zentraler Bedeutung für uns. Von Anbeginn hielten wir es für erforderlich, Lesern eine Methode, eine Vorstellung von der Praxis und ausführliche Beispiele anzubieten, die manches oder alles von dem enthielten, was wir und andere sinnvoll gefunden hatten.

Es war uns klar, daß diejenigen, die in der Gemeindepsychiatrie arbeiten, täglich sehr schwierigen Anforderungen begegneten, und daß sie sich oft nur auf unsicherem Wissensboden und unzureichend ausgebildet fühlten, um ihnen gerecht zu werden (STERN und MINKHOFF, 1979). Wir haben die Hoffnung, daß ein Buch, welches die neuesten Befunde und einen konsistenten und praktischen Ansatz gemeindepsychiatrischen Handelns vermittelt, die Neugier von Studenten an der Gemeindepsychiatrie weckt und psychiatrisch Tätige anzieht. Auch für Italien war eine Bestandsaufnahme angezeigt, da trotz der langen Tradition der Deinstitutionalisierung und zehn Jahre währender ausgedehnter klinischer

Praxis, eine umfassende Darstellung dessen, was zur Zeit getan wurde, fehlte. Eine Anzahl innovativer Strukturen sind gut etabliert, weit verbreitet und allgemein getragen, aber sie werden kaum als Komponenten einer umfassenden und konsistenten Sichtweise erkannt. Paradoxerweise bezieht man sich eher auf herkömmliche theoretische Sichtweisen, wenn versucht wird, die neue Praxis konzeptionell zu fassen.

Über all diese Fragen hinaus waren wir von einem spezifischen Aspekt der Gemeindepsychiatrie besonders fasziniert: den grundlegenden administrativen Charakteristika gemeindepsychiatrischer Behandlung. Die Erreichbarkeit von Diensten und die Einbeziehung der Probleme und Bedürfnisse einer gegebenen Bevölkerungsgruppe stellen einen unschätzbaren Anreiz für einen humanistischeren Ansatz und für eine echtere Begegnung zwischen Helfer und Betroffenem dar, vor allem wenn sie in der natürlichen Umgebung des Betroffenen stattfindet. Solch wertvolle Möglichkeiten sind jedoch dann gefährdet oder können gar verloren gehen, wenn das System zu bürokratisch, unkoordiniert oder zu zergliedert wird. Wir haben daher entschieden, uns beiden Dimensionen zuzuwenden, der administrativen und der therapeutischen. Dies tun wir mit der Überzeugung, daß eine humane und gemeindeintegrierte Psychiatrie nicht nur längst überfällig, sondern modern und praktisch durchführbar ist.

Unsere Erfahrung und Verbundenheit mit der Erforschung der Einsamkeit dessen, was wir hier vorschlagen, trug zu der Forschungsorientierung bei, die dem ganzen Buch zugrunde liegt. Nicht alles, was wir vorschlagen, ist durch Forschung abgesichert. Auch können unsere Vorschläge und Ideen in manchen (oder vielen?) Gegebenheiten nicht ohne wesentliche Änderung übernommen werden. Wir bitten die Leser zu versuchen, das Gelesene zu verdauen und die Gestalt des Beinhalteten wahrzunehmen und zu integrieren, bevor sie über die Anwendbarkeit des Gelesenen in ihrem eigenen Rahmen befinden.

L. Burti *L. R. Mosher*

1 Was Sie von diesem Buch erwarten können

Dieses Buch handelt vor allem davon, wie man in der Gemeinde seelische Gesundheit fördert, und weniger davon, *was* denn seelische Gesundheit eigentlich sein kann. Es ist ein praktisches, am klinischen Handeln orientiertes Buch für alle in der Gemeindepsychiatrie Tätigen, Krankenpflegepersonen, Verwaltungsangestellte, Ärzte, Sozialarbeiter, Nutzer und Familien.

Es ist die Absicht, eine Herangehensweise an die Gemeindepsychiatrie aufzuzeigen, die Ergebnisse der Forschung und der Erfahrung zusammenbringt, welche sich als anwendbar und wirksam erwiesen haben. Wir sind fest davon überzeugt, daß weit mehr über die Wirksamkeit gemeindebezogenen und psychiatrischen Handelns bekannt ist, als momentan zugegeben oder gar angewandt wird. (Vergleiche z. B. Beiser, Shore, Peters und Tatum 1985, und Burti, Gazotto, Siciliani, Zimmermann-Tancella und Tansella 1986). Gemeindepsychiatrie spielt in den USA z. Z. nicht gerade eine vorrangige Rolle. Im Gegensatz dazu ist sie in Italien Pflicht. Ihr Ruf in den USA leidet daran, daß sie mehr versprochen habe als sie halten kann, daß sie unwissenschaftlich sei, daß sie von den nichtärztlichen Berufen dominiert werde, daß sie wesentlich zum »Scheitern« der Deinstituionalisierung beigetragen habe und, das vor allem, unwirksam sei in der Behandlung der schwerstgestörten und schwerstkranken Patienten, außer daß sie vielleicht die Zusammenarbeit in der Medikamenteneinnahme fördere.

Diese Zuschreibungen, sieht man sie im Zusammenhang, werden zunehmend unhaltbar. Eine Bewegung, die mit Geld so schlecht ausgestattet wurde, daß nur etwa ein Drittel des ursprünglichen Ziels erreicht werden konnte (nur 750 gemeindepsychiatrische Zentren wurden eingerichtet, 2000 waren geplant), kann schwerlich für ihr »Scheitern« verantwortlich gemacht werden. Offensichtlich fand die Forschung über die Wirksamkeit der Gemeindepsychiatrie kaum Beachtung, noch wurde sie finanziell getragen. Aus diesem Grund bleibt die Frage danach, ob sie wissenschaftlich fundiert ist, für einige Beobachter und Kritiker weitgehend unbeantwortet. Sicher sind die momentane Dominanz und der damit verbundene Einfluß der nichtärztlich Tätigen auf das Versäumnis der Psychiater zurückzuführen. Sie haben die gemeindepsychiatrische Arbeit zugunsten lukrativerer Praxen, die mit Krankenhäusern zusammenarbeiten, verlassen (Fenton, Leaf, Moran und Tischler 1984, Jerrehl und Larsen 1983, Knesper und Carlson 1981). Wir glauben nicht, daß die Dominanz der nichtärztlichen Berufe ein Problem sein muß. Andererseits ist es in der Praxis so, daß Ärzte durch das Überwiegen so vieler Nicht-Ärzte entmutigt werden, sich für die gemeindepsychiatrische Arbeit zu entscheiden. Dies wohl deswegen, weil sie dort nicht den Einfluß und die Kontrolle ausüben können, an die sie gewöhnt sind.

Die Rolle der Gemeindepsychiatrie beim »Scheitern« der Deinstitutionalisierung ist auch in dem Licht zu sehen, daß das Geld nicht mit den Patienten die Hospitäler verlassen hat. Wir werden in den folgenden Kapiteln zeigen, daß es sowohl in Italien als in den USA eine Reihe gemeindepsychiatrischer Modelle gibt, die kostenwirksam sind[1]. Der wesentliche Unterschied im Vergleich der beiden Länder ist zur Zeit der, daß die Anzahl der guten Beispiele in Italien im Wachsen begriffen ist, während dies in den USA nicht der Fall zu sein scheint.

Unsere und die Erfahrung anderer hat in uns eine sehr viel positivere Einschätzung erzeugt. Wir sind davon überzeugt – und haben die Absicht, die strukturellen Grundsätze herauszuarbeiten, die unsere Überzeugung begründen –, daß die überwiegende Anzahl gestörter oder störender Menschen wirksam behandelt werden kann, ohne daß es Orte, die Krankenhaus genannt werden, braucht. Wir sind ferner der Überzeugung, daß der Einsatz von Personen, die mit Klienten interagieren, ebenso wirksam sein kann, wie Psychopharmaka, auf die man sich zur Zeit übermäßig verläßt. Der Einsatz von Personen hat wesentlich weniger kurzfristige oder langfristige vergiftete Nebenwirkungen. Wir werden

1 Die Beispiele sind in der deutschen Ausgabe nicht enthalten, sie sind im Original zu lesen.

Grundsätze herausarbeiten, die die Nutzbarkeit einer Person als therapeutisches Instrument maximieren helfen.

Wir glauben, daß Verrücktheit nur allzu verstehbar ist, wenn sie respektvoll und ernsthaft angenommen wird. Wir werden Regeln für Gespräche und Begegnungen aufstellen, die den Prozeß erleichtern, die Bedeutung der Verrücktheit zu offenbaren. Das Maß, in dem ein Zeitgeist des Unverstehbaren verrückte Personen umgibt, ist im wesentlichen eine Reflektion der menschlichnatürlichen und kulturellen Tendenz, mit der eigenen Verrücktheit nichts zu tun haben zu wollen. Die Bereitschaft, verrückte Menschen in Hospitäler einzusperren und unser Unwille, sie in unseren Gemeinden zu haben, sind ganz konkrete Beweise für eine Haltung, die »aus den Augen aus dem Sinn« benannt werden kann. Wir wollen unsere eigene Verrücktheit nicht annehmen und verstehen.

Diese Haltung, dieser Zeitgeist, wird ständig bestärkt durch das medizinische Krankheitsmodell der Psychiater. Dieses wiederum ist offensichtlich durch wirtschaftliche Interessen motiviert und macht sich von der Legitimation durch das medizinische System abhängig. Das führt dazu, daß die hauptsächliche Energie der Psychiatrie auf ein diagnostisches System konzentriert wird, dem die Gültigkeit fehlt, weil es Menschen aus ihren Zusammenhängen reißt (Fenton, Mosher und Matthews 1981, Kendall 1974, Kutchins und Kirk 1986, McNair und Fisher 1978, Mosher 1978).

Mit diesem diagnostischen System ist die Suche nach biologischen Ursachen und die Forschung nach chemischer Behandlung verbunden. Beides steht im Mittelpunkt des Interesses heutiger psychiatrischer Forschung. Die Macht der Psychiatrie ist getragen von dem Geld, das sie für die Behandlung in Hospitälern erhält, wo nach wie vor »Krankheiten« im herkömmlichen traditionellen Sinn behandelt werden. Ungefähr 16 Milliarden Dollar pro Jahr – das sind etwa 70 % aller Ausgaben für seelische Gesundheit in den USA – werden für die stationäre Versorgung ausgegeben. Es gibt Orte, an denen Medikamentenbehandlung bevorzugt wird, weil sie relativ billig und kurzfristig wirksam ist. Der Therapie, die auf zwischenmenschlicher Begegnung beruht, werden Lippenbekenntnisse gezollt, angewandt wird sie jedoch selten. Das verhängnisvolle Komplott zwischen Pharmaindustrie und Psychiatrie entwickelt sich uneingeschränkt weiter. Der Schlag mit der chemischen Keule macht es leichter! Es ist schwierig, eine Philosophie der psychosozialen Behandlung zu entwickeln, zu festigen und zu übermitteln, wo der Glaube an die Medikamente vorherrscht und Patienten nur zehn bis 15 Tage in Kliniken bleiben. Dieser Zustand wird sich wahrscheinlich noch verschlechtern, je stärker der Druck der Kostenbegrenzung steigt.

Wir haben den Eindruck, daß über einen zu langen Zeitraum die Theorie die Praxis diktiert und nicht umgekehrt die Praxis die Theorie fundiert hat. Dogmatismus hat sich gegen die genaue Beobachtung durchgesetzt. Bis in die Mitte der sechziger Jahre war die psychoanalytische Theorie der einflußreichste Diktator. Heute ist es das reduktionistische, antiquierte, lineare, ursachewirkungsbezogene, biologische Theoretisieren. Die übermäßige Hingabe an einen dieser beiden Diktatoren läuft im besten Falle auf die Herausbildung blinder Flecken, im schlimmeren auf eine Gesichtsfeldeinengung der Profession heraus.

Wir setzen uns für Handlungsweisen ein, die sich in der Praxis als nützlich erwiesen haben. Wir haben mit einer Theorie gearbeitet, die uns jetzt anspruchsvoll, wenn auch noch nicht ausgearbeitet vorkommt. Wir hoffen, daß die Arbeit in diesem Buch zur Formulierung dieser Theorie für wirksame gemeindepsychiatrische Eingriffe beiträgt.

Dieses Buch ist, zumindest in Teilen, eine Reaktion auf unsere Unzufriedenheit mit vorherrschenden Theorien und Praktiken. Da wir uns jedoch als verantwortliche Kritiker sehen, bieten wir zur Kritik auch brauchbare und erprobte Alternativen. Als Beispiel weisen wir auf die Neigung der biologisch orientierten Psychiater, störende und gestörte Menschen unbegrenzt mit Neuroleptika zu behandeln. Dies hat wiederum eine neue Gruppe hervorgebracht, nämlich die Menschen mit Spät-Dyskinesien. Wirksame Gemeindepsychiatrie wir enorm erschwert durch die Gewißheit, daß viele Patienten später zu dieser neuen Gruppe gehören. Sie können unmöglich die bewegungsentstellenden Spät-Dyskinesien verbergen, die Ergebnis ihrer psychopharmakologischen Behandlung sind. Dadurch werden sie erneut stigmatisiert.

Für uns ist besonders schmerzlich, daß es fast unmöglich geworden ist, mit Psychiatern im öffentlichen Gesundheitssystem die Frage des Absetzens oder Verminderns der neuroleptischen Dosis zu diskutieren, obwohl jährlich 5 % der Patienten mit Spät-

Dyskinesien anfallen (d. h., in vier Jahren werden 20 % der durch Neuroleptika dauerhaft behandelten Patienten Spät-Dyskinesien entwickelt haben) (Kane, Woerner, Weinhold, Wagner, Kinon und Borenstein 1984). Die Psychiater, die wir meinen, haben keine Erfahrung mit Patienten, die nicht mit Neuroleptika behandelt werden. Nach ihrer Ansicht stellt der Verzicht auf eine neuroleptische Behandlung ein Berufsvergehen dar. Sie begreifen nicht, daß bei zwei Dritteln der als schizophren diagnostizierten Patienten die Psychose wieder abklang, als es Neuroleptika noch nicht gab. Sie verweigern die Einsicht, daß die langfristigen Resultate heutiger Behandlung keineswegs besser sind als sie es vor der Einführung der Neuroleptika waren (Bleuler 1968, Ciompi 1980, Harding, Brooks, Ashikaga, Strauss und Breier 1987, a,b, Huber, Gross, Schuttler und Linz 1980, Niskanen und Achte 1972). Wir werden Modelle beschreiben, in denen erstdiagnostizierte psychotische Personen fast ohne psychotrope Medikation behandelt wurden. Wir werden aufzeigen, wie gegenwärtig mit Medikamenten behandelte Langzeitpatienten entwöhnt oder an sehr geringe Medikamentendosen gewöhnt werden können, ohne daß ein Risiko von Rückfällen wesentlich erhöht wird.

Wir sind kritisch gegenüber Psychoanalytikern, die den Lernenden eine Menge anbieten – Lehre, Vorbilder, Supervision – dabei jedoch ausklammern, was die Patienten der Lernenden am nötigsten brauchen: Die Klärung der Situation psychotischer Menschen, die von der Familie, dem sozialen Netzwerk und dem sozialen System im Stich gelassen werden. Die daraus entstehenden Ängste, wie auch die Alltagsprobleme des physischen und psychischen Überlebens werden von den Psychoanalytikern abgetan als zweit- und drittrangige Erscheinungen eines sich entwickelnden psychopathologischen Prozesses im Individuum. Hinlänglich diskutiert werden hingegen der Zusammenbruch der Ich-Grenzen, homosexuelle Panik, überflutende instinkthafte Triebe, symbiotische Verschmelzungen, projektive Identifikationen, unbewußte Konflikte, Übertragungs-Verzerrungen usw. Dabei gibt es ausreichende Belege dafür, daß die Anwendung dieser Konzepte (im Rahmen einer psychotherapeutischen Behandlung über mehrere Stunden pro Woche) auf eine als schizophren bezeichnete Person keinen Vorzug gegenüber stützender und realitätsorientierender Therapie hat (Gunderson, Frank, Katz, Vannicelli, Frosch und Knapp 1984).

Die beschriebene Übung in psychotherapeutischer Sinnlosigkeit führt dazu, daß der Lernende sich ohnmächtig und ausgebeutet fühlt. Das wiederum führt dazu, daß er das tut, was er als Arzt gelernt hat. Er etikettiert. Und er greift auf das zurück, von dem er gelernt hat, daß es wirkt. Er verschreibt Medikamente, um seine Stellung wieder herzustellen. Es ist überflüssig, darauf hinzuweisen, daß jemand, der nach dem Examen Psychotherapeut werden will, geradezu gewissenhaft die störenden und gestörten Klienten meiden wird, die die eigene Hilflosigkeit fördern. Das Versäumnis in der Ausbildung vertreibt Psychiater aus der Gemeindepsychiatrie in die Kliniken und in die Niederlassung, wo mutmaßlich das wahre Geld und professionelle Genugtuung zu haben sind. Wir werden versuchen, spezifische psychosoziale therapeutische Grundsätze dagegenzusetzen, die wir und andere wirkungsvoll finden und die ihre Nacheiferer mit Stärke ausstatten.

Wir stehen den Ausbildungsgängen, die vorrangig biologische Psychiatrie lehren, ebenfalls kritisch gegenüber. Obwohl die Studenten in der Handhabung des *DSM-III-R-Manuals*[2] und der Anwendung von Medikamenten gut ausgebildet sind, lernen sie auch noch, sich allein auf die Neurotransmitter Position zu beziehen, ohne das Individuum, seine Familie, die Gemeinde, die soziokulturellen Zusammenhänge zu berücksichtigen. Das macht es für sie schwer, in gemeindepsychiatrischen Einrichtungen zu arbeiten. Nicht selten stattet die Ausbildung sie mit einer Haltung aus, die besagt, »man kann mit einer Krankheit nicht sprechen«. Die Sicht auf Patienten mit ausgeprägten psychotischen Symptomen wird dann reduziert auf ihre Medikamentenbehandlung und das Ansprechen der Symptome darauf. Nur scheinbar werden soziale Faktoren bei der Entstehung und dem Verlauf der Störung beachtet. Auch diese Behandler sind therapeutisch beschränkt, wie bei psychoanalytischer Ausbildung und Therapie auch. Sie fühlen sich ohnmächtig, wenn Medikationen nicht zu dauerhafter Besserung führen. Es ist sehr wahrscheinlich, daß sie sich auch als scheiternd erfahren, da zumindest 40 – 50 % der neuroleptisch behandelten Patienten, die nicht gleichzeitig sozial gestützt werden, im Laufe eines Zeitraumes von zwei Jahren wieder erkranken. Es dauert nicht lange, dann sind sie desillusioniert im Umgang mit diesen immer wieder erkrankenden Menschen, und

2 amerikanisches Diagnose-Manual, das auch in Deutschland eingeführt ist.

sie geben ihnen das Etikett »chronisch psychisch krank«, was dann soviel wie hoffnungslos bedeutet.

Alle diese Überlegungen zielen nicht darauf, die Bedeutung der biologischen Faktoren für störendes oder gestörtes Verhalten zu leugnen. Uns kommt es auf den Hinweis an, daß biologische Faktoren gegenwärtig im einzelnen Patienten nur schwer therapeutisch anzupeilen sind. Leider mangelt es in den USA und in Italien an Möglichkeiten, Psychiater in den Gemeinden auszubilden. Wir haben an anderem Ort ein psychiatrisches Programm beschrieben, das Psychiater auf gemeindeintegrierte Arbeit vorbereitet (Burti und Mosher 1986).

Psychologen ergeht es ähnlich wie Psychiatern. Oft sind sie einer bestimmten Theorie ergeben (meist dem kognitiven Behaviorismus), wodurch sie unnötig beschränkt und eingeengt in dem sind, was sie von ihren Klienten sehen und was sie mit ihnen tun können. Von einigen Ausnahmen abgesehen, gibt es nur wenige Psychologen, die sich der Behandlung psychotischen Personen widmen. Oft leiten sie Einrichtungen, die mit diesen Klienten zu tun haben, aber sie haben keinen direkten Umgang mit ihnen. Sie leiden darunter, daß es kaum Vorbilder für diese Art der Arbeit gibt. Die ausgezeichneten psychotherapeutischen Fähigkeiten, die sie während ihrer Ausbildung gelernt haben, werden den am schwersten gestörten und störenden Patienten nicht zugänglich gemacht. Unsere spezifischen psychosozialen Grundsätze für Eingriffe sind weitgehend von den Forschungsergebnissen der klinischen Psychologie abgeleitet, vor allem hinsichtlich verschiedener Aspekte der Psychotherapie (z. B. Bordin 1979, Frank 1973, Gomes-Schwartz 1978, Horowitz und Marmar 1985, Luborsky, Mc. Lellan, Woody, O'Brian und Auerbach 1985).

Da Psychologen keine krankheitsorientierten Ärzte sind und keine Medikamente verschreiben können, werden sie von der medizinischen Gemeinschaft leicht als diejenigen betrachtet, die unfähig zur Behandlung psychotischer Patienten sind. Zusätzlich sind sie durch die gesetzlichen Regelungen und die Verfahrensweisen der Krankenkassen in der Anwendung ihres Wissens behindert. So gibt es für Psychologen reale Barrieren, sich mit psychotischen Patienten zu beschäftigen, selbst wenn sie es wollten.

Auch den heutigen Sozialarbeitern stehen wir kritisch gegenüber. Es läßt sich vereinfacht sagen, daß ihre derzeitige Ausbildung sie im allgemeinen für einen von zwei Wegen vorbereitet, entweder Verwaltung oder an das Büro gebundene Psychotherapie mit weniger Kranken und Besorgten. Dies sind in der Tat legitime Bemühungen, aber wo sind diese altmodischen Sozialarbeiter, die sich den Bedürfnissen der ganzen Person zugewandt haben? Geldmittel und Reserven aufzutun, das soziale Umfeld zu beeinflussen, Begleitung und Aufsuchen in der Gemeinde waren die Hauptaufgaben von Sozialarbeit. Aufgrund des Vorurteils, dieser Teil der Arbeit sei weniger wertvoll, wird er z. Z. an weniger gut ausgebildete und weniger talentierte Mitglieder dieser Berufsgruppe abgeschoben. Auf diese Weise werden wichtige Helfer, die ihre herkömmlichen Fähigkeiten anwenden könnten, von den Klienten ferngehalten. Diese Reaktion entspricht eben der, die für den Berufsstand der Psychologen beschrieben wurde. Allerdings ist dies im Falle der Sozialarbeiter eine besonders große Einbuße für die Klienten, da sich jetzt herausstellt, das derjenige *therapeutisch* arbeitet, der sich den tatsächlichen Lebensbedürfnissen der Menschen zuwendet. Im Rahmen einer positiven Beziehung ist das Gespräch über Geld, Arbeit, Wohnung und Freunde ausgesprochen hilfreich. Wir glauben, das unsere Regeln für Einflußnahmen sehr bedeutsam für die Ausbildung der zukünftigen Sozialarbeiter sein werden.

Wir stehen der Pflege kritisch gegenüber, da sie aufgrund der sich immer neu entwickelnden bettengebundenen Konzepte und Techniken viel von ihrer gebenden, im Zwischenmenschlichen sich kümmernden Haltung verloren hat. In den USA sind, anders als in Italien, Krankenpflegepersonen nur in geringfügiger Zahl in den Einrichtungen der Gemeindepsychiatrie anzutreffen. Eine Ausnahme bilden die Schwestern für öffentliche Gesundheit, jedoch sind sie meist nicht darauf vorbereitet und eingestellt, in der Gemeinde zu arbeiten. Ihre psychosozialen Fähigkeiten sind weniger geschätzt und vergütet als die technischen Fähigkeiten. Das ist ja in der Medizin überall der Fall. Auch für die Krankenpflegepersonen stellen unsere psychosozialen Grundsätze ein brauchbares Werkzeug dar. Unglücklicherweise leiden Angehörige dieser Berufsgruppe ebenfalls an dem Fehlen guter Vorbilder und an dem Mangel finanzieller Anreize, sich in der Gemeindepsychiatrie pflegend zu betätigen.

Das Trainingsvorgehen, das wir beschrieben haben (Burti und Mosher 1986), vermittelt Wissen über die Fähigkeiten, die erforderlich sind, besonders gestörte und störende Menschen in ihren psychischen und sozialen Bedürfnissen zu erreichen. Es ist im wesentlichen ein Lehrlingsmodell mit andauernder, berufsübergreifend organisierter Supervision von erfahrenen und engagierten Vorbildern. Wir sind der Überzeugung, daß diese Ausbildung mit geringen Änderungen entsprechend der gegebenen lokalen und berufsbezogenen Anforderungen (z. B. Hypnotherapie für Psychotherapie-Spezialisten) für alle psychiatrischen Berufe bedeutsam ist, die in der Gemeindepsychiatrie gebraucht werden, obwohl es speziell für die Ausbildung von Psychiatern entwickelt ist.

An dieser Stelle müssen wir auf ein Paradox weisen: Obwohl wir davon ausgegangen sind, daß wir eine positive und hoffnungsvolle Sichtweise der Gemeindepsychiatrie darstellen werden, haben wir nun begonnen, die relevanten Berufsgruppen und die Rahmen, in denen sie lernen und tätig sind, kritisch unter die Lupe zu nehmen. Davon sind besonders die Krankenhäuser betroffen. Das ist kein ausgesprochen positiver Ausgang. Doch diese Kritik ist notwendig zur Beschreibung unseres Hintergrundes. Gleichzeitig dient sie zur Begründung, warum wir die Dinge tun, die wir tun. Unsere Alltagsarbeit ist stark von der Familientherapie beeinflußt, obwohl unsere theoretische Haltung, wenn wir denn eine haben, eine phänomenologische ist. In unserem täglichen Tun nutzen wir eine Reihe von Konzepten und Handlungsweisen, die von der Familientherapie abgeleitet sind: Überzeugungen wie die, es mit einem offenen System zu tun zu haben; Kontextualisierung; Umdeutung; der Gebrauch von Analogien, Metaphern und Paradoxa, wenn immer möglich in Kategorien zu denken und zu handeln, die sich auf die Familie und das soziale Netz, wie es sich in der Gemeinde darstellt, beziehen, das sind die Lehrsätze, die unsere Arbeit prägen. Der Leser kann erwarten, daß diese Konzepte und Handlungsweisen mit einiger Häufigkeit wiederholt werden. Ein weiterer wichtiger Grundsatz, der alle unsere Arbeit durchzieht, ist unsere Verpflichtung auf eine einfache Sprache. Das ist eigentlich ein Gemeinplatz, eine Frage des gesunden Menschenverstandes. Wir möchten, daß unsere Sprache das beschreibt, was wir täglich tun, sie soll frei sein von Jargon und Fachsprache. Wir möchten uns sprachlich nicht von denen absetzen, mit denen wir bei unserer Arbeit sprechen. Wir möchten vielmehr, daß dieses Buch von jedem der es liest, leicht verstanden werden kann. Wir haben keine neue Theorie, wir versuchen nicht, eine neue Schule, ein Institut oder ein Zentrum zu gründen, das sich durch eine eigene Sprache oder einen eigenen therapeutischen Zugang ausweist. Es ist vielmehr so, daß in diesem Buch nichts wirklich neu ist. Statt dessen zeigen wir, was wir gefunden haben, als wir wieder (oder noch einmal) geforscht (geguckt) haben. Wir sind davon überzeugt, daß erheblicher Unfug in den Leben unverdächtiger Verrückter angerichtet wurde, indem sie ausgesondert und dann stigmatisiert wurden durch den weit verbreiteten Gebrauch von biologischem, psychoanalytischem, behavioristischem oder irgend einem anderen Jargon.

Unserer Ansicht nach gehört der einfache Sprachgebrauch zu den Kriterien eines Menschen, der erfolgreich in der Gemeindepsychiatrie arbeitet. Alltagssprache, Dialekt und im Zusammenhang angemessene Straßenausdrücke gehören dazu. Es gilt, eine Sprache zu sprechen, die klar und relativ einfach ist und den zwischenmenschlichen, kulturellen, ethnischen und religiösen Bedingungen entspricht, in denen die Menschen leben, mit denen wir sprechen. Um Auszubildenden diese Fähigkeit beizubringen, bitten wir sie, sich vorzustellen, sie seien in einem fremden Land und befänden sich in einem außerordentlich wichtigen Gespräch mit jemandem, der ihre eigene Sprache nur sehr mäßig spricht. Um verstanden zu werden, müssen sie hauptsächlich die zeitliche Form der Gegenwart mit einfachen Aussagesätzen und einem möglichst einfachen Wortschatz benutzen. Wir bitten sie auch, gut zuzuhören und darauf zu achten, wie der Fremde die englische Sprache falsch gebraucht. Wir regen an, daß sie ihre eigene Satzstruktur der des Fremden anpassen, um sich auf diese Weise besser verständlich zu machen. Bei dem, was wir tun, ist gegenseitiges Verstehen von wesentlicher Bedeutung.

Ein weiteres verbindliches Merkmal unserer Arbeit drückt sich in dem Versuch aus, soweit als möglich klienten-, nutzer-, patientenzentriert zu arbeiten. Wir benutzen diesen umfassenden Slogan, um deutlich zu machen, daß die Haltung, die wir vertreten, überall dort auftauchen und spürbar sein sollte, wo eine Person Hilfe sucht. Die Kennzeichnung der Hilfsangebote sollte in unterschiedlichen Zusammenhängen klar sein. Unser Ausgangspunkt ist die Frage: Was will der Kunde? Wir werden sie in Kapitel drei ausführlich behandeln. Lazare und Kollegen haben die Herangehensweise ausgezeichnet beschrieben (Lazare und Eisenthal

1979, LAZARE, EISENTHAL und FRANK 1979). Aus dieser Perspektive heraus haben wir Vorgehensweisen und Einrichtungen entwickelt. Soweit als möglich treten die Interessen der Einrichtungen hinter den Bedürfnissen und Interessen der Klienten zurück. Z. B. stimmen wir der von vornherein festgelegten Aufenthaltsdauer, wie man sie oft in gemeindepsychiatrisch organisierten Übergangswohnheimen findet, nicht zu. Sie entsteht durch die Interessen der *Einrichtung* und der Geldgeber und entspricht nicht den Bedürfnissen der *Klienten*.

Aus Erfahrung wissen wir, wie wichtig die Anerkennung auch solcher Bedürfnisse ist, die in den Augen von Hilfesuchenden belanglos erscheinen. Dieses Anerkennen muß trainiert werden, deshalb müssen Menschen für die gemeindepsychiatrische Arbeit ausgebildet werden. Diese Ausbildung muß an den Orten des wirklichen Lebens stattfinden. Das Ausbildungsinteresse darf nicht zu Lasten der Personen gehen, für die die Einrichtung vorgesehen ist. Unsere Erfahrung hat uns gezeigt, daß gerade das Ausbildungsinteresse leicht institutionalisiert wird. In Extremfällen richten sich Einrichtungen eher nach dem Interesse der Ausbildung als nach den Bedürfnissen der Klienten.

Es ist meist unvermeidbar, einrichtungsbezogene Interessen zu institutionalisieren und zu regeln. Diese Seite institutionellen Lebens kann nicht vermieden werden. Aber wenn dieser Aspekt ausdrücklich zur Kenntnis genommen wird und die möglichen Auswirkungen auf Klienten bedacht und durchschaubar gemacht sind, muß er nicht kontraproduktiv wirken. Dieses Gefahrenmoment muß oft angesprochen werden, da die einrichtungsbezogenen Interessen die Tendenz aller Bürokratien haben: Unbewußt so anzuwachsen, bis sie Zeit und Energie einer Menge Leute unangemessen beanspruchen. Der Preis müßte sonst von den Hilfesuchenden bezahlt werden, ohne daß sie es wüßten. Um es zu wiederholen: Beides, wirkungsvolle Behandlung und Ausbildung können auf dem Territorium der Patienten durchgeführt werden, wobei es darauf ankommt, wie sie ihre Interessen und Bedürfnisse bestimmen. Für ein solches Vorgehen benötigt man keine Krankenhäuser.

Wie schon gesagt, ist viel von dem, was wir wollen, durch den gesunden Menschenverstand geprägt. Als dies für uns klarer wurde, begannen wir uns zu fragen: Warum schreiben wir so ein Buch? Sollte nicht das meiste für nachdenkliche Menschen offensichtlich sein? Ja, sollte es. Aber nein, es entspricht nicht unserer Erfahrung, daß der gesunde Menschenverstand in den meisten gemeindepsychiatrischen Einrichtungen hohe Wertschätzung genießt und bestärkt wird. In größeren Einrichtungen ist das noch weniger der Fall. Es gehört zur herrschenden Meinung, daß der Umgang mit Verrückten die Aufhebung des gesunden Menschenverstandes verlange.

Wir legen bei unserem Ansatz Gewicht auf die Frage, was mit dem Klienten *in Ordnung* ist, wir fragen nicht, was *falsch* ist. Heutzutage sind Psychiater von der Frage besessen, wieviele Symptome à la SCHNEIDER auf dem Kopf eines Schizophrenen tanzen können. Diese Besessenheit! Schon die Frage ist antitherapeutisch. Dies vor allem, weil eine Wir-Sie-Trennung in der Kommunikation eingeführt wird. Es hat eine Reihe ungünstiger Wirkungen, wenn man die Psychopathologie zum Hauptanliegen macht: Es stellt das von den Klienten wahrgenommene Scheitern ununterbrochen zur Schau und hält es ihm unter die Nase. Meist sind Demoralisierung, geringes Selbstwertgefühl, sich am Grunde der eigenen Möglichkeiten angelangt zu sehen, gerade die Gründe, Hilfe zu suchen. Dies vorausgesetzt, scheint es uns nicht sehr vernünftig, daß der potentielle Helfer seine Aufmerksamkeit ausschließlich auf diese grundsätzlich negativen Befindlichkeiten richtet. Die gängige Praxis, sich auf Symptome zu konzentrieren, um zu einer Diagnose zu gelangen, reißt die Person aus ihren Zusammenhängen, reißt sie aus ihrer Geschichte und nimmt ihr die Kraft. Die Gestalt der Person geht verloren. Da die Praxis im Zoo (Büro, Sprechzimmer) stattfindet und nicht im Dschungel (Gemeinde), verstärkt sie den Druck, Menschen von ihrer Welt zu trennen. Diese Trennung, die von Behandlungssystemen noch verstärkt wird, ist die Quelle der Stigmatisierung. Die häufige Wiederholung der Trennung enthält eine klare Botschaft: »Wir sind nicht in der Lage, uns in ernsthafter Weise um dich zu als ganze Person in der Welt zu kümmern.« Die Bestätigung ihres Status als Untermensch ist ein Erlebnis, von dem Patienten mit alarmierender Häufigkeit berichten.

Die Konzentration auf die Psychopathologie hat einen unerfreulichen Einfluß auf den Diagnostiker. Die spezifische technische Sprache der Diagnose trennt den Benenner von dem Benannten und führt zu der *Illusion* von Verstehen. Unglücklicherweise ist in das derzeitig gültige diagnostische System willkürlich eingeführt, daß man sich so verhalten muß, *als ob* Faktoren, die nicht unmittelbar mit der persönlichen Psychopathologie verbunden sind, keinen Einfluß auf die Erfassung der Psychopathologie hätten. Dazu gehört z. B. der Ort, an dem die Person diagnostiziert wird. Dazu gehört aber auch, welcher Rasse sie angehört oder welchem sozio-ökonomischen Status. So kommt es, daß vorhandenes Wissen, das zur Linderung der schädlichen Aspekte des diagnostischen Vorgehens beitragen kann, von der üblichen Diagnostik und natürlich auch von der Ausbildung *ausgeklammert* wird. Dieses Wissen bezieht sich hauptsächlich auf die Berücksichtigung der Bedingungen und Zusammenhänge aus dem Leben der Patienten. Der Schmerz, den Medizinstudenten erfahren, wenn sie mit dem *DSM-III* ringen, kann sich sehen lassen. Es scheint, als versuchten sie immer wieder einen runden Pflock in ein genau definiertes viereckiges Loch zu klopfen – mit vorhersagbarer Verwirrung.

Wir räumen ein, daß die gängige diagnostische Methode für Aufzeichnungen, Forschung und die Kommunikation mit anderen Behandlern hilfreich sein kann, obwohl wir ihr kritisch gegenüberstehen. Der Nutzen von Diagnosen wird von uns nicht hoch eingeschätzt, wenn es darum geht, einem wirklichen Patienten zu helfen. Und sie stellen, wenn man es zu weit treibt, ein ernsthaftes Hindernis beim Helfen dar. Ihre gefährlichste Wirkung betrifft die Beziehung von Helfer und Hilfesuchendem. Die Distanzierung, die durch den Vorgang des Diagnostizierens herbeigeführt wird, kann das Entstehen einer Beziehung ausschließen, das sine qua non für hilfreiches Handeln. Die heutige Psychiatrie scheint besonders geneigt zu sein, die Distanz von den Nutzern zu vergrößern. Diesen Eindruck kann man gewinnen, wenn man die Beschäftigung mit der Diagnostik als ein Zeichen nimmt – und wir haben diesen Eindruck. Wenn man Menschen etikettiert, stempelt man sie ab und verzichtet auf sie. Unglücklicherweise geben die Etiketten keinerlei Auskunft darüber, was den Menschen am meisten bekümmert und was für ihn wichtig ist.

Die Grundsätze und Handlungsweisen, die wir in diesem Buch beschreiben, haben wir aus den Erfahrungen mit einer großen Untergruppe von Menschen, die üblicherweise als »funktionelle psychische Störungen« kategorisiert werden, abgeleitet. Zu dieser Gruppe gehören Menschen, für die eine Hospitalisierung oder medikamentöse Behandlung nicht wirklich als Behandlung in

Frage kommt, die aber dennoch dysfunktional sind (z. B. Persönlichkeitsstörungen), solche, für die recht wirksame Medikamente zur Verfügung stehen (z. B. Schizophrenie, bipolare Psychosen) und Kinder und Jugendliche. Wir halten uns nicht für qualifiziert genug, diese den anderen Untergruppen von »psychischen Krankheiten« zuzuordnen, z. B. primärer Substanzmißbrauch, organisch bedingte Psychosen, forensische Probleme. In jedem dieser Bereiche sind kulturabhängige spezialisierte Behandlungen entwickelt worden. Sie werden hier nur insoweit berücksichtigt, als auf sie hingewiesen wird und hervorgehoben wird, daß man sie kennen muß, um angemessen zuweisen zu können. Die Grundsätze, die wir geltend machen, können ebenso bei diesen spezifischen Gegebenheiten angewendet werden, selbst wenn wir hier die Verallgemeinerung nicht vornehmen.

Wir haben keine antipsychiatrischen Absichten. Wir möchten allerdings kritisch mit den Psychiatern umgehen, die sich über die Maßen von dem »Bio« Anteil einer sozio-psychobiologischen Denkweise angezogen fühlen. Diejenigen als »Antipsychiater« zu etikettieren, die sich der *Behandlung* des psychosozialen Anteils psychischer Erkrankung verschrieben haben, ist abwertend und eine bequeme Art der Disqualifizierung, die es erlaubt, diesen Aspekt zu mißachten. Wir weisen dieses Etikett zurück. Wir treten für die Art von Psychiatrie ein, von der Manfred BLEULER sagt: »Es ist die beste Art, die ich mir vorstellen kann«, (persönliche Mitteilung, 1975) – humanistisch, sorgsam, bedacht, einfühlend und an der Sorge um den ganzen Menschen orientiert.

Unsere Absicht ist es, den Leser mit einer Reihe verstehbarer und nachvollziehbarer Regeln zu versehen, die ihm ermöglichen, mit störenden oder gestörten Personen zu sprechen, sie einzuschätzen, sie zu verstehen und Ziele zu entwickeln, an deren Erreichen sie mitarbeiten können. Wir hoffen, daß unsere Vorschläge niemanden in ein Korsett zwingen, sondern daß wir sie so machen, daß man sie innovativ und nicht buchstäblich benutzen kann.

Wir nehmen zur Kenntnis, daß eine ganze Menge von dem, was wir entwickeln, nicht in gängige Konzepte und Vorgehensweisen paßt. Das trifft vor allem für die USA zu. Dennoch bitten wir die Leser, die von uns entwickelten Grundsätze auszuprobieren und umzusetzen, bevor sie sie verwerfen. Sie sollen nicht danach beurteilt werden, ob sie gerade modern sind, sondern danach, inwiefern sie in der Praxis angewendet werden können.

Der Rahmen

2 Das Auf und Nieder der Gemeindepsychiatrie in den USA

Die Gemeindepsychiatrie in den Vereinigten Staaten läßt sich in zwei Abschnitte gliedern, in die Ära des »moral treatment«[3] (1740 bis 1840) und die jetzige Ära, die 1963 begann (vergleiche: BARTON und SANBORN 1977; BEIGEL und LEVINSON 1972; BELLAK 1964, 1974; CAPLAN und CAPLAN 1967; LANGSLEY 1980, 1985; LANGSLEY, BERLIN und YAVIS 1981; SERBAN 1977; ZUSMAN und LAMB 1977).

Die Zeit des auf der transzendentalen Philosophie begründeten »moral treatment« und sein Ende sind ausführlich und genau dokumentiert (BOCKOVEN 1963; GROB 1973, 1983; ROHMAN 1971, 1980). Diese freundliche mitfühlende Art der Pflege, die gegenseitige Verantwortung hervorhob, war in den kleinen, relativ homogenen Gemeinden im Neu-England der damaligen Zeit beheimatet und wirksam. In den schnell wachsenden städtischen Zentren, die sich vor allem wegen der starken Einwanderungswellen zu ausgedehnten, sozial heterogenen und unübersichtlichen Verwaltungssystemen entwickelten, konnten die Behandlungsprinzipien etwa ab 1840 nicht mehr angewendet werden. Es ist interessant festzustellen, daß die damalige Situation der heutigen nicht unähnlich war; in den großen Metropolen lassen sich gute gemeindepsychiatrische Versorgungssysteme nur schwer durchführen.

In den USA begann man 1840 eine Reihe völlig neuer Institutionen für psychisch Kranke aufzubauen. In Europa war die Entwicklung anders. Dort konnte man die Einrichtungen für Leprakranke in Asyle für psychisch Kranke umwandeln (GALZIGNA und TERZIAN 1980). Die damals »neuen« Institutionen – deren Auswirkungen das Gesundheitswesen in den USA noch heute belasten – waren als humanistische Antwort auf die Zustände in

3 moralische Behandlung

den Armenhäusern der Zeit zu verstehen, die Dorothea Dix als erste wahrnahm und zu verändern versuchte (ab 1840). Verrückte, Arme, Prostituierte, Kriminelle und unverständliche Ausländer wurden in diesen unwürdigen Umgebungen zusammengewürfelt. Aber es dauerte nicht lang, bis diese »Reform« im wesentlichen als ein Mittel verwandt wurde, weniger Ansprechende (meist ausländische Einwanderer) und weniger Fähige (meist die Arbeitslosen) von dem Rest der Gesellschaft zu trennen. Durch die große Zahl der Einwanderer aus dem Mittelmeerraum und wegen des ausbeutenden Achterbahnkapitalismus und des durchdringenden Einflusses der sozialdarwinistischen Weltanschauung waren genug Gründe gegeben, den sogenannten Verrückten die bürgerlichen Rechte abzuerkennen, sie an den Rand zu drängen und sie in bewachte Asyle zu stecken. Diese Verrückten gehörten eben nicht zu der Gruppe der »Starken«, insofern war ihr Überleben für die Gesellschaft nur von geringem Nutzen. Diese Einstellung führte für mehr als 70 Jahre (1880 bis 1950) zu einer weit verbreiteten Vernachlässigung der psychiatrischen Anstalten und der Menschen, die in ihnen lebten (Grob 1983; Lamb 1979).

Das 1939 erschienene Buch *»Eine Seele findet sich selbst«* von Clifford Beers, der seine Erfahrungen in den psychiatrischen Krankenhäusern von Connecticut beschreibt und seine erfolgreiche Besserung durch sein eigenes Bemühen, sich selbst aus der Verrückheit herauszuhelfen, hat zu einer Reihe von Vereinigungen im Bereich seelischer Gesundheit und zur Gründung eine Anzahl von Erziehungsberatungsstellen geführt. Das kann als eine frühe Form der Gemeindepsychiatrie verstanden werden. Ungefähr zur gleichen Zeit (1909) trat Adolph Meyer für eine gemeindeorientierte Lösung der Behandlung psychisch Kranker ein. Leider hatte keines dieser Ereignisse irgendeinen Einfluß auf das staatliche Krankenhaussystem.

Eine wirkliche Reformbewegung entstand erst 1948, als Deutsch sein Buch *»Schmach des Staates«* veröffentlichte. Er beschrieb ausführlich die entsetzlichen Bedingungen in den Anstalten. Eine Gruppe einflußreicher Mitglieder der American Psychiatric Assoziation (APA)[4] überzeugte die Organisation, die Federführung bei der Einführung von Reformen zu übernehmen, die die Bedingungen korrigieren sollten, die Deutsch beschrie-

4 Vereinigung amerikanischer Psychiater

ben hatte. Als die APA sich entschlossen hatte, konnte sie auch die Vereinigung der Ärzte (AMA) von der Notwendigkeit dieser Anstrengung überzeugen. So entstand 1956 eine gemeinsame Kommission zu Fragen der seelischen Gesundheit von der psychiatrischen und der ärztlichen Berufsvereinigung. Schlußendlich nahmen 36 Organisationen an dieser Kommission teil.

Es ist von bitterem Reiz festzustellen, daß die Empfehlungen der Kommission aus dem Jahre 1961 denen sehr ähnlich sind, die ein Jahrhundert vorher Dr. John GALT (1819 – 1862) veröffentlicht hatte. Er war der Leiter des Eastern State Hospital in Williamsburg, Virginia. Im Jahre 1857 hatte er vorgeschlagen, Patienten, die in seiner Obhut waren, aus der Anstalt zu entlassen, so daß sie in den Gemeinden leben und arbeiten könnten und in einer Reihe gemeindeintegrierter Einrichtungen betreut werden sollten. GALT glaubte, daß sein Vorschlag die dritte Revolution in der Psychiatrie auslösen würde – für ihn war die erste die Lösung der Ketten der Irren durch PINEL, die zweite die Entwicklung einer menschlichen und menschenwürdigen Pflege à la TUKE in England. Mehr als ein Jahrhundert später bezeichnete BELLAK (1964, 1974) die Einführung der Gemeindepsychiatrie als dritte Revolution in der Geschichte der Psychiatrie.

GALT war einer der 12 Begründer der Vereinigung ärztlicher Leiter amerikanischer Einrichtungen für psychisch Kranke, der Vorläufer-Organisation der APA. Er hat völlig richtig vorausgesagt, daß keiner seiner mächtigen Kollegen ihm mit seinen Vorschlägen wohlwollen würde. GALT handelte aus der Position dessen, der schon erfolgreich war. Als Beleg dient die Anzeige (Abb. 2.1), die er veröffentlichte, um Patienten aus der mittleren und oberen Mittelschicht aus anderen Landesteilen für die Behandlung in seinem Krankenhaus zu gewinnen. Würden wir nicht auch gern eine 90 %ige Heilungsrate der hospitalisierten Patienten anzeigen, die innerhalb der letzten sechs Monate aufgenommen wurden? Wieviele der heutigen stationären Behandlungseinrichtungen würden eine Garantie übernehmen, daß neun von zehn ersterkrankten Patienten ohne Neuroleptika-Behandlung und ohne Lithium in sechs bis zwölf Monaten sich wohl fühlten und funktionstüchtig wären? Leider haben die Wellen der Geschichte GALTS radikale Vorschläge weggespült, bevor er sie umsetzen konnte. Zu seiner Zeit war die Abschaffung der Sklaverei ein größeres Anliegen als die Emanzipation der Verrückten.

To the friends of the Insane.

THE Directors of the Virginia Lunatic Asylum, at Williamsburg, would inform the public of the Southern States that, by a recent law of the Legislature, they are empowered to receive insane patients, paying board, from other States. This is the oldest Institution of the kind in the Union, having been founded by the Colonial Government in 1769; and is, from its location, best adapted for Southerners, being removed from the piercing cold of the North, and from the enervating heat of the South. Its curative capacity is of the highest order: nine out of ten cases recover, if received within the first six months of the disease. It is easy of access, as steamers daily stop at a wharf not far from the Asylum. The modern treatment, upon the non-restraint system, is in successful operation. The apartments admit of classification of patients according to their state of mind, and also a complete division of the classes of society. The fare is excellent, and the board $4 per week. We have neat bed-rooms, a parlor tastefully furnished with curtains, carpet, sofa, centre-table, ottomans, mirrors, books and a piano: airy verandahs for summer retreats; an extensive enclosure for evening rambles; a carriage for morning and evening rides; a reading room furnished with books and newspapers; and moreover various means of amusement.— A Chaplain resides in the building and preaches to the patients every Sabbath. Letters of inquiry should be directed to Dr. JOHN M. GALT, Physician and Superintendent of the Eastern Asylum, Williamsburg, Virginia.

March 14, 1846.

(aus Zwelling, 1985, S. 49)

Abbildung 2.1: Zeitungsinserat:
In den 40er Jahren des 19. Jahrhunderts begann eine Öffentlichkeitskampagne, um zahlende Patienten der Mittelklasse zu erreichen

GALT, ein loyaler Konföderierter, tötete sich, als die Schlacht von Williamsburg im Frühjahr 1862 an die Nordstaaten verloren ging. Er war erst 43 Jahre alt, aber er hatte die ärztliche Leitung 21 Jahre innegehabt. Bis heute haben GALTS für die damalige Zeit radikalen Vorschläge nur dürftige Beachtung in der Literatur zur Gemeindepsychiatrie gefunden.

Es wird behauptet, daß Präsident John F. KENNEDY die Empfehlungen der Kommission auf Drängen seiner Schwester Eunice Seite für Seite gelesen habe (Jack EWALT, M. D., persönliche Mitteilung). Sein Enthusiasmus für Veränderungen im psychiatrischen Versorgungssystem kulminierte in einer besonderen Ansprache vor dem Kongreß im Februar 1963 über seelische Gesundheit. Das Gesetzgebungsverfahren, das ein bundesweit finanziertes System von gemeindepsychiatrischen Zentren ermöglichte, war im Oktober 1963 abgeschlossen (Gesetzesnummer PL 88 – 164).

Der ursprüngliche Gesetzesentwurf überging die einzelnen Bundesstaaten bei der Einführung des Programms und verletzte damit erheblich das förderative Prinzip. Im Grunde war die Versorgung psychisch Kranker das exklusive Vorrecht der einzelnen Staaten, seit Präsident PIERCE im Jahre 1854 ein Veto einbrachte, als es darum ging, für die armen Geisteskranken auf Bundesebene Unterstützung zu garantieren. Das aber erlaubte die Verfassung nicht. Dieses neue Bundesprogramm schuf zwei parallele, zeitweise im Wettbewerb liegende Versorgungssysteme mit individuellen Schauplätzen, anstatt einfach zu den Programmen der einzelnen Staaten Geld hinzuzufügen. Rückblickend betrachtet, hätte das ein schlimmer Fehler für ein Programm mit eingebauter Auslaufphase der Bundesunterstützung sein können. Warum sollten die Staaten die Rechnung für ein Programm zahlen, an dessen Planung und Durchführung sie gar nicht oder nur wenig beteiligt waren?

Mit der parlamentarischen Verabschiedung des Gesetzes wurde das National Institut for Mental Health (NIMH)[5], eines der traditionsreichen Forschungs- und Ausbildungsinstitute des National Instituts of Health (NIH)[6], in eine Organisation mit einem dritten funktionalen Zweig umgewandelt, dem der Versorgung. Die Arbeit der gemeindepsychiatrischen Zentren führte dazu, daß das

5 Nationales Institut für seelische Gesundheit

6 Nationales Institut für Gesundheit

NIMH zunehmend Verwaltungsaufgaben, wie das Unterschreiben von Zahlungsanweisungen wahrnahm. Es dauerte nicht lange, bis der Schwanz den Hund wedelte und die beiden anderen Schwerpunkte des NIMH, Forschung und Ausbildung, verdrängt wurden. Dieser neuen funktionalen und fiskalischen Realität wurde man dadurch gerecht, daß das NIMH 1967 von seinem Elternteil, dem NIH getrennt wurde und einen eigenen Verwaltungsstatus erhielt. Viele Gruppen mit Eigeninteressen sprachen gegen diesen Schritt. Er sei wissenschaftlich und verwaltungstechnisch unklug. Sie mutmaßten, daß das NIMH ohne den schützenden Wissenschaftsschirm des NIH politisch zu sehr exponiert wäre. Das NIMH wuchs und gedieh, so daß die Philosophie des »Mehr-Und-Größer-Ist-Besser« schwer aufzuhalten war.

Im Rückblick sieht es so aus, als hätten die Kritiker nicht ganz unrecht gehabt, denn die Organisation ist politisch ganz schön hin und her geworfen worden. Heute, noch 20 Jahre später, versucht die Nationale Alliance for the mentaly III (NAMI[7]) das NIMH wieder unter das Dach des NIH zu bringen.

Das Programm der gemeindepsychiatrischen Zentren hat das NIMH zum Verwalter eines durch den Bund subventionierten Behandlungssystems einer Untergruppe der »Kranken« gemacht. Wir gehen so weit, anzunehmen, daß die möglichen Auswirkungen dieses liberalen Ausflugs in Richtung einer sozialisierten Medizin von den Politikern und Bürokraten nicht in gleicher Weise gewollt oder gebremst wurden. Zumindest liegt diese Schlußfolgerung wegen der politischen Zusammenhänge der damaligen Zeit nahe. Wenn man von der allgemein zwiespältigen Haltung in diesem Lande, den Entmündigten und Entrechteten zu helfen, ausgeht, so wundert es nicht, daß die Gesetzgebung für dieses Programm mehrfach geändert wurde (für eine vollständige Darstellung siehe Foley und Sharfstein 1983). Der Kongreß hat es immer wieder versucht. Das Gesetz wurde *sieben* Mal in zwölf Jahren geändert, so daß heute völlig unklar ist, ob das Richtige herausgekommen ist.

Die vorrangigen Zielvorstellungen dieser Serie von gesetzesgeberischen Initiativen an die gemeindepsychiatrischen Zentren waren:

7 Nationale Allianz für psychisch Kranke

- Vollversorgung, d. h. stationäre und ambulante Behandlung, Krisenbehandlung, Teilzeitbehandlung, Notdienst, Beratungs- und Erziehungseinrichtungen.
- Erreichbar und nutzbar, 24 Stunden am Tage, für alle Einwohner eines umgrenzten geographischen Areals, unabhängig von der Zahlungsfähigkeit.
- Koordination mit anderen relevanten Einrichtungen.
- Kontinuität der Versorgung.
- Verankerung des Präventionsgedankens in der Öffentlichkeit durch Erziehung und Beratung.

In gewisser Weise folgte dieses Programm einem psychologischen Gesetz: Je ambivalenter eine Sache, um so unrealistischer werden die in sie gesetzten Erwartungen, und um so zahlreicher ihre nicht unterstützungsfähigen Eigenschaften. Ein ganz besonderes Beispiel für diese Erscheinung ist der Wunsch der Nixon-Administration, das Programm der gemeindepsychiatrischen Zentren zu beenden, indem man es in die Verantwortung der einzelnen Staaten gebe – und das, weil es so »erfolgreich« war.

Der Höhepunkt dieser sozialen Bewegung war 1980 die Verabschiedung des Gesetzes zur Versorgung psychisch Kranker – ein Gesetz, das weitgehend auf den Erfahrungen der gemeindepsychiatrischen Zentren und seiner Ableger basierte. Dieses insgesamt einsichtige Beispiel gesetzesgeberischer Arbeit wurde 1981 in dem Sammelgesetz zur Vereinheitlichung des Bundeshaushaltes wieder aufgehoben, ein Streich der Reagan-Administration, um die Ausgaben in der Innenpolitik zu reduzieren. Die Art der Finanzierung wurde umgewandelt, und zwar wurden weniger Dollar in Form von Sammelzuschüssen an die einzelnen Staaten gegeben. Dieser Wandel stellte die ursprüngliche Beziehung des Bundes zu seinen Staaten wieder her, wie sie vor Beginn des ganzen Programms bestanden hat. Rund 750 der ursprünglich 2 000 geplanten gemeindepsychiatrischen Zentren hatten zu der Zeit ihre Arbeit aufgenommen.

Als ob das NIMH die Schrift an der Wand gesehen und diese Einbuße geahnt hätte, hat es 1977 das Community-Support-Programm (CSP)[8] aufgelegt. Eine Reihe an der Quelle sitzender

8 Programm zur Unterstützung in der Gemeinde

Menschen bildeten den Anfang dieses Programms. Sie haben dann nach und nach aus dem größeren Umfeld Unterstützung geholt und erhalten (vergleiche Mosher 1986). Das CSP tat etwas, was die gemeindepsychiatrischen Zentren nie getan haben: es verlagerte den Schwerpunkt der Wahrnehmung von Interessen weg von den Hilfsangeboten und Dienstleistungen aus den Zentren heraus auf die Hilfsnetzwerke individueller Klienten. Von Anfang an arbeitete es mit den staatlichen psychiatrischen Stellen zusammen (im Gegensatz zu den gemeindepsychiatrischen Zentren). In dem CSP werden dezentrale und unbürokratische Vorgehensweisen bevorzugt und eine systemische Sichtweise auf die Gemeindepsychiatrie gefordert. Das CSP steht nach wie vor unter der unmittelbaren Kontrolle des NIMH. Die zehn Elemente eines gemeindeintegrierten Unterstützungssystems sind weithin als Bestandteile »guter« gemeindepsychiatrischer Programme akzeptiert, obwohl es ihnen an theoretischer Geschlossenheit mangelt und Behandlungsvariablen sowie andere Bedingungen nicht säuberlich getrennt sind (Turner und Ten Hoor 1978) (siehe Tab. 2.1). Die Auswertung der Erfahrung und die Begriffsbildung der CSP schaffte für die gesamte USA Richtlinien für die Entwicklung gemeindepsychiatrischer Zentren. Der Gesamtzuschuß für gemeindepsychiatrische Zentren kann für den Aufbau genutzt werden. Zusätzlich hat das Programm eine Menge Unterstützung in den einzelnen Staaten erhalten, da es die politischen Gegebenheiten berücksichtigt. Obwohl der Bundeszuschuß recht gering ist, hat sich der Grundgedanke des Programms durchgesetzt, weil es eine ganze Reihe von Großveranstaltungen gab, bei denen alle Parteien von den Betroffenen bis zu den jeweiligen Leitern der Gesundheitsbehörden vertreten waren. Dem interessierten Leser sei die Lektüre von *»A Network for Caring«* (1982) und Stroul (1986, 1987), eine genauere Information über das CSP, empfohlen.

Das CSP hat jetzt einen neuen Köder für die Bundesstaaten: Geld, um staatsweite Pläne für den Umgang mit Langzeitnutzern des Systems zu entwickeln. Das Modell, das das NIMH (1987) entwickelt hat, ist in Ordnung; was daraus entsteht, ist offen. Ein wesentliches Problem für den Gesetzgeber und die Modellplaner ist, daß beide eine große Anzahl von Personen mit langdauernden psychischen Erkrankungen als unvermeidbar voraussetzen. Wir halten dagegen, daß ein gut organisiertes und gut funktionierendes gemeindepsychiatrisches Programm insgesamt weniger Klienten produzieren sollte, vor allem weniger Langzeitkranke, indem die großen Institutionen zugunsten kleiner, familienähnlicher, gemeindeintegrierter, normalisierender Einrichtungen aufgelöst werden.

Tabelle 2.1: Die Elemente des CSP

1. Ein verantwortliches Team
2. Hauspflege
3. Krisen-Intervention, Notdienst
4. Medizinische Behandlung
5. Übergangswohnheim
6. Betreutes Wohnen
7. Ambulante Therapie
8. Arbeitstraining und Beschäftigungsmöglichkeiten
9. Kontakt- und Begegnungsmöglichkeiten, Freizeitangebot
10. Aufmerksamkeit auf Familie und soziale Netzwerke

(Turner und ten Hoor 1978)

Eine Übersicht über den Stand der Gemeindepsychiatrie in den USA heute ist schwer. Es gibt einige relevante Fakten: Etwa 750 von 2000 vorgesehenen gemeindepsychiatrischen Zentren arbeiten. Etwa ein Viertel der amerikanischen Bevölkerung hat Zugang zu einem der Zentren. Alle 50 Staaten verfügen über Zuschüsse zum CSP. 1983 waren immer noch etwa 130000 Patienten in totalen Institutionen (Goldman, Adams und Taube 1983). Insgesamt scheint es so, als ob die Botschaft des CSP bei den staatlichen psychiatrischen Einrichtungen angekommen sei. Psychosoziale Rehabilitation, Programme zu betreutem Wohnen und »Case Management« sind die durch das CSP verbreiteten Ideen, die aufgegriffen wurden und sowohl im Ansehen als in der Verfügbarkeit anwachsen. Wohnalternativen zur Hospitalisierung, neuroleptikafreie Behandlung von Psychosen und die therapeutische Bedeutsamkeit psychosozialer Interventionen sind Gedanken, die nicht so bereitwillig übernommen wurden. Dadurch, daß nach wie vor von dem wenigen Geld das meiste für den Erhalt stationärer Einrichtungen abgeschöpft wird, hindert die Vorherrschaft der Medizin nach wie vor den Aufbau eines wirklichen Smørgåsbord[9], einer echten Vielfalt und Wahlfreiheit psychosozialer gemeindlicher Einrichtungen. Obwohl es eine ausgezeichnete Überlebens-Strategie für die Psychiatrie ist, das medizinische Modell für die Behandlung psychisch Kranker beizubehalten und so zu tun als sei die Krankheit in der Person, glauben wir nicht daran, daß dieses Modell den Bedürfnissen der Kunden am besten entspricht. Eine familien- und systemorientierte Sichtweise entspricht weit mehr den Anforderungen der Gemeindepsychiatrie.

9 Smørgåsbord: ein aus verschiedenen kalten und warmen Speisen bestehendes Buffet. Hier ist also ein reichhaltiges differenziertes Angebot gemeint.

3 Der Rahmen der Psychiatrie im öffentlichen Gesundheitswesen

Die Reichweite der Psychiatrie

Psychopathologie kann als eine der vielen möglichen Erscheinungsformen menschlichen Unbehagens und Leidens betrachtet werden. Per definitionem ist es die Art des Leidens, die durch Psychiater und andere psychiatrisch Tätige wahrgenommen wird. Diese tautologische Beschreibung hat zwei Vorteile: Sie ist operational und sie paßt sich ein in eines der Grundcharakteristika der Psychiatrie, Spezialgebiet für letzte Auswege zu sein. Wenn ein Fall kein Fall für irgend etwas anderes ist, ist es ein Fall für die Psychiatrie.

Jenseits eines harten Kerns, der im wesentlichen aus funktionellen Psychosen, Neurosen und einigen anderen klar beschriebenen Syndromen besteht, sind die Grenzen der Psychiatrie sehr verschwommen und verändern sich im Laufe der Zeit. Das ist leicht nachzuweisen. Neue nosologische Einheiten werden sowohl dem ICD als dem DSM bei jeder Neuauflage hinzugefügt, andere werden fallengelassen. Immer dann, wenn ein psychiatrisches Syndrom hinsichtlich Ätiopathogenese, Verlauf, Prognose usw. beschrieben worden ist, wird es der Psychiatrie weggenommen und einer anderen Disziplin zugeordnet. Als Beispiele sind die Syphilis und die Epilepsie zu nennen, die einst zur Domäne der Psychiatrie gehörten, dann aber der Wissenschaft der Geschlechtskrankheiten, respektive der Neurologie zugeordnet wurden.

Psychiater und andere psychiatrisch Tätige haben es oft mit normalem, aber »problematischem« Verhalten zu tun. Dazu gehören beispielsweise Ehekrisen und jede Art gewaltsamen Verhaltens. Dies ist vernünftig, da psychiatrisch Tätige als Experten für menschliche Klemmen betrachtet werden. Daraus folgt jedoch als eine wichtige Konsequenz, daß der Eingriff fast immer mit einer Etikettierung, dem Erstellen einer Diagnose, verbunden ist. Es ist schwer für den Psychiater, das Erstellen einer psychiatrischen Diagnose zu vermeiden, vor allem, wenn ein Mensch schon als Fall für die Psychiatrie angesehen wird. Eine psychiatrische Diagnose wurde schon *vor* und unabhängig von dem Psychiater erstellt, hinterher wird die psychiatrische Diagnose nur deshalb bestätigt, weil ein Psychiater zuständig geworden ist – eine sich selbst erfüllende Prophezeihung. Wenn jemand aus eigenem Antrieb Hilfe sucht, hat der Psychiater mehr Spielraum bei der Beurteilung, und er ist frei in der Entscheidung, dem Patienten ein psychiatrisches Etikett zu geben oder nicht (GOLDBERG und HUXLEY 1980).

Das Fachgebiet der Psychiatrie ist in vieler Hinsicht grenzenlos. Auch darin liegt ein Grund für das Anwachsen psychiatrischer Eingriffe. Es werden mehr und mehr Leidensformen einbezogen. Reaktion auf diese Grenzenlosigkeit sind die Bemühungen, die Instrumente der Diagnose und Beurteilung zu verbessern und zu standardisieren. Darin verbirgt sich die Erwartung, daß ein klarer wissenschaftlicher Ansatz klare Grenzen beinhaltet und die Behandlung von Patienten verbessert. Einige Implikationen dieser Sichtweise sind schon diskutiert worden. Es scheint vernünftiger zu sein, die Psychiatrie wird sich dessen *bewußt*, daß sie der Ort des letzten Ausweges ist, ein schattiges Land unter einem großen Bogen verschiedener Probleme. Sie sollte deshalb den Rahmenbedingungen eines Hilfeersuchens mindestens ebenso viel Aufmerksamkeit widmen wie den Bedingungen des Individuums.

Wir verwerfen die Ansichten der klinischen Psychiatrie in unserer Arbeit nicht. Allerdings kümmern wir uns in erster Linie um *Bedürfnisse*. Wir sehen Symptome als Ausdruck von Bedürfnissen und nicht als bloßen Ausdruck von hypothetischen, zugrundeliegenden, pathologischen Prozessen, deren Klassifikation keinen Vorteil für den Patienten hat. Wir betrachten Symptome vor allem als wichtige Mitteilungen über unbefriedigte Bedürfnisse. Diese Botschaft wollen wir verstehen, um die Bedürfnisse wahrzunehmen und die Symptome möglichst zu beheben. Die psychologischen Mechanismen der Symptombildung interessieren uns wenig.

Bedürfnisse und Wünsche

Ein *Bedürfnis* drückt den Mangel an etwas Grundsätzlichem bei der Erfüllung von Lebenszielen aus. Es teilt sich als Leiden mit. Wenn die Person sich darüber *bewußt* ist, was das Leiden auf gute Weise beenden könnte, wandelt sich das Bedürfnis in ein Verlangen, in eine Wunschäußerung. Objektiv kann ein Bedürfnis vorliegen, ohne daß es klar bewußt ist, selbst wenn der Mensch leidet. Es kann auch das Verlangen fehlen, z. B. bei tief depressiven Menschen. Ein Verlangen kann zu Handlungen führen. Falls der Mensch nicht in der Lage ist, die Bedürfnisse zu befriedigen, kann es sein, daß das Verlangen offen als *Wunschäußerung* zum Ausdruck kommt (JERVIS 1975).

Helfer werden meistens nicht unmittelbar mit Bedürfnissen konfrontiert, sondern mit der Bitte um Unterstützung. Die nur lose Verbindung zwischen der Wunschäußerung und dem Bedürfnis erweist sich als Schwierigkeit und als Herausforderung. Wunschäußerung und Bedürfnis liegen auf einem Kontinuum mit der Wunschäußerung am subjektiven Ende und dem Bedürfnis am objektiven Ende der Skala. Menschen können eine dringende Wunschäußerung vorbringen, um ein geringfügiges Bedürfnis erfüllt zu bekommen, wie es bei einem fordernden und wehleidigen Neurotiker der Fall sein kann. Zurückgezogenen, passiven, chronisch-kranken Patienten andererseits ist es häufig eigen, daß sie ein wirkliches, schwerwiegendes Bedürfnis gar nicht vorbringen. Das heißt, daß eine Wunschäußerung sorgfältig geprüft werden muß, um das zugrundeliegende Bedürfnis auszumachen.

Der erste Schritt der Analyse einer Wunschäußerung ist die Frage nach dem Nutzer. Der Begriff *Nutzer* wird zur Zeit gebraucht, um den tatsächlichen Käufer einer Intervention zu definieren. In der privaten Praxis ist der Patient normalerweise der Nutzer: er geht aus eigenem Antrieb zu einem Professionellen und bittet um Hilfe. Der Patient ist ein Klient. In der öffentlichen psychiatrischen Versorgung kann es so sein, aber es ist nicht die Regel. Statt dessen wird der Patient in vielen Fällen *von anderen* in die Obhut einer Einrichtung gebracht. Oft ist der Patient unwillig. Patient und Nutzer sollten ein und dieselbe Person sein. Dieses Thema wird in Kapitel 6 in dem Abschnitt über das Interview ausführlich beschrieben.

Um die Bedürfnisse eines Patienten zu erfüllen, muß man sie

verstehen. Das geschieht zunächst, indem man übersetzt, was der Patient grundsätzlich durch seine Symptome metaphorisch darbietet. Herkömmliche klinische Psychiatrie und vor allem psychodynamische Psychotherapie fragen insbesondere nach der Art der Wunschäußerung (d. h. der Art der Psychopathologie): Die Diagnose wird als wesentliche Information über die mentalen Prozesse einer Person erachtet, die es festzuhalten gilt. Der Grund für dieses Vorgehen ist *die Absicht*, das Seelische eines Menschen zu *ändern*. Wenn dies einmal erreicht sei, wäre der Mensch in der Lage, seine Bedürfnisse selbst zu befriedigen.

Wir sind ebenfalls daran interessiert, die Wunschäußerung kennen- und verstehen zu lernen. In scharfem Kontrast zum herkömmlichen psychiatrischen Vorgehen jedoch, wollen wir den Inhalt der Wunschäußerung und des zugrundeliegenden Bedürfnisses verstehen, nicht die Form, denn wir glauben, daß es *an sich schon therapeutisch ist, die Bedürfnisse des Patienten zu erfüllen.* Das stärkt den Patienten, es etabliert eine Beziehung, es begründet empathische und bedeutungsvolle Kommunikation und es ermöglicht Veränderung. Manchmal kommt die Besserung prompt und dramatisch.

Um die Bedeutung von Wunschäußerungen wirklich zu verstehen, muß ihr Rahmen berücksichtigt werden. Die Intervention, mit der auf einer Wunschäußerung geantwortet wird, ist unausweichlich ein Teil eines Kontextes und wird durch ihn bedeutet[10]. Ein Beispiel: Antidepressiva werden viel leichter von einem Menschen akzeptiert, der aus eigener Entscheidung zu einem niedergelassenen Arzt geht, als von einem, der gegen seinen Willen in eine öffentliche Klinik gebracht wird. Wenn man einmal den Kontext begriffen hat, wird in vielen Fällen das scheinbar verrückte Verhalten von Patienten verstehbar und angemessen und weist auf präzise Interventionen. Zur Verdeutlichung sollte das Beispiel von Piero und Maria in dem Abschnitt über das Interview (Kapitel 6) gelesen werden.

Im allgemeinen wissen Psychotherapeuten um die Wichtigkeit der Behandlung. Entsprechend sind sie mit der äußeren Durch-

---

10 Der Kontext, der Rahmen, ist nichts Objektives, das »da draußen« existiert. Er hängt davon ab, wie die Menschen, die in eine Interaktion eingebunden sind, ihn wahrnehmen. Auch ist er nicht stabil: er ändert sich mit der Zeit und kann sogar im Laufe einer Interaktion fluktuieren.

führung der Therapie sehr sorgfältig. Sie ritualisieren das Treffen, um einen definierten »psychotherapeutischen Rahmen« vorzuhalten. Leider wird dem Rahmen, der den Klienten und seine Probleme umgibt, wenig Bedeutung beigemessen.

Psychiatrische Einrichtung des öffentlichen Gesundheitswesens bieten für Treffen zwischen Klient und Behandler meist nur einen schlecht gestalteten Rahmen, der selten therapeutisch wirkt. Das kompliziert die Dinge.

Charakteristika von psychiatrischen Einrichtungen im öffentlichen Gesundheitswesen

Man sollte meinen, daß eine psychiatrische Einrichtung ein Ort ist, an dem psychische Störungen behandelt werden. Das ist eine grobe Vereinfachung und in vielen Fällen gar nicht zutreffend.

Wie PAUL (1978) gezeigt hat, ist es vielmehr so, daß die therapeutische Wirksamkeit *nicht* das wichtigste Ziel psychiatrischer Systeme und psychiatrisch Tätiger ist: »Vom obersten Verwaltungsleiter, über den Abteilungsdirektor hin zu den Arbeitnehmern lassen sich andere Entscheidungsfaktoren für Handlungen ausmachen als gerade die Wirksamkeit der Behandlung«. Eine psychiatrische Einrichtung, vor allem eine des öffentlichen Dienstes, hat eine große Anzahl zugeschriebener Charakteristika, die mit vielfältigen Zielsetzungen verknüpft sind. Solche Ziele sind nur vage umschrieben, sie stehen sich gegenseitig im Wege. Neben den therapeutischen Zielen stehen solche, die mit Fragen der Sozialhilfe verbunden sind, dann solche, die mehr oder weniger offen mit sozialer Kontrolle von störendem Verhalten verknüpft sind, ferner Ziele der Beratung, solche der Verwaltung usw. Darüber hinaus spielen die internen organisatorischen Ziele eine erhebliche Rolle, und natürlich solche impliziten oder gar geheimen, die Karriere, Profit, Prestige oder die Verwendung von Geld und Ausstattung betreffen.

Es gibt zusätzlich zu dem Ziel der Behandlung einige gemeinsame Ziele und damit verknüpfte Aufgabenstellungen der psychiatrischen Einrichtungen. Es sind die folgenden:

1. Kontrolle von störendem Verhalten. Oft werden psychiatrische Dienste gebeten, sich der Gemeinschaft wegen um einen

Patienten zu kümmern, nicht um seinetwillen. Dies sind die Fälle, bei denen gefordert wird, einen Patienten von der Straße oder aus seiner Wohnung zu entfernen, weil er als bedrohlich erlebt wird oder einfach anderen auf die Nerven geht. Behandlung meint dann »Wiederanpassung«: Er soll anderen nicht mehr auf die Nerven gehen. Einweisung in ein Krankenhaus und hohe Medikation sind dabei die bevorzugten Interventionen. Dies Vorgehen wurde als Konformitätsdruck definiert und der Vorstellung von Behandlung gegenübergestellt (vergl. Kapitel 4).

Diese Patienten mögen eine Behandlung durchaus dringend brauchen (das ist die meist behauptete Rechtfertigung). Wir wollen jedoch hervorheben, daß Anlaß und Art der Intervention *nicht* primär im Interesse des Patienten sind. *Dies wird fast nie ausdrücklich zugegeben,* da therapeutische Gründe vorgebracht werden, um den Eingriff zu rechtfertigen. Aufbewahrung, nicht Behandlung, ist lange als die wesentliche und »wirkliche« Aufgabe von psychiatrischen Krankenhäusern betrachtet worden. BACHRACH (1976, Seite 19) hat hervorgehoben, daß »psychiatrische Anstalten nicht aufgelöst werden können und dürfen, bis nicht Alternativen für ihre Funktionen des Asyls und der Aufbewahrung geschaffen worden sind«.

2. *Umgang mit juristischen Aspekten der Medizin und Aufgaben der Sozialarbeit.* Dies hat mit Beratung, Diagnostik, Bescheinigungen, Versicherungsfragen, Fragen der Sozialhilfe usw. zu tun. Um diese Aufgaben angemessen zu erfüllen, ist der Professionelle zu Recht bemüht, den Patienten nicht in seiner Rolle als Kranker zu bestärken. Manchmal mag der Professionelle sich darüber ärgern, daß er sich von den Patienten oder anderen als bloßer Bürokrat benutzt fühlt, nicht als Therapeut. Die ausdrückliche Anerkennung der Tatsache, daß die bürokratischen Abläufe in allen Diensten größer werden, kann vor Enttäuschung und Frustration schützen.

3. *Lücken zwischen dem medizinischen und dem Sozialhilfesystem ausfüllen.* Ein Beispiel: Ein Mann wird in der Nacht von der Polizei zur Notaufnahme gebracht, weil er etwas betrunken ist und sich seltsam benimmt. Er kommt von außerhalb und hat kein Geld, er ist schon früher psychiatrisch behandelt worden, zur Zeit arbeitet er und es geht ihm gut. In unserem System wird er –

zumindest für eine Nacht – aufgenommen (und wir sagen es ausdrücklich, er *sollte* sogar aufgenommen werden, anstatt die Nacht im Gefängnis zu verbringen oder liegengelassen zu werden) – und zwar nicht wegen einer *spezifischen* psychiatrischen Bedingung – ist es in Wirklichkeit immer möglich, eine *spezifische* psychiatrische Bedingung auszuschließen oder zu finden? – sondern einfach, weil andere soziale Dienste nicht existieren. Dienste in der Gemeinde sollten so weit gefaßt sein (siehe Kap. 9), daß unterschiedlichen Bedürfnissen begegnet werden kann. Sonst ist der Mißbrauch bestehender Einrichtungen die Regel.

Charakteristika des Patienten

In Italien werden die Patienten öffentlicher Einrichtungen oft als »Nutzer« bezeichnet, nicht als »Klienten«. Wir halten diese Kennzeichnung für richtig. Tatsächlich gibt es wesentliche Unterschiede zwischen einer therapeutischen Beziehung im privaten oder im öffentlichen Gesundheitsdienst. In der Regel ist die erste offen für eine freie, gleichberechtigte Verhandlung zwischen den beiden Teilnehmern, d. h. Anbieter und Patient. Die zweite ist zu einem großen Teil durch Vorschriften der Sozialhilfe und des medizinischen Apparates bestimmt. Die therapeutischen Möglichkeiten für Patienten des öffentlichen Systems sind durch das begrenzte Angebot und durch die in Einrichtungen vorhandenen Professionellen beschränkt. Meist kann der Patient den Therapeuten nicht wählen, umgekehrt müssen Professionelle eines Einzugsgebietes alle Forderungen und Wünsche aufgreifen, die ihnen angetragen werden. Sie können eine Behandlung nicht zurückweisen und Patienten nicht auswählen.

Die Versorgung mit Sozialhilfe trägt sehr zum sekundären Gewinn bei. Das Symptom kann ein Besitz und eine Quelle für Einkommen werden. Patient zu sein, kann eine lange Laufbahn sein, die endet, wenn eigentlich Pensionierung oder Berentung dran sind, als ob man aus dem Berufsleben ausscheidet. Die Klienten des öffentlichen psychiatrischen Systems stammen aus den sozial, ökonomisch und hinsichtlich ihrer Bildung benachteiligsten Gruppen der Gesellschaft. Da sie wenig Erfahrung mit und Verständnis für bürogebundene Psychotherapie haben, kann man von ihnen nicht erwarten, daß sie gute Therapiekandidaten sind.

Sie sind wie der neue Einwanderer, der die erste Banane ißt: er ißt die Schale und wirft die Frucht weg. Dennoch kann eine gut geführte Einrichtung sehr therapeutisch eben für diese Menschen sein, wenn die Ausdrucksweise ihrer Wünsche übersetzt wird, so daß ihren Bedürfnissen entsprochen werden kann.

Charakteristika des Therapeuten

Der Therapeut hat nur wenig mehr Freiheit als der Patient. Er kann eine Behandlung nicht verweigern und muß oft eine überwiegend bürokratische Rolle spielen. Das führt dazu, daß Patienten ihn als Beamten wahrnehmen und nicht als professionellen Helfer. Dies ist für Professionelle besonders dann frustrierend, wenn sie eine therapeutische Ausbildung haben.

Psychiatrisch Tätige sollten sich darüber im klaren sein, daß sie in dem Moment, indem sie die Rolle von »Gesundheitsbeamten« einnehmen, keine rein professionelle Rolle mehr ausüben. Unglücklicherweise werden sie im allgemeinen für eine traditionelle, rein professionelle Laufbahn ausgebildet, die an der Niederlassung in der Praxis orientiert ist. All dieses kann zu chronischer Frustration, zum Ausgebranntsein, in eine Rollenkrise usw. führen. Es mag auch die Ernüchterung der amerikanischen Psychiater in bezug auf die Gemeindepsychiatrie erklären (Arce und Vergare 1985; Clark und Vaccaro 1987). Wenn ihre Fähigkeiten, die mit den besten Absichten angewandt werden, bei den Patienten nicht »funktionieren«, haben Professionelle mit Paradoxen zu tun: Werte erscheinen inkonsistent, die Erwartungen zu hoch angesichts dieser schwierigen Patienten, vorangegangene Ausbildung und Erfahrung untauglich für die Aufgabe (Stern und Minkoff 1979). Dasselbe geschieht mit Auszubildenden in gemeindepsychiatrischen Einrichtungen. Um diese Situation zu korrigieren, bedürfte es »guter« Supervision, aber dies ist wiederum nicht der Fall – ein letztes Paradox (Minkoff und Stern 1985). Zusammenfassend läßt sich sagen, daß bei den meisten »öffentlichen« Fällen die Möglichkeit eines freien therapeutischen Vertrages durch Begrenzungen sowohl des Patienten als auch des Therapeuten ernsthaft behindert ist.

(Um)Gestaltung des Rahmens

Wenn einmal der Rahmen erkannt ist, kann er erstens besprochen und bestimmt werden und zweitens kann er mehr oder weniger radikal umgestaltet werden. Im ersten Fall definiert der psychiatrisch Tätige ausdrücklich den Rahmen: Es kann zu einer Übereinkunft mit den Patienten und anderen Beteiligten kommen zu der Frage »wo sind wir hier und jetzt?« und welche Schritte können unternommen werden, die Bedürfnisse des Patienten zu erfüllen. Bei den vielen verknüpften und oft widersprüchlichen Zielen und Aufgabenstellungen der psychiatrischen Dienste, ist dieser Schritt unerläßlich, damit der psychiatrisch Tätige und der Klient den Rahmen in gleicher Weise wahrnehmen. Es kann auch dazu beitragen, daß der Patient besser versteht, was er von der Behandlung erwarten und wie er die eigenen Bedürfnisse besser bestimmen kann.

Die Beschreibung des Rahmens kann während des therapeutischen Prozesses strategisch eingesetzt werden. Wenn man zum Beispiel den Rahmen im Falle eines unfreiwilligen Patienten ausdrücklich als »Aufbewahrung« definiert, reinigt es die Luft von Scheinheiligkeit und trägt zu einer ehrlichen Beziehung zwischen Patient und Therapeut bei.

In anderen Fällen muß möglicherweise der Rahmen *umgestaltet* werden, weil es z. B. außerordentlich antitherapeutisch sein kann, wenn in Institutionen sich Kriterien von Effizienz und Disziplin gegen die von Verständnis und Pflege durchsetzen. Der Patient wird in seinem Krankenverhalten bestärkt und wird vermutlich auf lange Zeit von der Institution abhängig. All dies widerspricht dem Ziel, den Patienten darin zu ermutigen, eine soziale Rolle in der Gemeinschaft aufrechtzuerhalten oder wiederzuerlangen. Wenn die Institution antitherapeutisch ist, sollte sie geändert werden und nicht die Therapeuten und die Patienten, die man in ein Prokrustesbett zwänge. Eine radikale Veränderung der Institution mag die *einzig mögliche wirkliche therapeutische* Intervention sein, falls die Institution antitherapeutisch ist.

Die Entinstitutionalisierung in Italien war durch diese Grundsätze gekennzeichnet. Dort war das hauptsächliche Behandlungsziel die Institution selbst. Es gab dort nicht nur eine allmähliche Entlassung von Patienten in die Gemeinden, vielmehr wurde die bloße Existenz der »Irrenhäuser« kritisiert, es wurden Entscheidungen getroffen, sich ihrer zu entledigen. Der Begriff der »institutionellen Rehabilitation« wurde geprägt, um diesen Prozeß zu beschreiben. Dies implizierte, daß das gesamte Behandlungsumfeld gewandelt werden sollte.

Wünsche ändern sich, wenn Organisationen sich ändern

Konkrete Antworten auf konkrete Anforderungen des Lebens zu finden, ist die größte Schwierigkeit bei der Entwicklung eines Gesundheitsdienstes, in unserem Fall eines psychiatrischen Gesundheitsdienstes. Dennoch sollten Antworten, die auf die Realität gemünzt sind, diese *gleichzeitig überschreiten, um sie zu verändern* (Basaglia und Ongaro-Basaglia 1975, Hervorhebungen von den Autoren hinzugefügt).

Die fortlaufende Veränderung in der Organisation des Versorgungssystems in Italien hat einen allmählichen, aber deutlich beobachtbaren Wandel in der Art der Wünsche bewirkt, die von Patienten und Angehörigen geäußert werden. Wünsche werden differenzierter geäußert. Das ist eine Funktion der Dezentralisierung von Diensten und besonders der *Qualität* der angebotenen Behandlungen (Da Salvia und Crepet 1982). In der Öffentlichkeit ändern sich die Einstellungen gegenüber psychischer Erkrankung, wenn eine Skala von alternativen Behandlungen angeboten wird. Auch bei den professionellen Helfern verändern sich damit grundsätzliche Überzeugungen und das klinische Vorgehen.

Beispiel: Seit über zehn Jahren hatte Liliana, 52, wegen einiger Episoden schwerer Depressionen Kontakt mit den psychiatrischen Einrichtungen von Süd-Verona. Sie gewöhnte sich an, direkt im Notfalldienst um Aufnahme zu bitten oder sie wurde in kritischen Situationen von den Verwandten mit der dringenden Aufforderung zur Aufnahme in die Klinik gebracht. Jetzt kommt sie zum gemeindepsychiatrischen Zentrum, wenn sie mißgestimmt ist und bittet entweder um eine Änderung der Medikamente oder um Teilnahme an dem Tagesprogramm oder darum, daß ihr zu Hause bei der Hausarbeit geholfen werde, die sie z. Z. nicht erledigen kann. Eine ganz ähnliche Verschiebung hat sich bei den Allgemeinpraktikern ergeben: Üblicherweise überwiesen sie Patienten per Notaufnahme. Jetzt sind ihre Überweisungen wesentlich differenzierter. Sobald eine Anzahl von Alternativen vorhanden ist, fühlt sich die Bevölkerung ermutigt, eine breite Palette von Wünschen und Anforderungen zu äußern. Wenn Klinikaufnahme das einzige Angebot ist, dann flacht das Spektrum der Wünsche ab und es kommt der Moment, an dem Klinikaufnahme der *einzig* geäußerte Wunsch ist, wenn eine psychiatrische Behandlungsbedürftigkeit wahrgenommen wird. Hierfür gibt es einige Belege. Eine Studie (Panchere 1986), die in Portogruaro durchgeführt wurde, einer Stadt nordwestlich von Venedig, erbrachte, daß 28,2 % der Patienten, die mehrere vorangegangene Klinikaufnahmen hinter sich hatten, erneut um Klinikaufnahme baten, wenn sie zum Notfalldienst kamen. Im Gegensatz dazu bitten von den bisher unbehandelten keine und nur 12,5 % der Patienten, die bei Allgemeinpraktikern behandelt wurden, um Klinikaufnahme, wenn sie in den Notfalldienst kommen.

Es gibt auch Hinweise dafür, daß Kliniken die Nachfrage nach Krankenhausbehandlung *hervorrufen*. In einer Untersuchung des Centro Studi del Ministro della Sanita (Forschungszentrum des Gesundheitsministeriums) aus dem Jahre 1974 war bei einer Stichprobe von 34 italienischen Bezirken die Zahl der Krankenhausaufnahmen in den Provinzen mit psychiatrischen Anstalten höher als in den Provinzen ohne diese (3,09 vs. 1,59 %; Centro Studi Ministrol della Sanita, 1977).

Was ist »Behandlung«?

Es gibt den radikalen Weg, der oben beschrieben wurde, den Kontext in eine therapeutische Richtung umzugestalten. Daneben gibt es noch andere Möglichkeiten. Ein üblicher (und sicher viel einfacherer) Weg ist der, die Beziehungsgestaltung des niedergelassenen Therapeuten in der öffentlichen Einrichtung zu wiederholen. Wir bezeichnen dies als die »Blumenbeet«-Alternative: Ein therapeutisches »Blumenbeet« wird in der Einrichtung, in dem Dienst, kultiviert. Die Einrichtung als Ganzes wird dadurch *nicht* unter die Lupe genommen. Typisch dafür ist, daß der Therapeut sich mit einem Patienten in einen Raum zurückzieht und versucht, aus ihm einen »Klienten« zu machen. Die Tür wird gegen Störungen aus der Institution und aus der Kommune verbarrikadiert. Dabei kann man sich vorteilhaft auf die lange Erfahrung aus der Praxis von niedergelassenen Therapeuten beziehen, vor allem aus dem psychodynamischen Bereich. Begrenzt wird das »Blumenbeet«-Arrangement durch die anderen 23 Stunden institutionellen Umgangs, die die Arbeit einer Therapiestunde wieder rückgängig machen. Außerdem hat dieses Arrangement den wirklich ernsthaften Nachteil, daß es nur für Patienten geeignet ist, die für eine psychotherapeutische Behandlung fit sind. Unter den Patienten, die dem öffentlichen psychiatrischen System anvertraut werden, eignen sich nur wenige für eine psychotherapeutische Behandlung. Die meisten Patienten im öffentlichen psychiatrischen Behandlungssystem sind überhaupt sehr schwer zu einer Behandlung zu bewegen, obwohl sie ihrer dringend bedürfen. Im öffentlichen Gesundheitswesen sind unmotivierte oder eben widerstrebende Patienten eher die Regel als die Ausnahme. Für die derzeitige Praxis in den öffentlichen Diensten haben die Haltungen, die in bezug auf die Motivation und therapeutische Vertragsfähigkeit von der therapeutischen Zweierbeziehung abgeleitet werden, nur geringe Bedeutung. Therapeuten der öffentlichen Dienste müssen ihre Patienten fortwährend zur Therapie »verführen«.

Eine wichtige logische Konsequenz der »Blumenbeet-Perspektive« ist die, Therapie und Pflege seien aus unterschiedlichem Samen gezogen. Pflege wird dann meist als irgendwie zweitklassig im Vergleich zur Therapie angesehen und höchstens als zu ihrer Unterstützung dienend. Sie werden oft auch räumlich und professionell getrennt gehalten: Behandlung findet im Büro statt, Pflege auf der Station. Professionelle führen Therapie durch, Paraprofessionelle bieten Pflege an.

Diese Unterscheidung halten wir für willkürlich. Unsere Patienten in ihrer einmaligen Individualität haben ja vielfältige Bedürfnisse, die für ihr Wohlbefinden alle wichtig sind. Die Menschen, die üblicherweise in gemeindepsychiatrische Einrichtungen kommen, sind besonders häufig solche mit vielfältigen Bedürfnissen: Die Gemeinde muß für alle Grundbedürfnisse aufkommen, die vormals zur Versorgung in den Großkrankenhäusern gehörten. Hinzu kommen »neue« Bedürfnisse, solche, die aus dem sozialen Wandel resultieren, wie zum Beispiel ein Recht auf Behandlung zu haben statt auf Verwahrung, auf einen Behandlungsplatz in dem am wenigsten einschränkenden Milieu, ein Recht auf den eigenen existentiellen und sozialen Raum.

Die moderne Entwicklung der Gemeindepsychiatrie hat die Leistungen der öffentlichen Psychiatrie und die Ziele der Eingriffe geändert, beschleunigt durch Reformen in der Gesetzgebung und neue Regeln für die Einzugsbereiche der psychiatrischen Dienste. Ein gemeindepsychiatrischer Dienst mit voller Verantwortung für eine bestimmte Bevölkerungsgruppe muß mit *allen* Bedürfnissen umgehen, die direkt oder indirekt mit der seelischen Gesundheit dieser Menschen verbunden sind.

Behandlung kann keineswegs »erledigt« werden. Vielmehr ist es eine funktionale Charakteristik für den Umgang mit den Bedürfnissen der Patienten. *Die* therapeutische Intervention gibt es nicht. Keine Intervention ist als solche therapeutisch oder nicht. Es ist die Summe aller Interventionen, die »therapeutisch« ist. Der psychiatrische Dienst muß so organisiert sein, daß dies möglich ist. Das allerdings mag eine tiefgreifende Umstrukturierung beinhalten, denn Konsistenz über alle Dimensionen der Ziele, der Struktur und der Technologie hinweg ist die Bedingung. Es ist äußerst unsinnig, einen fortschrittlichen Dienst, sei er psychotherapeutisch oder gemeindepsychiatrisch orientiert, einer reaktionären Institution aufpfropfen zu wollen.

In Richtung auf ein Behandlungsmodell in einem gemeindepsychiatrischen Dienst

Wir sind überzeugt davon, daß ein Dienst *prompte*, *angemessene* und *konsistente* Antworten auf die Bedürfnisse der ihn aufsuchenden Menschen finden *muß*, damit man von Therapie sprechen kann:

muß: Der Dienst hat die Verantwortung für die Bevölkerung.

prompt und angemessen: Der Dienst ist oft der erste und der letzte Anlaufpunkt. Er kann Interventionen zeitlich nicht aufschieben, Wartelisten führen, ausweichende und unvollständige Antworten geben.

konsistent: Es muß eine Übereinstimmung zwischen Werten und Zielen, Struktur des Dienstes und therapeutischem Umgang geben (die Anwendung von Techniken eingeschlossen).

Kurzum: Therapie heißt, den Grundbedürfnissen der Bevölkerung entsprechen. Allerdings besteht das Risiko, die Bedürfnisse zu verstärken, statt sie zu lösen und damit Menschen dauerhaft von dem Dienst abhängig zu machen, anstatt ihre Selbständigkeit zu fördern. Dies geschieht z. B., wenn Wünsche wörtlich und ohne Nachfrage angenommen werden, und wenn Antworten sich bloß wiederholen – mit einem Wort »institutionell« werden.

Dies ist der Fall, wenn Patienten oder Angehörige zum Beispiel immer wieder um Krankenhausaufnahme bitten, und diese ohne Berücksichtigung der gesamten Situation und ohne Erstellung einer mittel- oder langfristigen Strategie gewährt wird. Dies passiert oft, wenn Interventionen nicht integriert werden, sondern einzeln oder isoliert durchgeführt werden. Auch die beste klinische Erfahrung und gute Absichten können vor diesem Risiko nicht schützen. So ist es beispielsweise üblich und wird nicht hinterfragt, daß Patienten mit der Begründung einer erforderlichen Ruhepause für die Familie ins Krankenhaus aufgenommen werden. Das ist ein Fehler. Wird ein Problem zur Seite geschoben, egal für wie lang, besteht die Gefahr, daß es chronisch wird. In einigen Fällen mag die Aufnahme unausweichlich sein, aber dann ist es unerläßlich, gleichzeitig eine Problemlösungs*strategie*, zumindest eine kleine, mitzuliefern. Unglücklicherweise wird die *Beschränkung der Dienste, Alternativen zur Hospitalisierung aufzuweisen*, zum »klinischen« Grund für die Aufnahme.

Ob man therapeutisch ist, hängt auch davon ab, *wie und mit welchen Zielen* man Bedürfnisse erfüllt. Therapeutisch zu sein beinhaltet zwar die Erfüllung von Bedürfnissen, jedoch idealerweise auch, Klienten mit den Mitteln und den Motivationen so auszustatten, daß sie selbständig an der Bedürfnisbefriedigung arbeiten können. Das oberste *Ziel* muß es sein, den Klienten vom Dienst zu befreien und zu selbständiger Lebensführung zu befähigen. Die unterschiedlichen therapeutischen Versatzstücke müssen auf der organisatorischen Ebene *integriert* und in bezug auf das Behandlungsziel *konsistent* sein. Sind die von einem Dienst angebotenen Interventionen fragmentarisch und besteht keine therapeutische Kontinuität, so ist es unwahrscheinlich, daß der Patient auf der psychischen Ebene besser integriert wird, wie anspruchsvoll auch immer die Therapie sein mag. Dreiundzwanzig Stunden miserabler institutioneller Pflege bezwingen leicht eine Stunde hervorragender Psychotherapie.

Einen therapeutischen Rahmen anzubieten, ist in der öffentlichen Psychiatrie sicher schwer und herausfordernd. Es wird jedoch wirksam und lohnend sein. Ein öffentlicher gemeindepsychiatrischer Dienst hat gegenüber einer Praxis einige Vorteile. Er hat in der Tat mehr Macht und mehr Möglichkeiten. Da er der erste Anlaufort und die letzte Zuflucht ist, müssen Familien oder Patienten den Dienst aus diesen oder jenen Gründen früher oder später in Anspruch nehmen. Das ist seine Macht. Der Therapeut hat mehr Möglichkeiten, den Patienten in einen therapeutischen Zusammenhang zu stellen. Ein Abbruch bedeutet nicht das Ende der Beziehung. Der Patient taucht wieder auf. Dies kann auch genutzt werden. Da ein gemeindepsychiatrischer Dienst auf ein großes Spektrum unterschiedlicher Interventionen zurückgreifen kann, hat er mehr Möglichkeiten. Manche dieser Interventionen sind sehr einprägsam und bedeutsam für die Patienten, weil sie direkt deren reale Existenz beeinflussen. Wir denken dabei an einweisen, entlassen, zuteilen von Geldern der Sozialhilfe, vermitteln von Kontakten zu anderen sozialen Verwaltungen usw. Die Leistung des psychiatrisch Tätigen ist es, sie – wie beschrieben – zielorientiert (therapeutisch) zu nutzen.

4 Ein Dinosaurier der Zukunft: Ein Vorschlag zur Begrenzung des Gebrauchs psychiatrischer Krankenhäuser

Wir gehen davon aus, daß krankenhausgebundene Versorgung für die meisten gestörten oder störenden Menschen nicht erforderlich ist, wenn:

1. Ein familienbezogener mobiler Krisendienst vorhanden ist.
2. Ein sorgfältig organisiertes soziales Umfeld (therapeutische Gemeinschaft) für diejenigen vorhanden ist, die nicht in der Familie bleiben können oder die nicht über ein soziales Netz verfügen, das zeitweise Pflegeaufgaben übernimmt (s. Kap. 9).
3. Der zu behandelnde Patient kein *vom Kampf gezeichneter Veteran* von psychiatrischen Kriegen ist (»chronisch«), der so an die Vorstellung von Krankenhausbehandlung gebunden ist, daß weder er noch die Familien eine Behandlung akzeptieren können, die nicht zumindest einen Krankenhausaufenthalt enthält.

Genau diese Bedingungen müssen auch erfüllt sein, wenn die Behandlung mit psychotropen Medikamenten vermieden oder verringert werden soll (s. Kap. 5).

Zum Hintergrund

In den Vereinigten Staaten sind die Hospitäler seit anderthalb Jahrhunderten *der Ort*, an dem schwer psychisch Kranke behandelt werden. Während in Europa die herkömmlichen psychiatrischen Anstalten oft umgewandelte Lepra-Häuser sind (Galzinga und Terzian 1980), wurden in den USA völlig neue Einrichtungen geschaffen. Das läßt sich hauptsächlich auf die kämpferischen Anstrengungen von Dorothea Dix zurückführen, für die psychisch Kranken zu sorgen.

Der Charakter der herkömmlichen psychiatrischen Einrichtungen änderte sich in den sechziger Jahren auf beiden Seiten des Atlantik. Im Grundsatz läßt sich ihre Änderung beschreiben als eine Bewegung weg von den verwahrenden Asylen mit langer Aufenthaltsdauer hin zu Orten, an denen aktive Behandlung betrieben wird. Dies führte zunächst zu höheren Aufnahmezahlen, einer Verkürzung der Aufenthaltsdauer und einem allmählichen Rückgang der Zahl der Anstaltsbewohner. Ende der 60er, Anfang der 70er Jahre wurden in den USA eine große Anzahl von Patienten aus den Anstalten entlassen, hauptsächlich infolge der Bundesunterstützung über Versicherung (Medicare, Medicaid) und Behindertenrenten (SSI, SSDi). Entinstitutionalisierung war an der Tagesordnung. Zur gleichen Zeit entwickelten sich aber auch psychiatrische Abteilungen in den Allgemeinen Krankenhäusern. Diese Veränderung wurde im wesentlichen dadurch bewirkt, daß die Versicherungen lieber die Behandlung in den Abteilungen der Allgemeinkrankenhäuser bezahlten als die in den großen psychiatrischen Institutionen. Dennoch war das Ergebnis das gleiche – eine Betonung der institutionellen Versorgung.

Obwohl es in Italien privat geführte psychiatrische Einrichtungen zusätzlich zu den staatlichen Landeskrankenhäusern (minicomios) seit Anfang des 20. Jahrhunderts gibt, gab es *so gut wie keine* Abteilungen an Allgemeinkrankenhäusern (außer an den Universitätskliniken) bis nach der Reform von 1978. Die Reform forderte im Gegenteil auch den Aufbau kleiner psychiatrischer Abteilungen an Allgemeinkrankenhäusern.

Zum Jahre 1990 hin unterscheiden sich das italienische und das amerikanische Anstaltswesen vor allem in einem wichtigen Punkt – in Italien ist es nicht mehr möglich, in ein Landeskrankenhaus (manicomio) eingeliefert zu werden. In beiden Ländern findet der Großteil krankenhausgebundener Behandlung für störendes oder gestörtes Verhalten in den Abteilungen der Allgemeinkrankenhäuser statt.

Was, wie berechtigterweise gefragt werden kann, spricht gegen die Behandlung störender oder gestörter Menschen im Krankenhaus?

Erstens beginnt ein Prozeß der Dekontextualisierung, sobald ein Mensch von seinem physischen und sozialen Umfeld getrennt wird.

Zweitens verletzt die Krankenhausroutine durch Reglementierung und Verstärkung der Abhängigkeit das Gespür des Menschen für Individualität, Autonomie und Selbstbestimmung. Den Patienten wird Stück für Stück ihre Geschichte genommen.

Drittens wird der Prozeß der Dekontextualisierung dadurch verstärkt, daß die Erstellung der Diagnose auf Symptome focussiert, daß sie dem Einfluß des Rahmens auf das Verhalten wenig Aufmerksamkeit schenkt und daß sie »das Problem« (etwas, wofür sich ein Mensch verantwortlich fühlen kann) in eine »Krankheit« verwandelt, für die der Doktor verantwortlich ist.

Viertens geht der Behandlungsprozeß von negativen Zuschreibungen aus, die der Patient erst *widerlegen* muß, um sich als genesend zu erweisen. Der allgemeine Menschenverstand schon sagt uns, daß das Arbeiten in einem Kontext von negativen Zuschreibungen wahrscheinlich eine negative Auswirkung auf das Selbstvertrauen und das Selbstbild haben wird und damit das Problem (die Krankheit) eher aufrechterhalten oder verschlimmern als erleichtern wird.

Für unsere Kritik haben wir die Krankenhäuser herausgepickt. Aber wir erinnern daran, daß dieselbe Kritik für jede psychiatrische Institution, die nach der oben beschriebenen Vorgehensweise arbeitet, gilt. Anstalten sind nur extreme Beispiele für die Wirkweise dieser Bedingungen, da sie groß und hierarchisch sind, nach eher medizinischen Sichtweisen arbeiten und mit verzweifelten Menschen zu tun haben, die für sich keine Wahlmöglichkeit sehen. Wir haben allerdings auch eine Reihe gemeindepsychiatrischer Wohnprogramme gesehen, die sich nur graduell von den Anstalten unterschieden.

Ein Beispiel

Verläßlicher als unser Wort und unsere Erfahrung bei der Beurteilung von Stationen in Krankenhäusern mag der Bericht von einer 120 Stunden währenden teilnehmenden Beobachtung auf einer gemeindepsychiatrischen Krankenhausabteilung sein. Sie diente als Kontrolle zum Soteria-Projekt (Mosher 1977, Mosher und Menn 1978, Wilson 1975). Eine nach dem Zufallsprinzip zusammengesetzte Gruppe von erstdiagnostizierten schizophren Erkrankten, die ohne Medikamente in einer wohnungsähnlichen Einrichtung in der Gemeinde betreut wurde, wurde mit einer entsprechenden »herkömmlich« behandelten Gruppe verglichen.

Darunter verstehen wir kurze Aufenthalte auf einer psychiatrischen Station und neuroleptische Behandlung. Es handelt sich um eine zwei Jahre erfassende Längsschnitt-Untersuchung. Die untersuchte Krankenhausstation, die mit einem universitären Lehrzentrum verbunden ist, hat 30 Betten und eine durchschnittliche Verweildauer von 15 Tagen. Der dortige Behandlungsverlauf wird von Wilson (1983) folgendermaßen beschrieben:

1. *Zusammenflicken*: Der Anfangskontakt von Krankenpflegepersonal und Patienten dreht sich oft um die Anwendung von verhaltenskontrollierenden Maßnahmen wie Wachsaal, Zwangsmaßnahmen, sprachlich gegebene Anweisungen und die Gabe besonders hoher Dosen psychotroper Medikamente wie Haldol u. ä. Gewaltsame Patienten mit Kontrollverlust oder Menschen mit unangemessenem, bizarrem Verhalten werden zusammengeflickt, indem man so schnell wie möglich ihre sozial nicht zu akzeptierenden Symptome unterdrückt.

2. *Medizinische Abklärung*: Da der psychiatrische Vorgang des Sortierens (ein Ausdruck, den wir verwenden, um die vielfältigen und komplexen Vorgänge zu beschreiben, die es für die diagnostische Klärungs-Prozedur für einen Patienten braucht) in einer »medizinischen« Einrichtung meist unter der Anleitung von Ärzten stattfindet, setzt unmittelbar nach der Aufnahme eine standardisierte Routine von körperlichen Untersuchungen und anderen diagnostischen Verfahren ein. Dieser Vorgang enthält neben der körperlichen Untersuchung Bluntuntersuchung, Urinanalysen, EEG und eine ausgewählte Vielfalt anderer Untersuchungsmethoden. Kennzeichnend ist der erhebliche Zeitaufwand für die Mitarbeiter, zumal ein sorgfältiges und umständliches Ausfüllen einer Anzahl von Fragebögen und Formularen gefordert ist. Diese Routine muß rigide durchgeführt werden, selbst wenn ein Patient innerhalb einer Woche zweimal aufgenommen wird. Dies Vorgehen führt dahin, daß das psychiatrische Problem eines Patienten schließlich als Konsequenz medizinisch-physiologischer Unregelmäßigkeiten gesehen wird.

3. *Zusammenfügen der Geschichte*: Die meiste Zeit und die meiste Energie der Mitarbeiter geht in den beschriebenen Sortier-Prozeß. Um die Entscheidung über Medikation oder Art und Ort

der Weiterbehandlung treffen zu können, muß eine Diagnose gestellt werden. Auf diese Weise werden die ersten 72 Stunden nach der Aufnahme eines Patienten von den Mitarbeitern mit Informationssammlung und Aushorchen verbracht. Die Interaktionen von Mitarbeitern und Patienten stellt einen weiteren Brennpunkt des Kontaktes von Personal und Patienten dar. Erstere müssen Informationen aufspüren und aufdecken, um sich dann in schicksalsbeeinflussende Entscheidungen zu stürzen, letztere bemühen sich, Dinge zu verbergen, von deren Veröffentlichung sie Schaden erwarten. Eine Verfahrensweise für diesen Kontakt ist das »Gruppen-Aufnahme-Interview«, in dem ein neu aufgenommener Patient einer Gruppe von Mitarbeitern konfrontiert und in einem Interviewzimmer befragt wird, eine andere der »Zweite-Hand-Report«, mit dessen Hilfe kleine Informationsbröckchen von Schicht zu Schicht verbal und in der Patientenakte weitergegeben werden und dann dazu dienen, weitreichende Verallgemeinerungen über den Patienten zu machen. Eigenschaften dieses Prozesses sind vorgefaßte Meinungen, Rückgriffe auf Spekulationen, die leicht zur »Wahrheit« werden, und die Verdrehungen, die dadurch entstehen, daß man Dinge »herauskriegen« will.

4. *Etikettierung und Sortierung*: Sobald hinreichend Daten vorliegen, um eine Entscheidung zu treffen, werden Patienten mit einem psychiatrischen Etikett gestempelt. Die meisten Patienten, die an der Studie teilnahmen, fielen in die folgenden diagnostischen Kategorien: schizophren, manisch-depressiv, Alkohol- oder Drogenmißbrauch oder Gewaltanwendung bei Persönlichkeitsstörung irgendeiner Art. Und auf Basis dieser Etikettierung wird entschieden, welche Medikation verordnet oder welche Nachbehandlung eingeleitet werden soll. Auch gibt sie den Mitarbeitern ein weiteres Mittel zur Kontrolle im Umgang mit den Patienten, denn mit der Diagnose nehmen die Vorhersagbarkeit des Verhaltens von Patienten und die Möglichkeit, kommunikative Äußerungen und Verhalten von Patienten zu typisieren, zu: »Da zeigt sich die hysterische Persönlichkeit«, »das sind nur Wahnvorstellungen«, usw.

5. *Verteilung*: Die offizielle Zielsetzung der Gesetzgebung zur Gemeindepsychiatrie in Kalifornien enthält als ein Ziel die Rückführung psychisch kranker Menschen »in die Gemeinde« so

schnell wie möglich. Es ist aber so, daß die psychiatrisch Tätigen, die an der Studie teilnahmen, immer dieses ›Mandat‹ gegen ihr eigenes Mandat, nämlich die Schützer der Gesellschaft und ihrer Patienten zu sein, ausbalancieren. Entsprechend handeln die Mitarbeiter als Schicksals-Macher, indem sie die ihnen »Anbefohlenen« in eine der Nachsorge-Einrichtungen vermitteln. Eine Eigenart dieser Art des Verteilens ist der Drehtür-Effekt. Viele der Patienten der Einrichtung sind »alte Freunde«, die periodisch durch die Einrichtung rotieren und dann wieder weg sind. Eine Anzahl von Patienten wird buchstäblich von Verbindungspersonen »verfolgt«, die in geteilten Stellen im Verbund arbeiten, so daß zusätzliche Daten für die Entscheidungsfindung herangezogen werden können. Krankengeschichten enthalten häufig Vermerke wie den, daß die eine oder andere Nachsorge-Einrichtung den Patienten nicht wieder aufnimmt. So werden die Wahlmöglichkeiten geringer, weil sie sich nacheinander erschöpfen.

Die obige Beschreibung von »üblicher psychiatrischer Versorgung« auf einer Station, die in die Untersuchung aufgenommen war, vermittelt, hoffen wir, die Komplexität psychiatrischen Entscheidens und psychiatrischer Aussagen. Begleitumstände dieses Vorgehens sind u. a.:

1. Ein sehr hektisches und betriebsames Arbeitstempo für die Mitarbeiter, während die Zeit für Patienten sich langzieht.
2. Geringe Erreichbarkeit der Mitarbeiter für die Patienten. Das Sitzen und Sprechen mit den Patienten hat eine sehr geringe Priorität bei all diesen Leistungen, die erbracht werden müssen.
3. Mögliche direkte Begegnungen werden durch den Einsatz von Technologie ersetzt (z. B. hängt an der Wand ein elektrisches Feuerzeug, damit Mitarbeiter nicht durch die Bitte um Feuer belästigt werden, Medikationen werden über Lautsprecher angekündigt und nicht von einer Krankenschwester zu dem Patienten gebracht).
4. Mitarbeiter verbringen ihre meiste Zeit im Kontakt mit anderen Mitarbeitern: Visite, Team-Sitzungen, Aufnahme-Interview, andere Treffen. (Die beiden in der Studie enthaltenen Stationen unterschieden sich hier. Auf einer Station gab es mehr Kontakt, allerdings in ritualisierter Form: Ärgergruppe, Gefühlsgruppe, usw.; aber diese Kontakte wiesen wenig Spontaneität auf, die Offenheit war gering, während Oberflächlichkeit und Kontrolle groß waren).
5. Die Mitarbeiter sind die Konstante einer Station, auf der Patienten nur vorübergehend sind. Viel Energie wird für die Konflikte des Teams,

das Besprechen von Problemen im Team und die Arbeitsplanung verwendet.

6. Die meisten Mitarbeiter sind in bezug auf ihre Arbeit sehr integer – ihr Wertsystem allerdings stimmt ziemlich mit konventionellen psychiatrischen und medizinischen Modellen psychischen Krankseins überein (WILSON 1975).

Nach WILSONS Beobachtungen werden heutige psychiatrische Stationen vorrangig zum Zwecke sozialer Kontrolle verwendet – Entfernung problematischen Verhaltens aus den Augen der Öffentlichkeit und In-Schach-Halten durch Gewalt und Medikation. Das Wort »Behandlung« für das zu verwenden, was da vorgeht, ist weitgehend eine Mystifikation. Das vergleichsweise Nicht-Vorhanden-Sein einer wirklich psychosozialen Behandlungsorientierung ist zum Teil das Ergebnis ökonomischen Drucks. Patienten dürfen in diesen sehr teuren abgeschlossenen Gefängnis-Hotels nur kurze Zeit bleiben. Bürokratische Zwänge machen es zusätzlich unmöglich, aus der hier beschriebenen Krankenhausumgebung ein therapeutisches Milieu zu machen. Diese Stationen bieten wenig Unterstützung, Sozialisation, Möglichkeiten zur Überprüfung der eigenen Anschauungen, Reiz-Kontrolle, Zusammenarbeit, Ruhepausen. Dies sind sechs von zehn erforderlichen Voraussetzungen, die für ein therapeutisches Milieu erfüllt sein müssen (s. Kap. 9).

Krankenhaus und Ökonomie

Die medizinische Behandlung gewöhnlicher menschlicher Probleme wird durch ökonomische Erwägungen erzwungen. Die Versicherung zahlt den stationären Aufenthalt in einem Allgemeinkrankenhaus, also finden sich gestörte Menschen dort wieder. Was 1840 als humanitäre Reform begann, wurde erst in verwahrende Ausgrenzung pervertiert (1870 – 1960) und dann, in den 70er Jahren dieses Jahrhunderts, in eine enthumanisierende, dekontextualisierende Wachstumsindustrie. In den 60er und 70er Jahren nahm die Zahl der Stationen für Erwachsene stark zu, in den 80er Jahren waren es die Stationen für Heranwachsende. Die Industrie entwickelt sich prächtig durch dieses neue Futter. Familienprobleme der Mittel- oder Oberschicht werden auf die schon kranke Persönlichkeit des Heranwachsenden zurückgeführt. Die Psychiatrie hat sich insofern mit den Eltern verbündet, als schwieriges, problematisches oder beschämendes Verhalten in »Krankheit« umbenannt wird. (Immerhin wird so die Jugendgerichtsbarkeit vermieden. Ihr bleibt es vorbehalten, mit weitgehend den gleichen Schwierigkeiten der ökonomisch weniger einflußreichen, armen Familien umzugehen.)

Unglücklicherweise scheint niemand so recht an den Folgen der Umwandlung dieser Gruppe von Heranwachsenden in Patienten interessiert zu sein: Erstens der Schaffung einer neuen Generation institutionalisierter Menschen, die auf das öffentliche psychiatrische Versorgungssystem zukommen, und zweitens einer weiteren Aushöhlung des Grundgefüges amerikanischen Familienlebens. Die Botschaft der Psychiatrie an die amerikanische Familie ist klar: » Wir wissen besser als Sie, wie Ihr Nachwuchs zu erziehen ist. Schicken Sie ihn auf unsere neueröffnete Station für Jugendliche und Heranwachsende (falls Sie versichert oder wohlhabend sind), und wir werden Ihren Nachwuchs ›repariert‹ zurückgeben.« Es ist wirksamer und billiger, in der Klinik oder zu Hause mit den Familien zu arbeiten. Wenn ein Heranwachsender von zu Hause getrennt werden muß, sollte er entweder in eine nahegelegene familienähnliche Wohneinheit oder in ein Internat in der Gemeinde kommen. Gemeindeprogramme sollten als höchstes Ziel eine Politik verfolgen, Kinder und Jugendliche nicht zu institutionalisieren. Sie müssen vor den bekannten, schädigenden Folgen der Hospitalisierung geschützt werden.

Gründe, den Gebrauch von Krankenhäusern zu vermeiden

Mehrere Gründe rechtfertigen die Abnahme unseres Vertrauens in die Krankenhausbehandlung:

- *Humanitäre*: Weil diese Institutionen Menschen als Objekte behandeln, werden grundsätzliche humane Qualitäten wie Individualität, Autonomie, Unabhängigkeit und der Sinn für persönliche Verantwortung unterminiert. Den Gebrauch zu verringern wird zur Folge haben, daß dieser Prozeß der Ent-Humanisierung verhindert wird.

- *Moralische*: Man weiß von Krankenhäusern, daß sie die iatrogene Erkrankung »Institutionalismus« (Barton 1959, Wing und Brown 1970) oder das Syndrom des sozialen Zusammenbruchs (Gruenberg und Huxley 1970; Gruenberg, Snow und Bennett 1969; Karsus 1966) hervorrufen. Wenn man sie nicht benutzt, wird man das Auftreten dieses Syndroms minimieren.
- *Ökonomische*: Da stationäre Behandlung 70 % der Dollars schluckt, die für Psychiatrie ausgegeben werden, würde die Verringerung ihres Gebrauchs die dringend benötigten, wirksameren und normalisierenden gemeindepsychiatrischen Einrichtungen finanziell möglich machen.
- *Wissenschaftliche*: Neunzehn von zwanzig Studien, die stationäre Krankenhausbehandlung mit einer Anzahl alternativer Behandlungseinrichtungen vergleichen, erweisen die gleiche oder größere Wirksamkeit und geringere Kosten – falls erfaßt (Straw 1982). Diese Studien weisen auch nach, wie gewohnheitsbildend Krankenhäuser sind. Krankenhausbehandelte Patienten tendieren zu einem Krankenhaus-Kreislauf, nicht krankenhausbehandelte tendieren nicht dazu.

Trotz all dieser Probleme mit der Krankenhausbehandlung ist es aus historischen, politischen, ökonomischen, kulturellen und professionellen Gründen bisher nicht gelungen, die intime Verknüpfung von Verrücktheit und Krankenhaus zu lösen. Die Berufe der Psychiatrie sind mit der Gesellschaft einen Vertrag eingegangen, diese von besorgniserregenden Mitgliedern zu befreien. Sogar trotz der radikalen Reform in Italien ist auch dort die Krankenhausbehandlung oft die hauptsächliche (und manchmal unglücklicherweise die einzige) Komponente in einem neuen System. Die Beibehaltung, Ergebnis eines politischen Kompromisses, illustriert die Stärke der Verknüpfung von Krankenhaus und Verrücktheit.

Indikationen für den Gebrauch des Krankenhauses

Wir erkennen an, daß ungefähr zehn Betten auf 100 000 Einwohner gebraucht werden, obwohl wir das derzeitige übertriebene Vertrauen auf stationäre Behandlung ablehnen (in denUSA gibt es zur Zeit über 300 000 psychiatrische Betten, das sind etwa 130 auf 100 000!). Unsere Überlegung geht davon aus, daß zusätzlich zu den Krankenhausbetten zehn Betten in Wohneinrichtungen zur Verfügung stehen. Unter welchen Umständen würden die zehn Krankenhausbetten gebraucht? Wir glauben, daß sie nur dann genutzt werden sollten, wenn solche Funktionen für einen Patienten benötigt werden, die *ausschließlich* an einem Platz, der Krankenhaus heißt, zu haben sind.

Zu diesen gehören:

- Komplexe, technologisch ausgefeilte diagnostische Prozeduren, die häufige Kontrollen durch speziell ausgebildetes Personal – wie man es eben nur in Krankenhäusern findet – erfordern (dazu gehören spezielle Infusionen u. ä.). Allerdings kann auch davon vieles ambulant durchgeführt werden.
- Beginn eines Behandlungsprozesses mit Risiken, so daß über eine gewisse Zeit Beobachtung durch speziell erfahrenes Personal erforderlich ist (dazu gehören geplante Entgiftung, Lithium-Therapie oder Neuroleptika-Behandlung bei Patienten mit komplizierten medizinischen Problemen).
- Medizinische Behandlung von Patienten, die selbst- oder fremdgefährdend sind, so daß es für andere Institutionen, Patienten, Familien oder andere zu schwierig wäre, sie zu versorgen.
- Behandlung von akuten Intoxikationen (mit Alkohol, Kokain u. ä.).
- Behandlung von agitierten, überaktiven, akut psychotischen Personen, die offene Einrichtungen verlassen und sich aufgrund ihrer Verwirrung und Orientierungslosigkeit selbst in Gefahr bringen können.

Diese fünf Indikationen für eine Krankenhausbehandlung sind für ein »ideales« System gedacht.

Zusätzlich zu diesen wenigen Krankenhausbetten bedarf es für den Fall, daß man sich über den wirklichen Zustand eines in der Klinik oder in der Gemeinde gesehenen Patienten nicht ganz im klaren ist, einer Notfalleinheit als Rückendeckung für das gemeindepsychiatrische Krisen-Interventions-Team. Die Notfalleinheit sollte in der Lage sein, Berater und sehr schnelle diagnostische Untersuchungen (z. B. wegen Drogen) bereit zu haben. Sie sollte über mehr Zeit als die normalen Krankenhäuser verfügen, um den

Patienten zu beurteilen, auch über die Zeit, die man braucht, um auszuprobieren, ob es jemandem besser geht, wenn er von dem Ort weg ist, an dem die Krise entstand, oder nicht. Um dies zu ermöglichen, empfehlen wir drei oder vier Krisenbetten in der Notfalleinheit, die für eine Zeit bis zu 48 Stunden zur Verfügung stehen. Die Notfalleinheit sollte der zweite Ort der Weichenstellung für eine ausgewählte Untergruppe von schwierigen Fällen sein (nach dem ersten, dem gemeindepsychiatrischen Team).

5 Ist die Abhängigkeit von Psychopharmaka wirklich nötig?

Die derzeitige gemeindepsychiatrische Praxis ist in bezug auf Psychopharmaka ein genauer Spiegel der umgebenden Kultur: schnelle, sogar an Wunder grenzende Erleichterung wird von der Pille erwartet. Nicht verschreibungspflichtige legale Drogen wie Alkohol werden weithin gebraucht und mißbraucht; verschreibungspflichtige Drogen wie Valium werden weithin gebraucht und mißbraucht; illegale Drogen wie Marihuana werden weithin gebraucht und mißbraucht. Warum schlagen ausgerechnet wir vor, unser Normalisierungsprinzip zu durchbrechen und zu versuchen, den Gebrauch von Psychopharmaka in der Gemeindepsychiatrie zu bremsen? Einfach gefragt, warum eigentlich, wenn doch alle anderen Drogen benutzen? Fünf Gründe sind zu nennen:

- Weil viele Psychopharmaka die Menschen von ihren Erfahrungen trennen. Diese intraindividuelle Dekontextualisierung (Fragmentierung) kann in Wirklichkeit das, was möglicherweise eine vorübergehende Desorganisiertheit ist, zu einer dauernden Spaltung machen – einer, die dann immun gegen die von uns empfohlene psychosoziale Behandlung sein kann.
- Weil eine Reihe dieser Pharmaka, vor allem die Neuroleptika, sehr schwerwiegende Kurz- und Langzeit-Nebenwirkungen haben. Eine von ihnen, Spätdyskinesie, verursacht Gesichtsverzerrungen, die die gemeindepsychiatrische Arbeit wegen der unmittelbaren Stigmatisierung unnötig erschweren.
- Weil die Psychopharmaka in Situationen gegeben werden, in denen die Klienten nicht so recht die Wahl haben, ob sie sie nehmen oder nicht. Die Macht von Ärzten ist enorm und üblicherweise kein Thema für Diskussionen. Drogen einzunehmen gibt die Macht zu helfen in jemandes anderen Hand. Wahlmöglich-

keiten und die Macht, eigene Entscheidungen zu treffen, sind vitale Elemente guter gemeindepsychiatrischer Behandlung.

- Weil sie ein wesentlicher Beitrag zum derzeitigen biologistischen Zeitgeist und zur Vorstellung von Defekten im Individuellen sind. Dieser Zeitgeist wird von hierarchischen Beziehungen und linearem Kausalitätsdenken begleitet. Beide stehen im Gegensatz zu der psychosozial orientierten, offenen Systemsicht, von der wir glauben, daß sie für die wachsende gemeindepsychiatrische Arbeit richtig ist.
- Weil sie vereinfachendes, reduktionistisches Denken fördern. Dazu gehört die derzeit moderne Dopamin-Theorie der Schizophrenie: Neuroleptika sind nützlich bei Schizophrenie, Neuroleptika beeinflussen den Dopamin-Metabolismus, daraus wird der Schluß gezogen, daß Schizophrenie eine Neuroleptika-Mangel-Erscheinung ist. Nehmen Sie dies als Beispiel: Digitalis ist nützlich bei Herzversagen, Digitalis beeinflußt die Herzmuskelkontraktion; also sei Herzversagen eine Digitalis-Mangel-Erscheinung?

Da nur Ärzte Pharmaka verschreiben können, könnte man erwarten, daß Nicht-Ärzte in der Gemeindepsychiatrie frei, aufgeschlossen und innovativ sind (s. Kap. 10). Nach unseren Erfahrungen ist das unglücklicherweise nicht immer der Fall. Ärzte sehen sich meist höher gestellt als Nicht-Ärzte, teilweise eben auch deshalb, weil sie über eine wirkungsträchtige Behandlung bestimmen. Nach gewisser Zeit passen sich die Nicht-Ärzte dieser Sichtweise an und glauben, ihre Arbeit sei nur deshalb möglich, weil es die gleichzeitige Anwendung von Psychopharmaka gibt. Team-Zusammengehörigkeit, Innovationsfreude und Selbständigkeit des Personals leiden entsprechend; und die Ärzte laufen separat.

Es hört nie auf, uns zu erstaunen, welches Maß an Verschwörung zwischen Psychiatern, nicht-ärztlichen Mitarbeitern, den meisten Klienten und der weiteren Gemeinde in Bezug auf Psychopharmaka besteht. Alle scheinen in stillschweigendem Einvernehmen darüber zu sein, daß Pillen »die Antwort« auf störendes oder gestörtes Verhalten sind. Es scheint ein gemeinsames Bedürfnis für diesen Glauben zu geben, obwohl die wissenschaftlichen Untersuchungen die Grenzen der Pharmaka-Therapie aufzeigen.

Wenn beispielsweise Neuroleptika *die* Antwort auf den Typ störenden und gestörten Verhaltens sind, der »Schizophrenie« genannt wird, warum erleidet dann die Hälfte des Personenkreises innerhalb von zwei Jahren einen Rückfall, selbst wenn sie medikamentös behandelt werden (DAVIS 1980)? Warum sind die Langzeit-Prognosen dieser Personengruppe unabhängig von der Neuroleptika-Behandlung (BLEULER 1968; CIOMPI 1980; HARDING u. a. 1987 a, b; HUBER u. a. 1980; NISKANEN und ACHTE 1972)?

Man sollte denken, daß es zu der derzeitigen Bemühung der Psychiatrie, sich wissenschaftlich zu profilieren, gehören würde, sich mit den Implikationen dieser (und anderer) Belege ernsthaft zu befassen. Unser Eindruck dagegen ist, daß Daten, die nicht zur herrschenden Meinung passen, entweder völlig ausgeblendet oder durch unsachgemäße Argumente entkräftet werden, die auf die örtliche (z. B.: nur in Nieder-Slobovia ist das so) oder methodische (z. B.: das waren nicht *wirklich* Schizophrene) Begrenzungen zielen. Forscher, die darauf bestehen, solche von der herrschenden Meinung abweichenden Ergebnisse vorzubringen, laufen Gefahr, marginalisiert zu werden. Oft geschieht das auch durch Hervorhebung persönlicher Verhältnisse (z. B.: »Sie wissen doch, daß der ein Frauenheld ist, oder?«).

Die Psychologie der Verschreibung

Im Laufe der Jahre haben wir eine Reihe interessanter sozialpsychologischer Beobachtungen zur Praxis der Medikamentenverschreibung bei Psychiatern gemacht. Wir geben nicht vor, daß sie überall zu finden sind, aber in diesem Rahmen sind sie von einiger Relevanz.

Die medikamentöse Behandlung der Schizophrenie steht offensichtlich unter größtem dogmatischen Druck. Das heißt, daß es aus einer Reihe von schwer nachvollziehbaren Gründen außerordentlich schwer ist, von Menschen mit diesem Etikett die Neuroleptika fernzuhalten. Versuchen, dies zu tun, wird mit Erheben der Augenbrauen und mit fragenden Blicken – »Ist das wirklich möglich?« oder »Was geschieht, wenn...« – auf seiten der nichtärztlichen Mitarbeiter begegnet. Andere Ärzte deuten einen Verstoß gegen das berufliche Ethos an.

Wir müssen uns fragen, ob dies Dogma, Schizophrene so unbedingt an Neuroleptika zu binden, nicht eigentlich aus dem Wunsch der Psychiater herrührt, sich diese oft schwierigen Personen in gehörigem Abstand zu halten. Sehr kurze »Medikamenten-Visiten« führen nicht zu der Art vertrauensvoller, auf Zusammenarbeit beruhender therapeutischer Beziehung, die nötig ist, wenn Neuroleptika nur für den Fall einer sehr akuten Exacerbation eingesetzt werden.

Die Gefolgschaft derer, die sagen, Schizophrenie sei eine chronische, biologische, nur mit Medikamenten behandelbare Erkrankung, hat das Feld ganz im Griff. Was als bipolare Störung betrachtet wird, ist rund um die Diskussion der Lithium-Behandlung ebenfalls erheblichem Dogmatismus unterworfen. Jedoch wird diese Störung weniger schwerwiegend eingeschätzt als die Schizophrenie. Vielleicht liegt das daran, daß Menschen mit dieser Erkrankung sehr kreativ sein können. Von daher ist es leichter, aufgeschlossene Diskussionen über die medikamentöse Behandlung manisch-depressiver Patienten zu führen als über die »Schizophrener«.

Medikamentöse Behandlung von weniger störenden und gestörten Menschen (z. B. Neurose-Kranke oder Persönlichkeits-Gestörte) ist weniger doktrinär. Tranquilizer (z. B. Benzodiazepine) und Anti-Depressiva werden an ihnen im Verfahren von Versuch und Irrtum angewandt. Es gibt keine wirkliche »Parteilinie«, was ihre Nutzung angeht. Die Aussagen über ihre Wirksamkeit sind nicht einheitlich. Außerdem haben diese geringeren psychopathologischen Zustände in den Köpfen vieler Psychiater nicht den »Krankheits«-Status erreicht. Die Psychiatrie hat es hier leichter anzuerkennen, daß diese Gruppe potentieller Klienten anders behandelt werden kann als potentielle Klienten der vier schwersten Kategorien – Schizophrenie, bipolare Erkrankung, Manie und endogene depressive »Krankheit«. Diese werden als das eigentliche Eigentum der Psychiatrie betrachtet.

Trotz dieser Rhetorik und dieses territorialen Anspruchs mögen die meisten amerikanischen Psychiater mit Personen, die schizophren genannt werden, nicht gern umgehen. Dies wurde bereits von uns und von Torrey (1983) hervorgehoben. Sie sind schwierig, zeitraubend, wenig ansprechend und zahlen mit einiger Wahrscheinlichkeit ihre Rechnungen nicht. Dies ist um so wahrscheinlicher, als sie in den USA meist keine Mittel zur Verfügung haben, Behandlung zu bezahlen. Eine Folge davon ist, daß sie die größte diagnostische Einzel-Gruppe in der öffentlich getragenen Psychiatrie sind. Manische Patienten und solche mit bipolaren oder depressiven Erkrankungen sind attraktiver. Es geht ihnen vergleichsweise schneller besser, sie sprechen gewöhnlich nicht eine Sprache des sozialen Protestes, sie haben Familien, die sich kümmern, sie zahlen ihre Rechnungen und sie können Säulen der Gesellschaft sein. Der schizophrene Ausdruck ist nicht zu begreifen, der manische ist witzig, ist irre, der depressive ermüdet, langweilt. Die meisten Menschen finden es erheblich leichter, mit den beiden letztgenannten umzugehen.

Die Grundsätze von Verschreibung

Obwohl wir über den überhöhten Gebrauch und den Mißbrauch von Psychopharmaka sehr besorgt sind, sind sie dennoch, unglücklicherweise, ein Tatbestand in der derzeitigen gemeindepsychiatrischen Praxis. Das Maß der gemeinsam getragenen Phantasien über ihre Wirksamkeit macht einen baldigen Wandel dieser Situation unwahrscheinlich. Medikamente sind so leicht zu gebrauchen und so in Übereinstimmung mit bestehenden kulturellen Normen, sie können nicht so einfach aufgegeben werden. Dennoch wollen wir Leitlinien mitteilen, die einsichtige psychiatrisch Tätige und Klienten in die Lage versetzen können, zu sachgerechten Urteilen über die Anwendung von Psychopharmaka in der Umgebung, in die sie eingepaßt sind, zu kommen. Die Tatsache, daß Nicht-Ärzte keine Rezepte ausschreiben können, ist kein Grund für sie, schlecht informiert und nicht nachdenklich und kritisch dem gegenüber zu sein, was mit ihren Klienten geschieht.

Darüber hinaus ist es unsere Hoffnung, daß der gut informierte Kliniker zu ähnlichen Schlußfolgerungen kommt wir wir: daß Verrücktheit nur zu verständlich ist und daß sie mit psychosozialen Methoden behandelt werden kann, vor allem, wenn die Situation nicht schon durch zu lange psychopharmakologische Behandlung getrübt ist. Es muß hervorgehoben werden, daß erfolgreiche psychosoziale Behandlung sehr gestörten und störenden Verhaltens entweder ein sehr unterstützendes natürliches soziales Netzwerk erfordert, das durch Professionelle vergrößert wird, oder eine sehr gut organisierte, intensiv unterstützende an das

Wohnen gebundene therapeutische Gemeinschaft, die ausdrücklich für diesen Zweck ins Leben gerufen wurde. Unsere Leitlinien sind im folgenden beschrieben:

1. »Ein gut informierter Nutzer ist unser bester Nutzer«

Klienten, Nutzer, Kunden, Patienten müssen *Wissen über die Chemikalien haben, die sie einnehmen sollen* (genauso wie über andere Behandlungen). Man kann sich *nicht darauf verlassen, daß Ärzte die Information für die Patienten verständlich und annehmbar geben.* Gemeindepsychiatrisch Tätige sollten über die therapeutische Wirkung und die Nebenwirkungen unterschiedlicher Klassen von Psychopharmaka informiert sein.

Ein Gespräch über Psychopharmaka muß nicht unbedingt von einem Arzt begonnen werden – wird es meist auch nicht. Schon deswegen sollten alle psychiatrisch Tätigen auf allen Ebenen damit vertraut sein, was die Psychopharmaka der fünf Klassen bewirken und was die Klienten in der Folge der Einnahme vermutlich erleben und verspüren. Anhang A (Medikationen bei psychischen Erkrankungen) sollte von psychiatrisch Tätigen und Nutzern sorgfältig studiert und gelernt werden. *Die Abschnitte, die für die medikamentöse Behandlung eines Patienten bedeutsam sind, sollten ihm ausgehändigt und mit ihm besprochen werden, bis er sie eindeutig verstanden hat.* Diese Gespräche sollten sich darauf konzentrieren, was zu erwarten ist, wie die Wirkungen zu verstehen sind und welche Behandlungsalternativen es gibt.

2. Mehr Macht den Menschen

Ein entscheidender Bestandteil verantwortlicher gemeindepsychiatrischer Versorgung, einer, der sie klar von anderen, abhängigkeitsfördernden Versorgungen im Krankenhaus unterscheidet, ist, daß die Fähigkeit der Selbstbestimmung der Klienten über ihr Leben bewahrt wird. Die Bewahrung persönlicher Stärke oder die Wiederbemächtigung, falls sie durch ein Behandlungs-System ausgehöhlt war, ist eine unabdingbare Voraussetzung erfolgreicher gemeindepsychiatrischer Behandlung. In diesem Zusammenhang muß von Psychopharmaka gesprochen werden. Wie bewahrt man die Stärke eines Patienten, wenn man ihm gleichzeitig einen Wirkstoff gibt, der machtvollen Einfluß auf seine Physiologie, seine Selbstwahrnehmung und sein Gespür dafür, wer und was er ist, ausübt? Wir haben herausgefunden, daß das folgende Paradigma die Selbstbestimmung der meisten Patienten über ihren Körper wahrt. Wenn es gut vorgetragen und ehrlich durchgeführt wird, werden die Patienten Partner des Behandlungsprozesses. Im Beispiel geht es um einen als schizophren bezeichneten Menschen, der ein hochwertiges Neuroleptikum erhalten soll (also zum Beispiel Haloperidol oder Chlorpromazin):

»Ich möchte gerne, daß Sie ein Medikament einnehmen, von dem viele Menschen, die ähnliche Beschwerden haben wie Sie, sagen, daß es hilfreich sei. Es gibt allerdings keine Garantie, daß es hilft. Deswegen ist es so wichtig, daß Sie es als ein *Experiment* ansehen, das Sie mit sich selbst durchführen. Das bedeutet, ich möchte, daß Sie beobachten, wie Sie sich fühlen, und zwar in Bezug auf Ihren Gefühlszustand, Ihr Selbstgefühl, Ihre Körperwahrnehmung, Ihr Energie-Niveau und Ihr allgemeines Wohlbefinden, *bevor* Sie beginnen, die Medizin einzunehmen. *Dann*, wenn Sie mit der ersten Tablette anfangen, möchte ich Sie bitten, wenigstens einmal täglich aufzuschreiben, wie Sie die Veränderung hinsichtlich der verschiedenen Bereiche wahrnehmen. Wenn wir uns in einer Woche wiedersehen, bringen Sie bitte Ihr Protokoll-Buch mit. Denn aufgrund Ihrer Protokolle und unseres Gesprächs darüber können wir die Dosierung Ihren Empfindungen anpassen. Inzwischen, also von jetzt bis dahin, nehmen Sie bitte die Medikamente in der Menge ein, die ich Ihnen verschreibe. Wenn Sie sich schwach oder schwindelig fühlen oder zu schwitzen beginnen, hören Sie mit der Einnahme auf und rufen Sie mich an. Sollten Sie das Gefühl haben, daß Sie sich dauernd bewegen müssen, hören Sie mit der Einnahme auf und rufen Sie mich an. Wenn Sie Muskelverkrampfungen spüren, hauptsächlich auch in der Nackengegend, rufen Sie mich an.

In zwei Wochen werden wir uns wieder zusammensetzen und sehen, was das Medikament für Sie geleistet hat. Ich werde Ihr Protokoll-Buch mit Ihnen aus meiner professionellen Sicht durcharbeiten und Sie bitten, mit mir über Ihre Erfahrungen mit dem Medikament zu sprechen. Ich möchte auch die Ansicht derer einholen, mit denen Sie leben. Wenn die Gesamteinschätzung positiv ist, werde ich die Dosierung nochmals anpassen und Sie ermutigen, das Medikament für eine gewisse Zeit einzunehmen. Wenn das zusammengesetzte Gesamtbild negativ ist, hören wir auf und versuchen *vielleicht* ein anderes Medikament. Das weiß ich jetzt noch nicht. Vergessen Sie nicht, daß es *Ihr* Körper ist, auf den dies Medikament sich auswirkt. Passen Sie gut auf. Ich kann Sie nicht zwingen, das Medikament einzunehmen. Aber Sie sollten ihm eine faire Chance geben. Nur Sie können das tun. Wir müssen als Team arbeiten. Es ist schlußendlich Ihre Entscheidung. Ich hätte gern, daß es eine verantwortliche Entscheidung ist, die auf Ihren eigenen Erfahrungen beruht.«

Die Beschreibungen der möglichen Wirkungen werden von Medikament zu Medikament anders sein, jedoch bleibt das grundsätzliche Paradigma des »Experiments für und mit sich selbst« für alle Medikamente dasselbe. Im Gespräch ist es nützlich, die Beschreibung der Wirkungen anhand eines Medikamentes durchzuspielen, das der Patient kürzlich eingenommen hat – Alkohol wäre das üblichste. Dieser Prozeß der Medikamenten-Einnahme muß sehr ernsthaft begleitet werden, da es sich um starke und potentiell giftige Stoffe handelt. Von ganz großer Wichtigkeit ist, daß die Kliniker die Erfahrungen und Fragen der Patienten sehr ernst nehmen. *Die Zusammenarbeit in bezug auf die Medikamenten-Einnahme ist gewöhnlich ein Ausdruck der Beziehung.* Richtig gehandhabt sollte die Medikamenten-Einnahme zwischen Arzt und Patient kein Problem sein. Wenn sie eines wird, sollte der Kliniker schauen, was er dazu beigetragen haben könnte, daß die Konzentration auf das gemeinsame Ziel ins Wanken geraten ist: dem Klienten zu helfen, sein Leben wieder ins Lot zu bekommen.

3. Psychosoziale Behandlungsalternativen sollten zur Verfügung stehen

Ohne andere Möglichkeiten ist medikamentöse Behandlung so gut wie unvermeidbar. Vor allem weil die Langzeitbehandlung mit Neuroleptika üblicherweise nicht durch das Verhältnis von Schaden und Nutzen gerechtfertigt ist, müssen eine Anzahl von Strategien und Diensten entwickelt werden, die die Stelle der Neuroleptika einnehmen können. Dies gilt ebenso für alle anderen Psychopharmaka, obwohl es den Anschein hat, daß ihre Langzeit-Risiken nicht so erheblich sind wie die der Neuroleptika.

Umgang mit Neuroleptika

Unsere Ansicht zu diesem Thema unterscheidet sich von der vorherrschenden Meinung in der heutigen Gemeindepsychiatrie. Da werden Psychopharmaka, zumal Neuroleptika, für Schizophrene für *unabdingbar* gehalten. Ihre bekannten und ihre mythischen Wirkweisen sind in den Tabellen 1 und 2 aufgeführt. Da Spätdyskinesien eine außerordentlich schwierige und zerstörerische iatrogene Störung sind, sollte jeder *neu* diagnostizierte Psychotiker mehrere Gelegenheiten haben, ohne Neuroleptika-Behandlung gesund zu werden, *falls* ein geeignetes soziales Umfeld vorhanden ist. Es ist ziemlich gut belegt, daß die große Mehrheit *neu* diagnostizierter Psychotiker *ohne Neuroleptika genesen kann* (Bleuler 1968; Huber u. a. 1980; Mosher und Menn 1978).

Tabelle 5.1: Neuroleptika: Bekannte Wirkungen

1. Sie vermindern »produktive« Symptome
2. Kürzen Krankenhausaufenthalte ab
3. Reduzieren Wiederaufnahmeraten
4. Produzieren Spätdyskinesien
5. Belebten erneut das Interesse an Schizophrenie
6. Produzierten erhebliche Firmenprofite

Die Herausforderung besteht darin, ein geplantes soziales Umfeld zu organisieren. Diese Art des Umfeldes, die Planung, Organisation und Implementierung sind in Kapitel neun beschrieben. Falls angemessene soziale Umfelder nicht vorhanden und Kliniker daher gezwungen sind, neu identifizierte Klienten mit Neuroleptika zu behandeln, sollten diese in einer möglichst geringen Dosierung und für möglichst kurze Zeit angewendet werden. Dies Verfahren kann ebenfalls bei Klienten angewendet werden, die mehrere Gelegenheiten zu psychosozialer Behandlung hatten und nicht darauf angesprochen haben. Dies ist eigentlich ein Paradigma für die Anwendung von Psychopharmaka ganz allgemein: zuerst ein Versuch mit psychosozialer Behandlung, *dann* erst ein Behandlungsversuch mit Medikamenten.

Wir glauben nicht an den Nutzen einer routinemäßigen Dauerbehandlung mit Neuroleptika bei Schizophrenen. Unser Argument ist im Grundsatz folgendes: In einem nach Zufall zugeordneten Doppelblindversuch hatten 70 – 80 % der mit Placebo behandelten Patienten und 40 – 50 % der kontinuierlich oral mit Neuroleptika behandelten Patienten innerhalb von zwei Jahren einen Rückfall (Davis 1980). Es kommt hinzu, daß die *jährliche* Entstehungshäufigkeit von Spätdyskinesien bei 5 % der dauerbehandelten Fälle liegt. Das heißt, daß innerhalb von fünf Jahren in der Gruppe der neu identifizierten Neuroleptikabehandelten Patienten 25 % Spätdyskinesien aufweisen werden (Kane u. a. 1984). Wenn man nach diesen Daten ein Urteil fällt, so sieht das Verhältnis von Risiko und Gewinn so aus, daß man einer Dauerbehandlung mit Neuroleptika *nicht* zustimmen kann.

Tabelle 5.2: Neuroleptika: Mythische Wirkungen

1. Leert psychiatrische Anstalten
2. Beeinflußt die Raten langfristiger sozialer Heilung
3. Fördert das Lernen von Anpassungsfähigkeit
4. Wirkt auf die spezifische Ätiologie der Schizophrenie
5. Kann die Wiederaufnahmehäufigkeit gegen Null gehen lassen, wenn die Zusammenarbeit in Bezug auf Medikamenteneinnahme gut ist

Die 40 – 50 % Rückfall-Patienten in einem Zeitraum von zwei Jahren sind von vielen als die bezeichnet worden, die in bezug auf Medikamenteneinnahme nicht zusammenarbeiten können. Sicher ist das eine vertretbare Position. Überprüft werden kann die Theorie der fehlenden Zusammenarbeit und der dadurch verursachten Rückfälle durch einen Vergleich von Patienten, die dem Zufall nach entweder oraler oder der Injektionsmedikation zugeordnet wurden. Wenn die Zusammenarbeit eine entscheidende Variable ist, müßten die mit Injektionen behandelten Patienten weit geringere Rückfallraten haben als die oral behandelten. Vier umfassende Studien sind zu dieser Fragestellung durchgeführt worden. Die zwei elegantesten wurden von Hogarty, Schooler, Ulrich, Mussare, Ferro und Herron (1979) und Rifkin, Quitkin, Rabiner und Klein (1977) geplant und durchgeführt. Die Ergebnisse aller vier Studien sind erstaunlich ähnlich. Patienten mit oraler Medikation haben weder seltener noch häufiger Rückfälle als solche, die die Neuroleptika injiziert bekamen, wenn die Medikamenteneinnahme garantiert war. Darüber hinaus hatten die Patienten, die das Medikament injiziert bekamen, mehr unangenehme Nebenwirkungen. Was sind die klinischen Implikationen dieser Studien?

1. Es ist unverantwortlich, für die 40 – 50 % der Patienten, die schon in dem System sind und die trotz der Dauermedikation Rückfälle erleiden, das Risiko der Entwicklung von Spätdyskinesien zu vergrößern, indem man die Dosierung heraufsetzt oder immer noch wieder nach einem anderen und anderen und anderen Medikament sucht. Sie brauchen offensichtlich Aufmerksamkeit für ihr soziales Umfeld, um Belastungen von dort her vermeiden oder einschränken zu können. So reduziert sich das Rückfallrisiko. Es ist zum Beispiel hinreichend erwiesen, daß junge Menschen, die in Familien mit einem hohen Niveau an Feindseligkeit, Kritizismus und Überengagement leben, sehr viel häufiger Rückfälle erleiden als solche aus Familien, in denen diese Eigenschaften weniger ausgeprägt sind (Leff und Vaughn 1980, 1987; Vaughn, Synder, Jones, Freeman und Falloon 1984). Ein Klient, der in einer solchen Umgebung lebt, könnte zum Ausziehen ermutigt und beim Auszug unterstützt werden, oder es könnte eine Familientherapie mit dem Ziel durchgeführt werden, die aufgeführten belastenden Charakteristika zu vermindern, oder er könnte in eine Tätigkeit eingebunden werden, die die unmittelbaren Kontakte mit der Familie reduziert (Falloon, Boyd, McGill, Razani, Moss und Gilderman 1982; Hogarty, Anderson, Reiss, Kornblith, Greenwald, Javna und Madonia 1986; Leff, Kuipers, Berkowitz, Vries und Sturgeon 1982). Das rücksichtsvolle Umgehen mit dem sozialen Umfeld aller Klienten, wie auch immer sie genannt werden mögen, sollte psychiatrisch Tätige mit den notwendigen Hinweisen für individuelle Entwicklungsimpulse ausstatten, so daß die medikamentöse Behandlung insgesamt vermieden oder auf einem Minimum gehalten werden könnte.

2. Patienten, die keine Dauermedikation erhalten, aber in Rückfallgefahr sind, sollten in therapeutische Beziehungen eingebunden werden, in denen die besonderen Muster der Entwicklung ihres Wahnsinns beschrieben und diskutiert werden können. Wenn die Beziehung in Ordnung ist, können Klienten mit ihren Therapeuten besprechen, ob und warum sie gerade verrückt werden. An diesem Punkt können unterschiedliche Möglichkeiten besprochen werden, und nur eine sollte davon die Einleitung einer Neuroleptika-Behandlung sein. Falls Medikamentenbehandlung die einzig machbare Alternative ist, sollte ein »gezieltes« Vorgehen

gewählt werden (z. B. ausschließlich die Verschlimmerung der Symptome zu vermeiden). Dies Vorgehen führt meist nicht zu mehr Rückfällen als Dauerbehandlung mit Neuroleptika (CARPENTER und HEINRICHS 1983; CARPENTER, HEINRICHS und HANLON 1987; CARPENTER, HEINRICHS, HANLON, KIRKPATRICK und SUMMERFIELD, im Druck). Noch wichtiger ist in diesem Zusammenhang, daß offensichtlich Patienten, die nicht in Dauerbehandlung standen, schneller auf das beschriebene Vorgehen reagieren als dauerbehandelte Patienten, wenn die Medikamente angesetzt werden. Wenn sie aufgenommen werden müssen, verbringen sie kürzere Zeit in der Klinik (CARPENTER u. a. 1992). CARPENTER konnte kürzlich auch nachweisen, daß die »gezielte« Behandlung grundsätzlich die Gefahr einer Entwicklung von Spätdyskinesien verringert, obwohl diese »gezielt« behandelten Patienten während 50 % der Zeit Medikamente erhielten. Das gezielte Behandlungsvorgehen wird auch dadurch unterstützt, daß klinische Forschung und Erfahrung das Kommen und Gehen von Verrücktheit beschrieben haben. Schon der gesunde Menschenverstand hält es für nicht ratsam, Menschen in den Intervallen des »Wohlbefindens« mit schweren Medikamenten zu behandeln.

3. Für den Fall, daß psychosoziale Behandlungen nicht erreichbar sind und Klienten trotz der gezielten Behandlungsstrategie häufiger wieder aufgenommen werden müssen, kann eine Dauermedikation mit der niedrigst möglichen Dosis ausprobiert werden. Eine Reihe von Forschern (KANE 1983, 1984, 1987; MARDER, VAN PUTTEN, MINTZ, LEBELL, MCKENZIE und MAY 1987) konnten nachweisen, daß dies Vorgehen annähernd so wirksam für die Rückfallprophylaxe ist wie die Dauermedikation mit hohen Dosen von Neuroleptika; es hat zudem weniger Nebenwirkungen und wird von den Patienten wesentlich besser angenommen.

Wir haben es außerordentlich schwierig gefunden, selbst ziemlich stabile, gemeindepsychiatrisch unterstützte Patienten vollständig von der Neurolaptika-Behandlung zu entziehen, wenn sie diese über mehrere Jahre eingenommen hatten. Wir sind nicht sicher, ob in diesen Fällen die Dopamin-Rezeptoren ausgehungert sind, oder ob es sich um wirklich suchtähnliche Entziehungserscheinungen handelt. Zehn Tage bis zwei Wochen nach Absetzen der Medikamente taucht etwas auf, das wie der Beginn einer Psychose aussieht (CHOUINARD, BRADWEJN, JONES und ROSS-CHOUINARD 1984; GARDOS, COLE und TOREY 1978; LUCHONS, FREED und WYATT 1980). Um die Patienten nicht den Folgen einer schweren Krise in ihrem gemeindepsychiatrisch gestützten sozialen Umfeld auszusetzen, haben wir es so gut wie aufgegeben, Patienten vollständig medikamentenfrei zu bekommen. Stattdessen versuchen wir, sie in der Nähe von 25 mg Thorazin pro Tag zu halten. Dies macht die Dopaminrezeptoren zufrieden (d. h. daß Schlaflosigkeit, Angst und Unruhe auf ein tolerierbares Niveau sinken).

Die Anwendung von Lithium und Antidepressiva

Neuere Untersuchungen belegen, daß 62 % der bipolaren Patienten Rückfälle erleiden, auch wenn sie mit einer Kombination von Lithium und Imipramin behandelt werden (PRIEN, KUPFER, MANSKY, SMALL, TUASON, VOSS und JOHNSON 1984). Die Patienten galten in der mindestens 16 Wochen dauernden Behandlung dann als Therapie-Versager. Nur 25 % wurden als »erfolgreich behandelt« bezeichnet. Bei unipolaren Patienten, die dem gleichen Behandlungsplan unterstanden, galten 51 % als Behandlungsversager und 36 % wurden erfolgreich behandelt. Nimmt man den schädigenden Einfluß von Lithium auf die Niere und die Möglichkeit, sich mit trizyklischen Medikamenten das Leben zu nehmen, hinzu, wird sehr deutlich, wie erforderlich die Überprüfung der routinemäßig durchgeführten Dauerbehandlung bipolarer Patienten und der weniger allgemeinen Praxis der routinemäßigen Gabe trizyklischer Antidepressiva bei unipolar depressiven Patienten ist. Da sie jedoch (im Vergleich zu den Neuroleptika) weniger giftig sind, nehmen wir insgesamt keine zu strenge Haltung gegen die Anwendung von Lithium und Antidepressiva ein. Dennoch kann ihre Anwendung ebenfalls zu den am Anfang des Kapitels aufgeführten Schwierigkeiten führen.

Schlußfolgerungen

Medikamentöse und psychosoziale Vorgehensweisen brauchen keine Entweder-Oder-Behandlungen zu sein, wenn sie angemessen durchgeführt werden. Medikamente sind unter positiven Rahmenbedingungen sicher wirksamer als unter antagonistischen. Dennoch ist hervorzuheben, daß psychosoziale Behandlung ebenso wirksam wie Medikamentenbehandlung sein kann oder sogar wirksamer, *wenn sie richtig durchgeführt* wird. Stützen läßt sich diese Aussage durch neue Untersuchungen über die Wirkungen von kognitiver Verhaltenstherapie und psychotherapeutischer Behandlung bei Depression (Beck, Rush, Shaw und Emery 1979; Klerman, Weissmann, Rounsaville und Chevron 1984; Murphy, Simons, Wetzel und Lustman 1984). Das Problem ist, daß Tabletten so leicht zu verabreichen sind, während psychosoziale Interventionen, die sich auf bestimmte Schwierigkeiten beziehen, wesentlich komplizierter, teurer und schwieriger sind. Wäre der Patient aber ein uns nahestehender Mensch, ein Verwandter, ein Freund, würden wir auf jeden Fall die psychosoziale Intervention vorziehen, vor allem in Kenntnis der Toxizität der Medikamente.

Gemeindepsychiatrie ist psychosozial. Die von uns befürwortete Haltung ist eine psychosoziale. Psychopharmaka wird es vielleicht immer geben, also müssen sie in den allgemeinen Weg eingebunden werden. Man sollte sich aber nicht so sehr auf sie verlassen und sie so sehr empfehlen, wie es heute üblich ist. Nicht-Ärzte akzeptieren ihren Nutzen oft zu unkritisch, weil Ärzte Autorität haben. Um dies ins rechte Verhältnis zu bringen, müssen nichtärztliche psychiatrisch Tätige den Nutzen und die Grenzen von Medikamenten kennen. Sie müssen wissen, wie man fragt, um die Verschreibungspraktiken der Ärzte kritisch in Frage stellen zu können.

Gemeindepsychiatrisch Tätige dürfen nicht hinnehmen, daß ihre Arbeit ungeheuer erschwert wird, wenn ihre Klienten an Spätdyskinesien oder an akinetischen, entmotivierenden Wirkungen der Neuroleptika leiden. Gemeindepsychiatrische Arbeit muß sehr sorgfältig auf alles achten, was die Arbeit leichter und schwerer macht: Medikamente, Familien, Stigmatisierung usw. Es ist ein üblicher Fehler, die Medikation allein der Aufsicht von Ärzten zu überlassen. Auf der anderen Seite schenken Ärzte den Medikamenten zu viel Beachtung und überlassen die psychosozialen Komponenten der Behandlung den anderen. Die Klienten ihrerseits leiden unter der Fragmentierung der Sicht und Handlungsweisen.

Psychosoziale Interventionen

6 Gesprächsführung: Wie finde ich den richtigen Weg?

Gute Gemeindepsychiatrie ist nicht möglich, ohne daß zwischen professionellem Helfer und Nutzer gute Beziehungen hergestellt und aufrechterhalten werden. Dieses Kapitel gibt Richtlinien an die Hand, wie dies am besten zu erreichen ist. Es dient als Grundlage für die nachfolgenden Kapitel und sollte so lange gelesen und in die Praxis umgesetzt werden, bis diese Richtlinien Teil des eingeschliffenen und selbstverständlichen Verhaltens geworden sind.

Gesprächsführung

Jedes größere Psychiatrielehrbuch enthält ein Kapitel über Gesprächsführung. Es gibt ganze Bücher über dieses Thema. Mit wenigen Ausnahmen betonen sie Anamnesetechnik, psychopathologische Diagnostik sowie Erhebung des psychischen Befundes mit dem Ziel, den Studenten in die Lage zu versetzen, eine genaue *DSM-III-Diagnose*[11] zu stellen. Eine solche wiederum ermöglicht angeblich ein genaues Behandlungsrezept, gewöhnlich Medikation. Das Hauptaugenmerk des hier beschriebenen Ansatzes liegt dagegen auf der Beziehung zwischen Betreuer und Nutzer. Zentral für die Arbeit ist unserer Auffassung nach, wie die erste Kontaktaufnahme gestaltet und eine positive, auf Mitarbeit angelegte Beziehung geschaffen wird. Unsere Herangehensweise an die Geschichte, die uns der Patient mitteilt, ist problemzentriert, beziehungs- und am Lebenszusammenhang der Klienten orientiert. Damit bewahren und stärken wir unserer Meinung nach die Autonomie und den Einfluß des Klienten. Auf diese Wei-

11 US-amerikanische Klassifikationsschema psychischer Störungen

se beginnt sofort der entscheidende *therapeutische* Prozeß der Ermutigung.

Für grundfalsch halten wir den derzeitigen Trend, bestimmte Teile des diagnostischen Interviews aufzusplittern und aus dem Zusammenhang zu lösen. Zum Beispiel untersuchte einer von uns kürzlich einen 46 Jahre alten chronisch depressiven, suizidalen, ungepflegten und übergewichtigen Mann, der seit einem Autounfall vor mehreren Jahren an den Rollstuhl gefesselt war. Das Geprāch konzentrierte sich auf die Frage, was ihn mehr und was weniger in eine suizidale Stimmung versetze, wofür, wenn überhaupt, es sich für ihn lohne zu leben. Wir sprachen über die Ereignisse in Zusammenhang mit seinem jüngsten ernsthaften Suizidversuch. Erst nachdem wir mehrere Bereiche seines Lebens erkundet hatten, konnten wir uns auf etwas einigen, das einen Hoffnungsstrahl für diesen sonst hoffnungslosen, demoralisierten Mann darstellte. Wir stimmten darin überein, daß ihm eine Partnerin fehle. Er hatte seine äußere Erscheinung verwahrlosen lassen, da er die Hoffnung aufgegeben hatte, jemals wieder eine Frau zu finden, die ihn gern haben könnte (sein letzter Suizidversuch erfolgte, nachdem seine damalige Freundin ihn verlassen hatte). Das weitere Gespräch konzentrierte sich dann darauf, wie man Kontakt zu einer Frau findet. Wir nahmen als Ausgangspunkt seine Werbung um seine ehemalige Partnerin. Das Gespräch endete damit, daß wir eine Reihe spezifischer Punkte nannten (z. B. Gewichtsabnahme, Rasieren), die er vor einer neuen Werbung angehen müsse. Er wirkte wieder vitaler. In der Nachbesprechung äußerte seine Betreuerin ihre ursprüngliche Befürchtung, das Gespräch würde eine »wirkliche« Einschätzung des Suizidrisikos beinhalten! Ganz offenbar hatte sie ein festes Schema einer solchen aus dem Zusammenhang reißenden Beurteilung gelernt. Das Gespräch, in dessen Mittelpunkt Suizidalität *im Kontext der Lebensgeschichte* dieses Mannes stand, entsprach nicht ihrem Schema und galt deshalb nicht als »wirkliche« Beurteilung des Suizidrisikos. Für uns hingegen gibt es keine zutreffende Beurteilung ohne Berücksichtigung des Lebenszusammenhanges.

Professionelle Helfer verschiedener Berufsgruppen können wirkungsvolle Förderer psychosozialer Veränderung für sehr gestörte und störende Klienten sein. Nach unserer Erfahrung hängt die Fähigkeit zur psychosozialen Intervention von einem gemeinsamen Verständnis der gegenwärtigen Situation des Klienten ab, von den Lebenserfahrungen, die zur Entwicklung seiner Situation beitrugen und von seinen Möglichkeiten, mit seinem Problem, wie er es sieht, fertigzuwerden. Klient und Therapeut sollten im Prozeß der Beurteilung ein gemeinsames Verständnis der Welt des Klienten erarbeiten. Dies wiederum erlaubt beiden Akteuren, in einem vertrauten und sinngebenden Bezugsrahmen zu handeln. Das Gefühl, verstanden zu werden, trägt außerordentlich zu einer Verbesserung der Beziehung bei. Obwohl Art, Dauer und Ort der Intervention unterschiedlich sein mögen, kann der Prozeß der Beurteilung für verschiedene Klienten ähnlich sein. Im Idealfall ermöglicht er die Entwicklung eines relativ spezifischen Behandlungsplans in enger Zusammenarbeit mit dem Klienten. Nichts sollte unternommen werden, bevor nicht beide Parteien verstehen, was in einer jeweiligen Situation *vor sich geht*.

Wir wissen viel mehr über die gemeinsamen unspezifischen Faktoren psychosozialer Behandlungen als über die Anwendbarkeit spezifischer Behandlungsmethoden für bestimmte Patienten. Die Art des Erstgesprächs, das wir propagieren, ist darauf angelegt, den Nutzen dieser unspezifischen Faktoren zu maximieren. Die von uns beschriebenen Techniken zur Erleichterung dieses Prozesses im Hinblick auf Ziel, Inhalt und gewünschte Wirkung sind jedoch ziemlich spezifisch.

Die Gestaltung des ersten Kontaktes

Die Schwierigkeit, Beziehungen einzugehen und aufrechtzuerhalten, ist eines der charakteristischen Merkmale der Menschen, die um psychiatrische Behandlung und Hilfe nachsuchen. Ausmaß sowie Ursache dieser Schwierigkeit können sehr verschieden sein. Jedoch wird es nur sehr wenigen der als »chronisch psychotisch« bezeichneten Menschen leichtfallen, sinnvolle Beziehungen, sei es mit einem Therapeuten oder irgend jemand anderen, einzugehen und aufrechtzuerhalten. Dennoch gilt: Jeder dieser Menschen verdient einen neuen Blick und eine weitere Chance. Die erste und entscheidende Aufgabe bei der Beurteilung eines neuen Klienten ist es daher, mindestens die Spur einer positiven Beziehung herzustellen. Dies läßt sich auf unterschiedlichen Wegen erreichen. Allerdings mußt du als Interviewer darauf achten, daß deine Erwartungen nicht unrealistisch sind – du läufst sonst Gefahr, enttäuscht zu sein. Begegne Klienten nicht mit der Einstellung »Was kann ich aus ihnen herausholen« – du ruft dadurch wahrscheinlich ein Tauziehen hervor, das nicht zu gewinnen ist. Trete nicht als Retter auf. Sehr oft »ertrinken« Klienten eher, als daß sie sich retten lassen mit all den Verpflichtungen (real oder phantasiert), die der Rettungsakt mit sich bringt. Denke daran: Die Wahrscheinlichkeit ist gering, daß du der erste bist, der sich mit diesen Klienten einläßt und versucht, sie zu retten. Sie wissen allzu genau: Enttäuschte Retter geben im allgemeinen auf, wenn sich der Gerettete für sie als »unkooperativ« erweist.

Was ist beim Erstgespräch zu beachten? Damit du möglichst effektiv sein kannt, mußt du dich zuerst so wohl fühlen wie nur irgend möglich. Das bedeutet z. B., daß du das Gespräch in einer dir angenehmen Umgebung führst. Bequeme Stühle, die richtige Zimmertemperatur und ungestörte Ruhe sind dabei wichtig. Diese ökologischen Voraussetzungen ermöglichen es dem Interviewer wie dem Klienten, sich ausschließlich auf die anstehende Aufgabe zu konzentrieren. Sie halten störende Einflüsse möglichst gering und tragen so nicht nur zum Wohlbefinden bei, sondern erleichtern die Herstellung einer Beziehung. Öffentliche Einrichtungen neigen dazu, solche ökologischen Bedingungen nicht ernstzunehmen. Wir nehmen sie ernst. Du solltest daher gegenüber der Leitung und Kollegen auf der nötigen und angemessenen Ausstattung bestehen.

Wir beschreiben hier, was passiert, wenn das Gespräch in deinem Zimmer stattfindet. Das ist die Umgebung, in der Anfänger sich am wohlsten fühlen. Mit Übung und Erfahrung sollte sich der Rahmen, in dem du dich wohlfühlst, ausdehnen. Dann solltest du dich auch wohlfühlen, wenn du im Territorium anderer Leute arbeitest. Denke daran: Der Rahmen, in dem ein Interview stattfindet, beeinflußt sowohl den Inhalt wie den Prozeß der Beurteilung (Mosher 1978). Dein Arbeitsplatz verhält sich zum Lebensort der Klienten, bildlich gesprochen, wie der Zoo zum Dschungel. Verhalten kann in Abhängigkeit vom jeweiligen Zusammenhang erheblich variieren. Wir raten dazu, Erstgespräche im Hause des Klienten zu führen, wenn die Bezugsgruppe bei dessen Problem eine Rolle spielt und der Interviewer die Situation aus erster Hand kennenlernen möchte. Natürlich unterliegt die Häufigkeit solcher Gespräche zu Hause realen Beschränkungen. Allerdings ist der Hinweis »zu zeitaufwendig« ein unzureichender Ablehnungsgrund, wenn in Wirklichkeit dafür die fehlende Vertrautheit mit Situationen außerhalb der eigenen Einrichtung ausschlaggebend ist. (Vgl. BURTI und MOSHER 1986, zu einem Beispiel für die Nützlichkeit von Interventionen außerhalb der Einrichtung).

Den Rahmen festlegen

Du solltest versuchen, dich vom ersten Kontakt an (der Vorstellung) in die Rolle der Klienten zu versetzen (s. Tab. 6.1, S. 122). Denk daran: Klienten sind bestimmt aufgeregt. Sie sind unsicher, was sie erwartet und unentschlossen, besonders dann, wenn die Begegnung in deinen Räumen stattfindet. Die Angst beruht häufig auf der Furcht vor Zurückweisung einerseits und Furcht vor Überwältigung andererseits. Der Interviewer muß einen Kurs zwischen diesen beiden Extremen steuern. Es empfiehlt sich daher, mit größter Aufmerksamkeit dem zu folgen, was Klienten sagen und tun, ohne aufdringlich zu sein. Eine Möglichkeit, sich in den seelischen Zustand des Klienten hineinzuversetzen, ist die, daß du dich an Situationen in deinem eigenen Leben erinnerst, die ähnliche Gefühle in dir wachgerufen haben: Z. B. als du auf einer Party eingeladen warst, weder Gastgeber noch Gastgeberin kanntest und dich vorstellen mußtest. In einer ähnlichen Situation befinden sich neue Klienten beim Interviewer. Wie ein guter Gastgeber solltest du alles tun, damit sich der neue Gast wohlfühlt. In Begriffen der Psychologie läßt sich dies als »aktive Empathie« bezeichnen. Eine freundliche Begrüßung, ein festes, einladendes Händeschütteln und einige unverbindliche Bemerkungen sind sehr hilfreich, einem neuen Klienten die Befangenheit zu nehmen.

Es ist guter Brauch, daß du dich mit vollem Namen vorstellst und den Klienten nach dem seinen fragst. Sprich zunächst den Klienten mit Herrn oder Frau Jones an und frag ihn dann, wie er während des Gesprächs angesprochen werden möchte: formell (Herr Jones), mit seinem Vornamen, z. B. Richard, oder mit seinem Kurz- oder Spitznamen, z. B. Dick oder Rich. Ein vielbeschäftigter Therapeut wird allzuoft diesen Prozeß auslassen, sich selbst als »Dr. Soundso« vorstellen und den Klienten mit seinem Vor- oder Spitznamen anreden, ohne ihm zuerst deutlich Achtung zu erweisen, indem er ihn formell anspricht. Mit deiner Nachfrage an die Klienten, wie sie angeredet werden möchten, gibst du ihnen über die Achtungserweisung hinaus etwas Einfluß und Kontrolle in einer noch relativ undefinierten Situation. Die Situation enthält schon genügend Macht- und Statusunterschiede. Du solltest nicht noch dadurch Herablassung zeigen, daß du allgemein gültige soziale Konventionen übergehst. Klienten reagieren oft sehr empfindlich auf solch ein erniedrigendes Verhalten seitens professioneller Helfer. Ein »Veteran« (Langzeitnutzer von psychiatrischen Diensten) kann ziemlich überrascht sein, wenn er als jemand behandelt wird, der Anspruch auf angenehme soziale Umgangsformen hat. Auch die anfänglichen Fragen eines Klienten zum Interviewer sollten direkt, aufrichtig und freimütig beantwortet werden. Du solltest immer daran denken, daß du, soweit möglich, die Klienten als potentielle Partner behandeln willst. Deshalb solltest du dich bemühen, sie für eine Zusammenarbeit zu gewinnen. Dies wird durch Aufmerksamkeit für diese Feinheiten des zwischenmenschlichen Umgangs erleichtert.

Findet das Gespräch in deinem Zimmer statt, empfehlen wir, den Klienten zu einem bestimmten Stuhl zu führen. Bei sich zu Hause sollte der Klient die Sitzordnung bestimmen dürfen. Verwende nach Möglichkeit zwei ähnliche und bequeme Drehsessel, die in einem Winkel von 90° zueinander stehen. Dies erlaubt Klient wie Interviewer, den Abstand und den Grad der Offenheit durch Drehen des Stuhls oder Vorwärts- und Rückwärtsbewegung zu ändern (s. Abb. 6.1). Die Verwendung gleicher Stühle ist

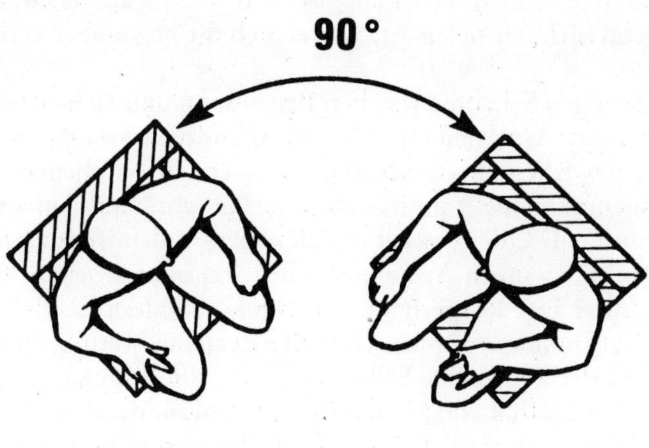

Abbildung 6.1: »Beim Interview: Das optimale Platz-Arrangement«

ein weiteres Mittel um Macht- und Statusunterschiede nicht zu betonen. Allzu häufig hat der Interviewer einen großen, weichen, bequemen Stuhl, der Klient hingegen sitzt auf einem geraden oder zusammenlegbaren Metallstuhl. Dadurch wird überaus deutlich, wer in diesem Kontext das Sagen hat.

Beurteilung der anfänglichen Beziehungsgestaltung

Zu Beginn eines Erstgesprächs wird die Distanz hauptsächlich durch die *räumliche* Entfernung bestimmt, die der Klient einnimmt. Die psychologische Distanz wird festgelegt, nachdem der erste Kontakt zustandegekommen ist.

Die Beurteilung der anfänglichen Distanz fängt mit der Antwort des Klienten auf das erste Händeschütteln an. Der Untersucher sollte den Händedruck bei der Begrüßung nicht verändern. Er sollte fest sein und dazu dienen, den Klienten ins Zimmer zu führen. Wenn dessen Antwort weich ist und er die Hand schnell zurückzieht, gibt dies gleich einen Hinweis, daß er – zumindest zu Anfang – Distanz halten möchte. Du kannst dann erwarten, daß er sich eher passiv verhalten wird. Der anfängliche Blickkontakt ist ein weiteres gutes Indiz. Schau einem neuen Klienten direkt in die Augen, während du ihm die Hand gibst. Wenn er den Blickkontakt hält oder dich ansieht, weißt du, daß er bereit ist, dich zu akzeptieren, wenigstens für den Anfang. Wenn Augen und Hand sich widersprüchlich verhalten, kannst du davon ausgehen, daß er sich nicht wirklich sicher ist, wie er sich dir gegenüber verhalten soll.

Die wenigen Schritte zwischen Begrüßung und Sich-Setzen liefern eine gute Gelegenheit, um einen Eindruck von der Körpersprache des Klienten zu erhalten. Geht er mit erhobenem Kopf, zurückgenommenen Schultern und zielgerichtet auf den angebotenen Stuhl zu? Oder bewegt er sich zögernd, den Blick zu Boden gerichtet? Schwingen Arme und Beine frei oder scheinen sie mit Blei gefüllt? Das körperliche Ausdrucksverhalten ist ein ausgezeichneter Indikator für den Grad der Einschüchterung durch die Situation, das allgemeine Selbstvertrauen, die Bewegungskoordination, den Einfluß von Medikamenten und für die Aktivität oder Passivität des Klienten. Das durch Medikamente hervorgerufene Bewegungsverhalten ist besonders wichtig, um zu beurteilen, inwieweit der Klient in die Gemeinschaft anderer Menschen integriert werden kann. Ein grimassierender Mensch mit krummen Schultern und schlurfendem Gang ruft bei anderen, den Interviewer inbegriffen, typischerweise ein Gefühl des »Ungewöhnlichen«, »Eigenartigen«, »Seltsamen« oder »Bizarren« hervor. Dermaßen stigmatisierte Menschen werden oft gemieden, wenn nicht sogar aktiv zurückgewiesen. Interviewer sollten fähig sein, die Situation der Klienten wahrzunehmen, sich in ihre Lage einzufühlen und nicht so zu reagieren, wie der Klient es vielleicht erwartet.

Wie Menschen sitzen, kann auch wertvolle Hinweise für die anfängliche Distanz geben, die sie benötigen, um sich wohlzufühlen. Manche sitzen im Stuhl so weit hinten wie irgend möglich oder rücken ihn gar weg. Andere sitzen starr aufrecht, mit gleichem Abstand nach allen Seiten. Andere wiederum lehnen sich auf den Armlehnen nach vorn.

Neben der körperlichen (und implizit der zwischenmenschlichen) Distanz, die Klienten suchen, sollte aus der Körpersprache auf den anfänglichen Grad der Offenheit geschlossen werden. Klienten, die in großem Abstand und abgewandt mit fest gekreuzten Armen und Beinen dasitzen, signalisieren deutlich Verschlossenheit und Distanz. Es gibt alle möglichen Variationen auf den Kontinua Offenheit-Verschlossenheit, Nähe-Distanz, die früh während des Erstgesprächs eingeschätzt werden sollten. Die verschiedenen Formen der Körperbewegung erlauben eine ausgezeichnete nichtverbale Einschätzung der Beziehungsparameter. Gelingt es dir, eine Beziehung herzustellen, so kann es passieren, daß sich im Verlauf eines Gesprächs ein Klient, der anfangs wie eine verwelkte Pflanze wirkte, in einen entschlossenen, aufgerichteten und offenen Menschen verwandelt. Wenn ein Klient so geht, wie er gekommen ist, ist es dir vermutlich (noch) nicht gelungen, einen guten Kontakt herzustellen. Natürlich gibt es Patienten, bei denen viele Kontakte nötig sind, bevor eine Beziehung entsteht.

Zu Anfang ist das Bedürfnis der Klienten nach Distanz zu respektieren, um bei ihnen nicht das Gefühl aufkommen zu lassen, daß man sich ihnen aufdrängt oder daß sie überwältigt werden. Wir empfehlen dir, z. B. bei abweisenden Klienten den Stuhl nach hinten zu rücken, dich zurückzulehnen, zur Decke zu schauen und das Gespräch mit neutralem, unverfänglichem Plaudern über das Wetter oder ein ähnliches Thema zu beginnen. Im weiteren Verlauf des Gesprächs kannst du dann mit dem Stuhl allmählich näher rücken, dich vorlehnen und versuchen, den Blickkontakt zu intensivieren, um auszuloten, wieweit der Klient Nähe zu ertragen vermag. Wenn du zu nahe kommst, wird sich der Klient zurückziehen. Das Bedürfnis nach Distanz und dessen Gründe können erst angesprochen und hinterfragt werden, wenn eine Beziehung besteht.

Der »Joiner«[12]

»Joining« ist eine Technik, mit der Interviewer versuchen, Klienten dort zu begegnen, wo sie stehen, und mit ihnen etwas aus deren Welt zu teilen, das beiden gemeinsam ist. Es ist Teil der Bemühungen des Interviewers, sich in den Klienten hineinzuversetzen, und eine gute Methode, um aktive Empathie zu zeigen.

Als die beste Haltung kann ganz allgemein die gelten, die informell und zwanglos ist, aber respektvoll und offen; eine Haltung, die Interesse bekundet, sich den Klienten *ganz zuwendet* und nicht wertet. Ungezwungenheit trägt dazu bei, den außergewöhnlichen Status und die Macht zu entzaubern, die der Klient dem Untersucher zuschreibt. Aufmerksame Zuwendung erleichtert die Entstehung eines guten Kontaktes und überrascht oft die Klienten, da sie sich vielleicht schon an die allzu verbreitete flüchtige Haltung »Der Helfer weiß es am besten« gewöhnt haben. Offenheit ermöglicht es dem Interviewer, Klienten einfühlsam und mit einem »neuen« Blick zu begegnen.

Trotz größter Anstrengungen deinerseits, eine Beziehung zustandezubringen, kann der Klient argwöhnisch bleiben, sich einzulassen. Das kann Folge vorausgegangener Enttäuschungen mit »Helfern«, Ausdruck eines lebenslangen Bedürfnisses nach Distanz oder Folge von beidem sein. Wenn du Argwohn verspürst (über die oben beschriebene Körpersprache und die Spärlichkeit verbaler Antworten), kann es nutzen, das Gespräch (während man sich zurücklehnt und zur Decke schaut) mit einer Frage nach der geographischen Herkunft oder den Freizeitinteressen des Klienten zu beginnen. Solche Fragen sind im allgemeinen nicht bedrohlich und verschaffen dem Interviewer Zugang zu einem Lebensbereich des Klienten, den er möglicherweise,

12 »Joiner« bedeutet im Englischen etwas Gemeinsames, das eine Beziehung herstellt, z. B. gemeinsame Bekannte oder Herkunft (Anm. der Übersetzer)

zumindest indirekt, mit ihm teilt. Nach unserer Erfahrung reagieren selbst die argwöhnischsten, fast stummen Klienten auf einen richtig gewählten »Joiner« (obwohl nicht immer auf den ersten).

Zum Beispiel begann einer von uns (LRM) ein Gespräch mit einer zurückhaltenden, depressiven, 24jährigen Frau, die mit deutlich texanischem Akzent sprach, indem er danach fragte, wo sie aufgewachsen sei (Houston). Er fragte sie weiter, welche Veränderungen sie dort bemerkt habe. Sie sprach von der Schnellebigkeit der aufschießenden Stadt und der chaotischen Natur der City. Der Interviewer antwortete darauf, daß es ihm ebenso ergangen sei (mit dem damit verbundenen Unwohlsein), als er vor einigen Monaten dort war.

Bei einem anderen Interview wurde ein muskulöser, akut psychotischer 21jähriger Mann gefragt, ob er sich für Sport interessiere. Er antwortete, daß er auf der Oberschule Football gespielt habe und immer noch die Spiele verfolge. Der Interviewer erwiderte, daß er sich auch für Football interessiere und sprach dann über die Siege und Niederlagen der lokalen professionellen Mannschaft.

Solche scheinbar banalen Unterhaltungen erleichtern oft in erstaunlicher Weise das Zustandekommen einer Beziehung. Sie ermöglichen eine begrenzte Selbstöffnung, indem sie sich auf eine Erfahrung (kon)zentrieren, von der der Interviewer bestätigt, daß er sie mit dem Klienten teilt. »Joiner« dienen auch dazu, die mit der Situation verbundenen Status- und Machtunterschiede zu verringern. Schließlich wirken »Joiner« tendenziell anfänglichen Verzerrungen und Projektionen des Klienten dadurch entgegen, daß sie das Zentrum der Aufmerksamkeit auf eine gemeinsame, weniger bedrohliche Wirklichkeit im Hier und Jetzt verlagern. Obwohl diese Art des Austausches außerordentlich hilfreich sein kann, sollte nur falls notwendig auf sie zurückgegriffen werden. Sie sollte nicht als Anleitung zur Selbstoffenbarung des Interviewers verstanden werden.

Eine andere Art von »Joiner«, die sich für die Entwicklung und Erhaltung der Beziehung zu Beginn des Interviews als hilfreich erwiesen hat, besteht in der Verwendung der genauen Worte des Klienten, wenn weitere Erläuterungen oder zusätzliche Informationen benötigt werden.

Während eines Gespräches über die Ansichten eines 24jährigen Mannes zum Tod und dem Leben danach sagte dieser: »Man kann nie wissen, wann seine Karte gezogen wird... Es könnte heute oder in 50 Jahren sein.« Der Interviewer, dem Hinweis folgend, fragte: »Wenn Sie Ihrer Phantasie freien Lauf lassen, wann meinen Sie, daß Ihre Karte gezogen wird?«

Ständige Beachtung des Sprachgebrauchs des Klienten schafft permanent Joiner, hält den Interviewer auf der sprachlichen Ebene des Klienten und vermittelt diesem die unmittelbare und reale Erfahrung, daß er ihm genau zuhört und sich vielleicht um ihn sorgt. Klienten, die am Ende einer erfolgreichen psychotherapeutischen Beziehung befragt wurden, berichten oft, daß ihnen am wichtigsten war, daß jemand da war, der *wirklich* zuhörte (d. h., ihr Erleben verstand).

Die Verringerung von Realitätsverzerrungen und falschen Zuschreibungen

Unabhängig davon, wie fähig du bist, Nutzern unvoreingenommen und mit »neuem Blick« zu begegnen, ist es unwahrscheinlich, daß du von Klienten ebenso behandelt wirst. Sie kommen zum Gespräch mit unterschiedlichen Mengen Gepäck, wie unrealistischen Erwartungen, Projektionen, falschen Zuschreibungen, Übertragungen, Fehlannahmen, vorgefaßten Meinungen usw. Ein wichtiger Aspekt des Beurteilungsprozesses besteht darin, dieses Gepäck zu verstehen, sich durch es aber nicht behindern zu lassen. Du mußt dir im klaren darüber sein, daß Klienten dich unterschiedlich verzerrt von dem Bild wahrnehmen, das du von deiner Selbstdarstellung hast.

Art und Ausmaß der Verzerrung ist das Ergebnis dessen, was beide, Interviewer und Klient, in die Situation einbringen. SULLIVAN beschrieb besonders gut die Notwendigkeit für Therapeuten, zu verstehen, was sie ins Interview mitbringen.

Der Psychiater muß soweit wie möglich bewußt lernen, welchen unmittelbaren Eindruck er in einem Fremden hervorruft. Es ist für den Therapeuten von Nutzen, diese Einzelheiten zu Beginn seiner Laufbahn sehr sorgfältig zu überprüfen, um allmählich mitzubekommen, welche Phänomene ihn in welcher Weise geprägt haben. Entsprechend kann er durch Beobachtung des weiteren Kontextes dessen, was der andere nach der förmlichen Eröffnung des Interviews getan hat, verläßliche Eindrükke darüber gewinnen, wie er eine Person beeinflußt haben muß. Während des Interviewbeginns sollte auf jeden Fall der Psychiater und in gewissem Maße jeder Interviewer »wissen, wie er wirkt«, d. h., er sollte aus Erfahrung den üblichen Eindruck kennen, den man von ihm unter den besonderen Umständen der Begegnung mit der Art Fremder gewinnt, der der Interviewte auf den ersten Blick zu sein *scheint*. Mit anderen Worten: Der Psychiater sollte eine Vorstellung davon haben, wie er die fremde Person beeinflußt und wie er gewisse Dinge begünstigt oder beeinträchtigt, die der Fremde beabsichtigt haben mag (SULLIVAN 1970, S. 67).

Um die eigene Selbstdarstellung besser zu verstehen, sollten relativ unerfahrene Interviewer sich selbst prüfen, wie sie in sozialen Situationen auf verschiedenartige fremde Personen wirken. Wir empfehlen die Überprüfung dieser Selbstdarstellung gegenüber jüngeren und älteren Männern und Frauen, Menschen, die als Autoritätspersonen wahrgenommen werden (aufgrund von Alter, Intellekt oder Einfluß), Personen unterschiedlicher kultureller Herkunft und Menschen mit irgendeiner offensichtlichen Behinderung (z. B. Blindheit, Amputation). Für wenig erfahrene Interviewer kann die Prüfung ihrer Selbstdarstellung gemeinsam mit anderen, die sich in Aus- und Weiterbildung befinden, unter Supervision erfolgen, vielleicht mittels Rollenspielen, um den Realitätsbezug der Situation zu erhöhen. Dieser Prozeß ist ein ganz wesentlicher Teil des Erstgesprächs. Wie man mit ihm umgeht, beeinflußt die Art der Beziehung, die (oder die nicht) zustande kommt.

Wie kannst du wirksam mit Verzerrungen, die im Erstgespräch auftreten, umgehen? Wir empfehlen, zuerst den Klienten zu befragen, welches seinem Verständnis nach die Gründe für das Gespräch sind, und welche Erwartungen er damit verbindet. Räume dem Klienten genügend Zeit ein, seine Vorstellungen darzulegen und zu erläutern. Danach solltest du als Interviewer ehrlich und klar deine eigene Sicht für die Gründe des Gesprächs und dessen Dauer vertreten und erläutern, was der Klient vernünftigerweise davon erwarten kann. »Ich wurde gebeten, mit Ihnen über die Schwierigkeiten zu sprechen, die Sie veranlaßt haben, um Hilfe nachzusuchen (oder derentwegen Sie zu mir gebracht wurden). Wir haben etwa eine dreiviertel Stunde Zeit, um darüber zu sprechen, mit der Hoffnung, gemeinsam einen Plan zu entwickeln, mit dem wir anfangen können, an die Schwierigkeiten heranzugehen und einige von ihnen zu lösen.«

Auch wenn der Interviewer unrealistischen Erwartungen des Klienten keine Nahrung geben darf, so sollte er ebenso wenig mit zu geringen Erwartungen an das Gespräch herangehen, da eine solche Haltung nur zur weiteren Entmutigung des Klienten beiträgt. In einer solchen Situation kann etwas Optimismus, gepaart mit Realitätsbezug, außerordentlich nützlich sein. So kann z. B. etwa folgende Formulierung angebracht sein: »Ich weiß nicht genug über Sie, um Ihnen zu versichern, daß ich Ihnen helfen kann. Aber ich werde es versuchen und glaube, daß wir zusammen Ihre Situation verbessern können. Ich säße nicht hier, wenn ich nicht dieser Meinung wäre, selbst wenn Sie dies nicht glauben mögen.« Diese Art von Zutrauen und Optimismus kann auf den entmutigten Veteranen des Betreuungssystems unterstützend und mobilisierend wirken. Eine derartige Äußerung schafft auch einen Präzedenzfall für Aufrichtigkeit und Offenheit und wird vermutlich dadurch als beruhigend und aufmunternd erlebt.

Vor allem ist es wichtig, die Erfahrungsbasis falscher Zuschreibungen in bezug auf den Interviewer anzuerkennen. Dies ist ein weiteres Beispiel für einen äußerst wichtigen Aspekt des Umgangs mit psychotischen Klienten: *Die Bestätigung ihrer Erfahrung*. Ein häufiges Problem unerfahrener Interviewer im Umgang mit psychotischen Patienten besteht in dem Versuch, Klienten von ihrer Vertrauenswürdigkeit zu überzeugen. Das Mißtrauen von Klienten beruht auf Erfahrungen. Der Versuch, sie vom Gegenteil zu überzeugen, bedeutet daher, ihren Erfahrungen zu widersprechen. Es ist besser, die Erfahrung des Klienten anzuerkennen und ihm zu raten, dem Interviewer nicht zu vertrauen, bevor sie ihn nicht gut genug kennen, um sich dessen sicher zu sein. An diesem Punkt ist es oft nützlich, Klienten nach ihren Vorerfahrungen mit Therapeuten zu befragen.

Ein 25jähriger College-Absolvent, der nach einjährigem Krankenhausaufenthalt wegen Schizophrenie bei seinen Eltern lebte, zog (auf Geheiß seiner Eltern, speziell des Vaters) vom mittleren Westen an die Ostküste in die Stadt, in der sein Bruder lebte. Einer der Hauptpunkte während des Erstinterviews bestand darin, zu überlegen, was der Klient tun könne, um an Geld zu kommen. Jedesmal wenn der Therapeut das Thema Arbeit ansprach, kam der Klient mit einer Litanei von Gründen, warum dies nicht ginge. Der Therapeut nahm – insbesondere nach einem Telefongespräch mit dem Vater, der ein arbeitssüchtiger Geschäftsmann war – an, daß der Klient den enormen väterlichen Druck auf ihn übertrug. Dieser wurde deutlich in Sätzen des Vaters wie er solle »aufhören, so verdammt faul zu sein und losgehen und sich um einen Job bemühen«. Der Therapeut bestätigte die Erfahrung des Klienten hinsichtlich des väterlichen Arbeitsdruckes und daß dieser Druck ihn wahrscheinlich genug ärgere mit der Folge, daß er sich verweigere. Er ging weiterhin davon aus, daß der Widerstand des Sohnes um so mehr wachsen würde, je mehr der Vater dränge. Der Interviewer, der ja vom Vater beauftragt war, räumte auch ein, daß der Klient *gute Gründe* habe zu glauben, daß der Interviewer den Wünschen des Vaters entsprechen würde; d. h., vom Sohn zu verlangen, sofort, wenn nicht schon gestern, arbeiten zu gehen. An diesem Punkt des Gesprächs bezog sich der Therapeut auf ein unmittelbar zuvor vereinbartes Ziel: die finanzielle Unabhängigkeit des Klienten. Er wies darauf hin, daß es Sache des Klienten sei, wie, wann und was er unternähme, um zu Geld zu kommen, aber daß in unserer Gesellschaft Arbeit gewiß der übliche Weg dazu sei. Danach fing der Klient an, sich mit den Jobs zu befassen, für die er qualifiziert war und die verfügbar waren.

Eine zweite nützliche Technik im Umgang mit Projektionen während der Interviewsituation besteht im Wechseln des Gesprächsfokus.

Zum Beispiel kam eine junge Frau, die einen Suizidversuch mittel Pulsaderschnitt unternommen hatte, zum Interviewer. Sie war stark beschäftigt damit, ob der Therapeut sie überhaupt je anders als eine Frau mit einer häßlichen Narbe am Handgelenk wahrnehmen könne. Durch die Bestätigung ihrer Erfahrung, daß ihre Familie und ihre Freunde auf ihre Narbe mit Ablehnung reagierten, ließ sich ihre Sorge nicht mildern. Hatte sie überhaupt »irgendeinen ausgleichenden sozialen Wert mit einer Narbe am Handgelenk«? Der Therapeut verwandte bewußt diese Metapher der Klientin (»ausgleichender sozialer Wert«) und stellte sie in den im Englischen üblicheren sprachlichen Bedeutungszusammenhang von Obszönität und Pornographie. Damit wechselte er den Fokus von einer individuellen Reaktion der Annahme/Zurückweisung seitens des Therapeuten zum Fokus der gesellschaftlichen Akzeptanz von etwas Gefürchtetem, von dem man aber auch frei wird, indem man es anschaut. Dadurch, daß er mit der Klientin über die Anwendung dieser Metapher auf ihre Situation sprach, begab er sich in die Position eines gewöhnlichen Mitglieds der Gemeinschaft seines Alters und Status und antwortete, daß es ihm in der Tat leid täte, er aber vermutlich die Narbe nicht einmal wahrnehmen würde. Ihr Appell nach Annahme, Anerkennung, Bestätigung, wie ihr Bedürfnis, jemand Besonderes für den Therapeuten zu sein, wurden zuerst auf die Metapher verlagert, dann ausgeweitet und in den normalen gesellschaftlichen Realitätsbezug gestellt.

Es ist unsere Absicht, die Aufmerksamkeit des Interviewers auf die unvermeidlichen Verzerrungen zu richten, die in den Beziehungen mit Klienten auftreten. Wie für viele andere Aspekte des Klientenstatus gilt: Je länger sie im Versorgungssystem sind, je öfter sie im Krankenhaus waren, je zahlreicher die Möchtegern-Retter, denen sie begegneten, um so ausgedehnter und fest verankerter sind die Projektionen. Nicht zuletzt aus diesem Grunde gelten sogenannte »chronische« Patienten als sehr schwierig, die, wenn irgend möglich, zu meiden sind.

Vermeidung von Stereotypien

Es ist wichtig, in dem Erstgespräch früh festzustellen, wer der wirkliche »Kunde« der Intervention ist. Im Gegensatz zur Privatpraxis, die die meisten Patienten von selbst aufsuchen, wird in der Psychiatrie in öffentlicher Trägerschaft der Patient oft durch Dritte gemeldet oder von Dritten gedrängt. Der Patient ist dann nicht der Kunde der Intervention.

Ganz offensichtlich ist diese Rollenteilung im Fall der Zwangseinweisung. Oft ist diese jedoch verschleiert oder verborgen und muß aktiv aufgespürt werden. Zuweilen geschieht es, daß ein Patient vorgibt, mitzuarbeiten, er bleibt jedoch vage, allgemein, ausweichend, subtil »widerständig«. Gewöhnlich liegt dies daran, daß er nur zögernd auf Druck eines Ehepartners, eines Elternteils oder des Hausarztes einwilligt, einen in der Psychiatrie Tätigen aufzusuchen. In diesem Fall ist der Kontext *nicht* therapeutisch, da das eigene Engagement fehlt. Es ist unsinnig, vorzugeben, Therapie zu machen. Statt dessen empfiehlt es sich, das Gespräch so zu führen, daß deutlich wird, wie der Patient zur Einrichtung kam, ehrliches Verständnis für seine Abwehr zu zeigen, offen mit dieser umzugehen und deutlich zu machen, daß es Zwangstherapie nicht gibt. Jedoch stehen wir zur Verfügung, ihn zu behandeln, wenn er es will. Wenn auch nur etwas Motivation vorhanden ist, gelingt es zuweilen, den Klienten zu gewinnen. Auch kann die paradoxe Verweigerung der Behandlung die einzig mögliche therapeutische Intervention sein.

Im Falle der Zwangseinweisung ist zu hoffen, daß jede Mühe unternommen wurde, die Einwilligung des Patienten zu erhalten. Auch wenn jemand zwangseingewiesen wurde, sollte man dem Patienten die Gründe erläutern, die den Therapeuten oder irgendeinen Kollegen dazu veranlaßten, widerwillig und gezwungen durch die Umstände, ihn einzuweisen. Man weist darauf hin, daß es Teil der Rolle eines verantwortlich in der Psychiatrie Tätigen ist, Zwangseinweisungen vorzunehmen, und legt dar, welches Verhalten des Patienten am störendsten war. Eine aufrichtige und realistische Haltung mag im Patienten ein nicht erwartetes Bewußtsein der von ihm verursachten sozialen Störungen hervorrufen und die Möglichkeit für eine Zusammenarbeit bei der Behandlung eröffnen.

Es kann »Kunden« auf mehreren Ebenen geben. In diesem Fall ist es wichtig zu wissen, wer der eigentliche »Käufer« der Intervention ist. Er ist als *der* Kunde anzusehen. Eine gute Methode zur Identifikation des wirklichen Kunden besteht darin, sich zu fragen: Wer hat das größte Interesse an der Intervention? Die Ermittlung des Kunden kann zusätzlich erschwert sein, wenn eine Institution involviert ist, z. B. wenn ein Mitarbeiter eines anderen Dienstes den Fall überweist.

In der psychiatrischen Patientendokumentation des Stadtbezirks Süd-Verona, Italien, gibt es eine Spalte, um den »Kunden« jeder Intervention einzutragen. Folgende Alternativen sind vorgesehen:

1. Patient
2. Verwandte
3. Nachbarn
4. Wir selbst
5. Polizei
6. Hausarzt
7. Psychiater
8. andere Fachärzte/Spezialisten
9. Institutionen; andere

Als allgemeiner Grundsatz zu Beginn eines Erstgesprächs (oder Kontaktes im allgemeinen) gilt: Sieh niemals etwas als gesichert an. Informationen müssen überprüft werden, um Fakten von Annahmen und Stereotypien zu unterscheiden. Letzteren wohnt inne, Probleme zu verewigen und gleiche Antworten hervorzurufen, wodurch jede Änderung blockiert wird.

Eine häufige Formulierung bei jemandem, der zahlreiche Klinikaufenthalte hinter sich hat, lautet z. B. folgendermaßen: »Kommen Sie Herrn X. abholen, denn er ist durchgedreht, genau wie das letzte Mal.« Ein solches Ansinnen beinhaltet zwei wichtige Voranahmen (gestützt auf vorausgegangene institutionelle Verfahrensweisen): X ist erstens psychisch krank und muß zweitens deshalb ins Krankenhaus. Dem Mitarbeiter wird keine Handlungsalternative gelassen. Er wird nicht als professioneller Fachmann/Experte angesehen, sondern als nur ausführendes Organ. Ein Anruf wie: »Kommen Sie zu Herrn X, denn er macht dies und das – eigenartige Sachen!« erfordert keinen höheren Grad an Differenziertheit, wäre jedoch angemessen. Eine genaue Abklärung ist von Anbeginn an notwendig, schon am Telefon. Richtige Fragen schließen ein:

- Was ist genau passiert?
- Wer hat es gesagt?
- Von wem haben Sie das erfahren?
- Wann war es?
- Wie lange hielt es an?
- Wer war anwesend, etc.?

Ganz allgemein sind Fakten im Zusammenhang zu eruieren. Die klassischen fünf W's (wer, was, wo, wann und warum) helfen die Abklärung zu steuern. Jedoch sollte daran gedacht werden, daß die Frage nach dem *Warum* eine Meinungsäußerung entlockt und daher weniger zuverlässig ist als die Frage nach dem *»was ging voraus«*.

Informationsgewinnung im Erstgespräch

Unserer Auffassung nach lernt man aus der klinischen Praxis besser als aus Büchern, wie Erstgespräche zu führen sind. Jedoch können einige Regeln, was zu tun und was zu unterlassen ist, als allgemeine, nicht einengende Richtlinien nützlich sein.

Wir wiederholen: Der erste Teil des Gesprächs sollte auf ein Maximum an Wohlbefinden abzielen: zeige aktive Empathie;

strukturiere, in dem du den Rahmen des Gesprächs festlegst; kläre und respektiere das Maß von Nähe und Distanz, die der Klient benötigt; erleichtere den Kontakt durch Plaudern und »Joiner« und bearbeite Projektionen. Wenn das getan ist, kann es weitergehen.

Prozeßtechniken: Ein Gespräch läßt sich nutzbringend in Prozeß- und Inhaltselemente unterteilen. Die Inhaltselemente werden weiter unten beschrieben. Um Quantität und Qualität des Prozesses zu verbessern und dadurch eine positive therapeutische Wirkung zu erzielen, gibt es für den Interviewer verschiedene Methoden. Diese Techniken erlauben auch, die Reaktion des Klienten auf eine Intervention zu testen.

Grundsätzlich sollte der Interviewer durch sein Verhalten das ergänzen, was im Gespräch fehlt, und weniger das, was im Gesprächsverlauf übermäßig auftaucht. Drei verschiedene Faktoren – Nähe/Distanz (Beziehung), sprachliche Äußerung (Kognition) und körperliches Verhalten (Affekt) – sollten registriert werden, um auf der Basis dieser Beobachtungen angemessen darauf zu reagieren. So sollte der Interviewer im Gespräch mit einem stillen, verschlossenen und antriebsgeminderten (im allgemeinen depressiven) Klienten nach und nach näher rücken, angeregt sprechen und die Hände dabei benutzen (wenn ihm das liegt), während er dem Klienten viel Zeit und Raum zur Antwort läßt. Er sollte offene Fragen stellen und geduldig und mit sanftem Nachdruck auf Antworten warten. Hier liefert der Interviewer sozusagen das Benzin für ein liegengebliebenes Auto in der Erwartung, daß es daraufhin anspringt. Bei einem überaktiven, schnell sprechenden, aufdringlichen, ziemlich chaotischen Klienten sollte der Interviewer Kontrolle dadurch ausüben, daß er näher heranrückt und den Klienten direkt anschaut. Er sollte das Gespräch mit kurzen, präzisen, langsam und einfach vorgetragenen Fragen strukturieren und nicht zulassen, daß der Klient vorbeiredet. Der Interviewer sollte dabei die Haltung eines entschlossenen, starken und nicht weitschweifigen Menschen einnehmen. Auch sollte er sich, wenn er dem Klienten gegenübersitzt, so wenig wie möglich bewegen und so viel Blickkontakt wie möglich aufrechterhalten, dabei langsam, ruhig und bestimmt sprechen. Es handelt sich hierbei im Grunde um eine strukturierende und haltgebende Technik durch Einsatz einer hochstrukturierten persönlichen Beziehung.

Bei einem verschlossenen, ruhigen, ängstlichen Klienten, dessen erste Antworten verworren und dem Kontext nicht angemessen sind, sollte der Interviewer durch sein sprachliches Verhalten stark strukturieren (einfache, bedächtige, ruhige und zentrierte Ausdrucksweise) wie bei einem überaktiven und aufdringlichen Klienten. Die Distanz, die der Klient hergestellt hat, sollte jedoch allmählich verringert werden, aber *erst nachdem* er weniger verwirrt auf die verbale Strukturierung des Interviewers reagiert. Ein zu schneller Distanzabbau wird wahrscheinlich als Überwältigung erlebt und führt zu einer Zunahme der Verwirrtheit und Distanzierung.

Was läßt sich bei jedem dieser Klienten als positive Reaktion werten? Beim ersten, depressiven Klienten würden wir auf mehr und lebendigere sprachliche Äußerungen, eine gesteigerte motorische Aktivität und ein vitaleres Auftreten achten. Beim hypomanischen Menschen bestünde die positive Reaktion auf das Interview in einer Abnahme der motorischen Unruhe und Zudringlichkeit und in einer Zunahme der Fähigkeit, bei einem Thema zu bleiben, es nicht nur oberflächlich zu streifen oder durch Belanglosigkeit zu zerstören. Der Klient sollte das Gespräch in einer erheblich ruhigeren Verfassung beenden. Im Falle des verwirrten akut psychotischen Klienten bestünde die positive Reaktion in einer unmittelbaren Antwort auf die Fragen des Interviewers sowie in einer zusammenhängenden Sprache, die klar auf die gestellten Fragen eingeht (also der Situation angemessen ist). Schließlich wird größere Nähe ohne Verwirrtheit ertragen.

Diese Interviewprozeßtechniken lernt man am besten durch Supervision in der tatsächlichen Situation. Jedoch gilt hinsichtlich der Wirkung einer Verhaltensänderung während des Interviews folgende Regel: Größere Strukturierung des Interviews hat mehr Ordnung und Kontrolle zur Folge, kann jedoch die Mitteilsamkeit dämpfen und Klienten ängstigen, die Angst vor Kontrolle haben.

Der Inhalt – was ist zu bewerten?

Zuerst ist festzuhalten, daß deine Bewertung gewissermaßen begrenzt sein muß und daß sie sich mit der Entwicklung der Beziehung zum Klienten ändert. Da du nicht alles gleichzeitig machen kannst, müssen Prioritäten gesetzt werden. Im allgemeinen empfehlen wir, sich bei der Beurteilung zunächst einen Überblick zu verschaffen, der eher auf die *gesunden* Anteile, an die man anknüpfen kann, als auf die kranken abzielt. Wachstum, Entwicklung, Lernen und Kompetenz sind für uns von größerem Interesse als Krankheit, Funktionsstörung und Behinderung.

Wir empfehlen, Antwort auf folgende vier Fragen anzustreben:

- Was führt Sie her? oder: Was ist das Problem? (»die Hauptbeschwerde«)
- Was hat sich in Ihrem Leben ereignet, das mit der Entwicklung des Problemes zusammenhängen könnte? – (»auslösende Ereignisse«) (vgl. BROWN 1981; BROWN und BIRLEY 1968; BROWN und HARRIS 1978; CANTON und SANTONASTOSO 1984; CAPLAN 1974; CAPLAN und KILLILEA 1976; COBB 1976; DAY U. A. 1987; DOHRENWEND 1975; PAYKEL 1978; PILISUK und FROLAND 1978; RABKIN und STRUENING 1976; SCHWARTZ und MYERS 1977; STEINBERG und DURRELL 1968 zur Forschung über die Bedeutung von Stressoren in der Auslösung von Krankheit.)
- Was wünschen und erwarten Sie? (Was muß eintreten, damit es besser wird?)
- Wie kann ich Sie dabei unterstützen?

Interviewer sollten nicht so sehr darin aufgehen, eine detaillierte Vorgeschichte zu erheben, daß sie die letzten beiden Fragen aus den Augen verlieren. Um die Autonomie und den Einfluß des Klienten zu erhalten und zu erweitern ist die Konzentration auf die von ihm geäußerten Bedürfnisse entscheidend. Sie ist darüber hinaus eine direkte Bestätigung, daß dem Klienten bei der Lösung seiner Probleme eine entscheidende Rolle zukommt.

Die vierte Frage verdeutlicht die Position des Interviewers, daß er und der Klient zusammenarbeiten werden und daß er sich dabei, soweit möglich, vom Klienten führen läßt. Die dritte und vierte Frage sind *keine* Einladung für den Interviewer, sein Urteil und seinen gesunden Menschenverstand aufzugeben. Völlig unrealistische Bedürfnisse oder Problemlösungen sollten als solche benannt und die Fragen erneut gestellt werden. Wir versuchen auch, beim Klienten einen Sinn für Humor zu entdecken. Dies aus zwei Gründen: Dadurch wird ein anderer Zugang für eine Beziehung eröffnet und der Grad der Entmutigung des Klienten erfaßt.

Es ist immer ein hoffnungsvolles Zeichen, wie auch eine hilfreiche Intervention, wenn Interviewer und Klient gemeinsam lachen können.

Die Antwort auf einige oder alle der vier Fragen mag nicht sofort klar sein, jedoch sollten sie weiter im Zentrum stehen, wenn sich die Beziehung entwickelt.

Die beiden ersten Fragen lassen sich gewöhnlich leichter mit Klienten erörtern, die noch auf keine lange Patientenkarriere zurückblicken. Je weiter der Abstand von der ersten psychiatrisch behandelten Krankheitsepisode ist, um so schwerer ist es, Ereignisse aufzudecken, die diesem ursprünglich dramatischen Ereignis vorausgingen. Dies gilt besonders wenn es sich um eine schwere psychotische Erkrankung handelte, die zu stationärer Behandlung führte. Jedoch läßt sich im allgemeinen auch bei Langzeitveteranen des Versorgungssystems ein Ereignis, wie trivial es uns auch zu sein scheint, finden, das der Notwendigkeit einer erneuten »Betreuung« vorausgeht. Die Hinwendung zu den mit diesem Ereignis verbundenen Gefühlen fördert die Entstehung einer empathischen Beziehung. Es bietet sich damit eine Gelegenheit zu beurteilen, inwieweit der Klient in der Lage ist, seine Gefühle wahrzunehmen und zu akzeptieren, anstatt sie zu verdrängen. Denke daran: Der Schwierigkeitsgrad beim Versuch eine Beziehung herzustellen und das Ausmaß, in dem der Inhalt von den damit verbundenen Gefühlen gespalten werden muß, gibt wertvolle Hinweise darauf, wie schwierig es sein wird, zu dem Klienten eine kontinuierliche therapeutische Beziehung herzustellen. *Psychosoziale Interventionen setzen eine Beziehung voraus.*

Oft lassen sich Veteranen des Betreuungssystems erkennen am Grad der Angst, sich auf eine Beziehung einzulassen. Diese Angst bringen sie durch aktive Distanzierung oder passives Desinteresse am Gespräch zum Ausdruck. Solche Manöver der Beziehungsvermeidung sind für sie wichtig, um weitere Verletzungen zu vermeiden. Daher muß man sie respektieren und ihnen mit großer Behutsamkeit begegnen. Die Botschaft des Klienten ist im allgemeinen deutlich, wenn man sich nur Zeit nimmt, sie zu hören: »Mir wurden bereits zu oft in Begegnungen wie dieser Wunden und Narben geschlagen. Verstehe und respektiere meine Haltung.« Unerfahrene Interviewer machen häufig den Fehler, zu schnell vorzugehen, zu drängen und sich aufzudrängen. Versuche daran zu denken, daß es lange Zeit gedauert hat, bis Klienten dort anlangten, wo sie jetzt sind. Man braucht sich nicht zu beeilen, ihre Geschichte zu entwirren (Der Himmel bewahre, daß du auch nur an Helfen *denkst*!). Statt dessen kannst du etwa folgendes sagen: »Sie müssen jetzt nicht über Dinge sprechen, die Sie unangenehm berühren oder über die Sie nicht sprechen wollen. Ich hoffe, daß Sie irgendwann dazu bereit sind.« Damit wird gewöhnlich das Gefühl des Patienten für Einfluß und Autonomie gestärkt und es wird ihm Achtung entgegengebracht. Klienten sind wahrscheinlich vielen früheren vorgeblichen Rettern begegnet. Der Interviewer sollte seinem Impuls widerstehen, für eine Attacke zur Lanze zu greifen und sich auf sein Schlachtroß zu schwingen. Die Maid ist wahrscheinlich schon seit langem in der Gewalt des Drachen. Vermutlich wird nicht viel Schlimmes passieren, wenn man wartet. Immer wenn du meinst, etwas *tun* zu müssen, insbesondere einschränkend zu handeln, kann es dir helfen, wenn du dir bewußt machst, daß es irgend etwas in der Interaktion ist, das *dich* nervös macht.

Ein weiteres Problem neben dem der Retter-Phantasie besteht häufig in der Phantasie der Therapeuten, daß das, was sie tun, dem schwachen und hilflosen Klienten irreparablen Schaden zufügen wird. Diese Allmachtphantasie kann leicht an der Realität überprüft werden, indem wir uns an die folgenden Worte des großen Lehrers, Dr. E. SEMRAD, erinnern: »Wenn Sie glauben, Schizophrene sind schwach, versuchen Sie, einen zu ändern.«

Zuweilen gelingt es jedoch trotz wiederholter Bemühungen nicht, aus sehr zurückgezogenen »Veteranen« irgendeine Reaktion hervorzulocken. Es bringt dann nichts, abzuwarten. Betreuer müssen dann, ohne therapeutischem Eifer zu erliegen, aktiv werden, die Initiative ergreifen, ihren Weg durch Widerstände finden und den Patienten zur Aktivität verführen. Ein Spiel zu zweit oder ein gemeinsamer Botengang sind Beispiele für Techniken, die man anwenden kann. Oft erfordert es langwierige und schwere Arbeit, bevor der Patient sich einläßt.

In anderen Fällen, insbesondere bei Menschen, die eine Psychose durchleben, kann der Patient während des Interviews agieren und offen störendes Verhalten oder Wahnideen zeigen. Um Gleichgewicht wahren zu können, sollte der Interviewer sich dieser Möglichkeit bewußt sein, immer tolerant bleiben und versuchen, die hinter dem Verhalten verborgene Mitteilung zu verstehen. Es ist eine generelle Beobachtung, daß psychotische

Patienten in Gegenwart des Psychiaters mehr Symptome produzieren: Wie könnte es auch anders sein? Wie kann einem Patienten von einem Psychiater geholfen werden, wenn er nicht das zeigt, was von ihm erwartet wird, d. h. psychiatrische Symptome? Wenn er Hilfe bedarf, spielt er einfach die Rolle des psychisch Kranken.

Diese Auffassung läßt sich besser an einem Beispiel verdeutlichen:

Eines Tages erschienen Piero und Maria wegen eines Termins im gemeindepsychiatrischen Zentrum von Süd-Verona. Sie wohnen im Einzugsgebiet. Obwohl es sich bei Piero eindeutig um einen chronisch schizophrenen Menschen handelt, ist er in der Karteikarte nicht vermerkt. So frage ich sie, warum sie jetzt kämen. Sie teilen mit, daß Piero eine Bescheinigung eines Arztes vom Öffentlichen Gesundheitsdienst für die Weiterzahlung seiner Behindertenrente benötigte. Dann führte er eine bewegte Show allen psychotischen Verhaltens auf, zu dem er fähig war und das für eine Notaufnahme ausgereicht hätte, wenn ich (L. B.) nicht sofort die Geistesgegenwart gehabt hätte, ihm zuzurufen, daß ich die Bescheinigung sofort unterzeichnen werde. Wie durch Magie hörte die Show sofort auf. Er brauchte nicht mehr den Schizophrenen zu spielen.

Eine häufige Interpretation von Professionellen besagt, daß der Patient, der sich unsicher und verstört fühlt, unbewußt durch sein grob auffälliges und störendes Verhalten danach verlangt, daß man ihn bremst, kontrolliert und sediert. Wir sind der Meinung, daß diese verdrehte Interpretation nur dazu dient, das Gewissen desjenigen zu beruhigen, der auf so drastische Maßnahmen im Umgang mit der Krise zurückgreift. Wir sind ganz einfach der Meinung, daß es logisch ist, wenn ein sehr verwirrter Mensch in großer Verzweiflung sein drängendes und dramatisches Bedürfnis nach Hilfe in verwirrter »psychotischer« Weise mitteilt. Die Gefahr besteht darin, darauf in der herkömmlichen institutionellen Art zu reagieren, die der Patient erwartet oder, wie wir meinen, mit gutem Grund fürchtet: massive Medikation, Absonderung u. ä. Anstatt den Grund für die Krise aufzudecken, verstärken diese Reaktionen Rückzug und Abhängigkeit. Dies ist von enormer Bedeutung für den Patienten. Die Anwendung vonKontrollmaßnahmen verstärkt die Auffassung, daß die Krise aus heiterem Himmel erfolgte, außerhalb der Kontrolle des Patienten liegt und äußerer Mittel zu ihrer Lösung bedarf. In relativ kurzer Zeit wird der Betroffene unfähig, überhaupt irgendeine Verbindung zwischen Ereignissen, Gefühlen und Handlungen zu erkennen. Die Lösung aus dem Zusammenhang ist eingetreten.

Lilly, eine 50jährige Frau, ist eine Langzeitpatientin des gemeindepsychiatrischen Dienstes in Süd-Verona. Sie verbrachte 15 Jahre in verschiedenen Institutionen. Sie ist intelligent und fähig zu kristallklarer Sprache, jedoch gibt sie gewöhnlich nur einen Wortsalat von sich. In ihrer Darstellung werden Fakten und Personen ihrer Lebensgeschichte durcheinandergebracht und miteinander vertauscht. Von Zeit zu Zeit bekommt sie Wutanfälle; manchmal schlägt sie Leute. Danach befragt, warum sie das tue, leugnet sie, jemals irgend jemand geschlagen zu haben. Wenn man sie mit dem Opfer konfrontiert, protestiert sie, daß der »Papst« oder die »Regierung« und nicht sie diese Person geschlagen haben muß (dies sind die zwei Bösewichte in ihrem Leben: Als Katholikin heiratete sie einen Protestanten, einen amerikanischen Soldaten. Sie war schwanger und mußte, da die spezielle Genehmigung der kirchlichen Behörden sich verzögerte, standesamtlich heiraten – ein Skandal zur damaligen Zeit. Sie glaubt, daß durch diese Schmach ihre Ehe, die später auseinanderging, von Anfang an beeinträchtigt war. Definitionsgemäß repräsentiert die »Regierung« die totale Institution). Eine interessierte und sorgfältige Befragung offenbart *immer*, daß dem Auftritt der »Krise« eine reale Frustration vorausging und daß sie *gute Gründe* dafür hatte, wütend zu sein. Jedoch ist sie nicht in der Lage, den Zusammenhang zwischen Wütendsein und Ausagieren zu erkennen.

Beim Zusammenfügen der Geschichte des Klienten solltest du versuchen, bestimmte biographische und gegenwärtige Aspekte seiner interpersonalen und instrumentellen Fähigkeiten in Erfahrung zu bringen. Diese beiden zusammenhängenden Bereiche sind entscheidend für die Beurteilung der psychosozialen Behandlung. Solche Behandlungen schließen mindestens zwei Menschen ein, die miteinander in Beziehung treten. Sie haben gewöhnlich als übergreifendes Ziel die Förderung von Kompetenz; das heißt erstens die Fähigkeit, sich auf Beziehungen einzulassen (interpersonale Kompetenz) und zweitens die Fähigkeit zur Lebensbewältigung (instrumentelle Kompetenz).

Die frühen Kriterien zur Einschätzung der interpersonalen Kompetenz wurden bereits im Abschnitt über die Herstellung des Kontaktes im Erstgespräch beschrieben. Sie handeln von dem auf Erfahrung im Erstgespräch beruhenden (im Gegensatz zum lebensgeschichtlichen) Aspekt des Beurteilungsprozesses. Die auf

Erfahrung beruhende Einschätzung ist vielleicht entscheidender als die lebensgeschichtliche, soweit es um die Möglichkeit geht, einem bestimmten Klienten helfen zu können, Klienten können zwar eine Litanei früherer fehlgeschlagener therapeutischer Bemühungen anführen; gelingt es aber, eine Beziehung, eine Zusammenarbeit sowie eine positive Reaktion seitens des Klienten im Erstgespräch herzustellen, kann die Geschichte vorausgegangener Fehlschläge zwar registriert, aber dann doch, wenigstens derzeit, zur Seite gelegt werden.

Interpersonale Kompetenz

Inzwischen ist reichlich belegt (CAUCE 1986; COHEN und SYME 1985; COHEN, TERESI und HOLMES 1985; DEAN und LIN 1977; DOHRENWEND und EGRI 1981; GOTTLIEB 1985; GOTTLIEB und GREEN 1984; GOVE 1978; GREENBLATT, BECERRA und SERAFETINIDES 1982; HAMMER 1981, 1983; HAYS und OXLEY 1986; HIRSCH und RAPKIN 1986; KAPLAN, CASSEL und GORE 1977; LIN, SIMCONE, ENSEL, KUO 1979; MITCHELL 1982; POTASNIK und NELSON 1984), daß die Verfügbarkeit eines stützenden sozialen Netzwerkes der wichtigste einzelne Umweltfaktor zur Prävention, Morbiditätsminderung und Förderung der Rehabilitation physischer und psychischer Störungen ist. Das soziale Netz kann »behandelt« oder in Ergänzung zu anderen psychosozialen Interventionen genutzt werden (siehe ausführlich Kapitel 9). Deshalb ist die Bewertung des sozialen Netzes sehr wichtig.

Vor allem gilt es, den Umfang des *gegenwärtigen* sozialen Netzwerkes zu beurteilen. Die Exploration der Lebensgeschichte sagt dir etwas über die Ähnlichkeit von Vergangenheit und Gegenwart, sowie über die Wechselfälle der sozialen Verhältnisse des Klienten. Jedoch ist dies von zweitrangiger Bedeutung gegenüber der Beurteilung der gegenwärtigen Situation. Wir suchen nach Informationen über die Größe des Netzwerkes (»Wieviele Personen kennen Sie, mit denen Sie wenigstens gelegentlich Kontakt haben?«), über seine Zusammensetzung (»Wieviele dieser Personen gehören der elterlichen Familiengeneration an, wieviele Ihrer Generation, und wieviele sind nicht Verwandte, Freunde und Bekannte?«) sowie über die Intensität (»Wen sehen Sie am häufigsten? Wie fühlen Sie sich gewöhnlich, nachdem Sie Joe, Jane etc. getroffen haben?«). Wenn du die Möglichkeit hast die ganze Familie zusammen zu sehen, so kann dies den Prozeß der Einschätzung des sozialen Netzwerkes beschleunigen.

Die Analyse des sozialen Netzwerks ergänzt und bestätigt im allgemeinen die Informationen über die Beziehungsfähigkeit eines Klienten, die man aus der Erfahrung mit ihm in der Gesprächssituation gewonnen hat. Zum Beispiel hat jemand, zu dem schwer Zugang zu bekommen ist, wahrscheinlich ein kleines, prinzipiell auf Familienbande gegründetes soziales Netzwerk. Berichtet ein Klient über ein umfangreiches, positiv eingeschätztes soziales Netzwerk, und dir gelingt es nicht, Zugang zu ihm zu finden, solltest du deine Gesprächsführung auf unerkannte Probleme hin überprüfen. Wird dadurch die Diskrepanz zwischen lebensgeschichtlicher und der auf Erfahrung in der Gesprächssituation gegründeten Information nicht aufgelöst, kannst du die Gültigkeit der Angaben des Klienten hinterfragen.

Als nächstes wenden wir uns dem Grad der Selbständigkeit des Klienten zu. Die Einschätzung dieses Aspektes der *gegenwärtigen* psychosozialen Kompetenz ist relativ einfach. Wo wohnt er gegenwärtig, und wie läßt sich dies mit den Normen seiner Altersgruppe, sozialen Schicht und ethnischen Gruppierung vergleichen? Da viele Klienten zu Hause bei ihren Eltern oder in einer anderen abhängigen Wohnsituation (z. B. einem Übergangsheim) leben, lohnt es sich, das jeweils höchst erreichte Niveau selbständigen Lebens festzuhalten: Haben Sie jemals allein oder zusammen mit Gleichaltrigen außerhalb der Familie gelebt? Wenn ja, wann und wie lange?

Bei der Einschätzung der Selbständigkeit müssen kulturelle, religiöse, ethnische und Geschlechtsunterschiede sehr sorgfältig berücksichtigt werden. Die Maßstäbe des Interviewers müssen gegenüber den besonderen individuellen Faktoren des Klienten zurückstehen. In Kulturen z. B., wo nicht erwartet wird, daß Kinder mit dem Heranwachsen das Haus verlassen, kann die Beurteilung nach dem Grad wechselseitiger versus ausbeuterischer Abhängigkeit vorgenommen werden. Bei der ersten trägt jedes Mitglied freiwillig zum Gemeinwohl bei; bei letzterer besteht gewöhnlich verdeckte Übereinkunft, daß jedes Mitglied einen geforderten Betrag leistet, der im allgemeinen jedoch ungern erbracht wird. Ein weiteres mögliches Problem bei der Bewertung der Selbständigkeit kann z. B. dann auftreten, wenn die Beurteilung einer Frau durch einen Mann erfolgt. Er muß daran denken, daß Verbundenheit für viele Frauen wichtiger ist als Autonomie, und er darf daher das Zusammenleben mit den Eltern nicht notwendigerweise als Hinweis auf Psychopathologie werten. Diese Einschätzung erlaubt dir, den gegenwärtigen Stand und den höchst erreichten Zustand in der Vergangenheit als Bezugspunkt festzuhalten. Der Erfolg deiner Bemühungen, Selbständigkeit zu ermöglichen (wenn dies als ein gemeinsamens Ziel festgelegt wurde), kann dann im Hinblick auf diese beiden Bezugspunkte beurteilt werden.

Idealerweise sind interpersonale und instrumentelle Kompetenz in der Sexualität kombiniert. Eine liebende sexuelle Beziehung erfordert sowohl die Fähigkeit, Freundschaften zu schließen als auch sexuelle Leistungen zu erbringen. Natürlich ist hierbei eine große Variationsbreite zu erwarten – vom kaum sexuellen, jedoch sehr liebevollen Beziehungen bis hin zu fast ausschließlich sexuell und kaum von Liebe geprägten Beziehungen. Die wichtigen Fragen sind hierbei folgende:

- Hat(te) er/sie zur Zeit oder in der Vergangenheit Beziehungen, bei der Sexualität und Zuneigung zusammengingen? Wenn ja, wie oft und für wie lange? Wann war die letzte? Was geschah mit dieser?
- Welcher Art waren die Beziehungen, bei denen Sexualität und Zuneigung nicht zusammengingen? Weitere Fragen dann wie oben.

Selbstverständlich sollte man bei einem verheirateten Klienten über die Beziehung Bescheid wissen. Insbesondere, wenn der Ehepartner als Teil des Problems beschrieben wird, empfehlen wir, wenn möglich, Klient und Partner gemeinsam einzubestellen. Dies kann sehr hilfreich sein, um eine andere Perspektive des Problems (vom Ehepartner) zu erhalten und einen Weg zu finden, das Problem auf der Ebene anzusprechen, auf der es entstanden ist. Alle Probleme, die von dem Klienten eingebracht werden, sollten, soweit möglich, auf der Ebene, auf der sie entstanden sind (z. B. Netzwerk der Bezugsgruppe, der Familie, der Wohngruppe), angesprochen werden.

Ganz allgemein gilt, daß Suizide oder Gewalt gegen andere im Kontext der verschiedenen Beziehungen des Klienten beurteilt werden sollten. Mit der Ausnahme von Intoxikationen durch

Drogen bringt gewöhnlich eine Veränderung der Beziehung, deren drohender oder realer Verlust, die Menschen dazu, Gewalt gegen sich oder andere in Erwägung zu ziehen. Wenn Klienten akut suizidal erscheinen, sollte dies ausführlich besprochen werden: Wie lange geht es ihnen schon so? Haben sie Pläne gemacht? Was muß sich ändern, damit sie sich nicht mehr umbringen wollen? Wie haben sie zuvor Ihre Suizidabsichten gelöst? Was hat sie bisher davon abgehalten, sich umzubringen? Welche Methoden hatten sie bei eventuell vorausgegangenen Suizidversuchen angewandt? (Gewalttätige Versuche – Schneiden, Stechen, Hängen, Schießen – sollten *sehr* ernstgenommen werden.) Um zu vermeiden, daß der Therapeut durch Suizidäußerungen manipuliert wird, kann es hilfreich sein einzuräumen, daß der Klient letzten Endes über sein Leben zu bestimmen hat. Wenn Klienten sich wirklich ernsthaft umbringen wollen, kann niemand sie davon abhalten, auch wenn der Interviewer meint, daß dies töricht wäre. Das Gespräch über Suizid sollte sachlich und detailliert sein, andernfalls wird die Angst des Therapeuten sich wahrscheinlich auf den Klienten übertragen. Dies wiederum erschwert es, eine hilfreiche Intervention festzulegen und anzuwenden.

Instrumentelle Kompetenz

Die Ermittlung der instrumentellen Kompetenz beruht auf einer ziemlich direkten Einschätzung der schulischen und beruflichen Leistungen sowie des Freizeitverhaltens der Klienten. Welchen Schulabschluß haben sie? Wie waren ihre Noten? Warum machten sie nicht weiter? Wo haben sie gearbeitet, für wie lange, und was verdienten sie? Warum sind sie gegangen? Wenn sie arbeitslos sind, wie lange schon? Was machen sie in ihrer Freizeit?

Aus der Kenntnis dieses Bereichs kannst du gemeinsam mit dem Klienten vernünftige Erwartungen für dessen zukünftige schulische und/oder berufliche Ziele ableiten. Denke daran: Der beste Prädiktor für erfolgreiche Beschäftigung ist die erwiesene Fähigkeit, eine Arbeit zu halten. Dies gilt auch für Freundschaften und Sexualität. Es handelt sich hier um brauchbare Verallgemeinerungen. Sie sollten jedoch nicht so überbewertet werden, daß dadurch für die Zukunft Ziele blockiert werden, die über in der Vergangenheit Erreichtes hinausgehen. Unvoreingenommene Offenheit, gepaart mit Wissen und Erfahrung, kann hier sehr hilfreich sein.

Sogenannte »besondere Fälle«

Einige Menschen stellen sich selbst von Anfang an aus vielerlei Gründen als »besonderer Fall« dar (z. B. wurden sie von einer bedeutenden Person überwiesen; sie sind Freunde; sie haben besondere Merkmale). Dieser Anfang ist im allgemeinen ein Nachteil, weil wichtige Schritte des üblichen Vorgehens möglicherweise ausgelassen werden.

Zum Beispiel berichtete während einer Teamsitzung einer der Krankenpfleger über einen Fall, den er gerade einem von uns (L.B.), dem »Doktor«, nach einem ungewöhnlich kurzen Erstgespräch überwiesen hatte. Der Patient, ein Lehrer, hatte sich selbst als »zu abhängig von seiner Mutter« eingeführt und ausführlich dabei Freud zitiert. Der Pfleger, ein geborener Helfer und erfahrener Berater, war aus dem Gleichgewicht geraten. Er sah den Fall als einen »besonderen« an, außerhalb seines kulturellen Hintergrundes und jenseits seiner Fähigkeiten. Er hatte sogar vergessen, den Aufnahmebogen auszufüllen. Der Autor (L.B.) bemerkte, daß man Gefahr läuft, wichtige Schritte zu übergehen, wie es tatsächlich geschehen war, wenn man einen Fall als »besonderen« ansieht. Er fügte auch an, daß Freudianer unter den Patienten die gleiche Behandlung erhalten müssen wie alle anderen, nicht mehr, nicht weniger –, und schlug vor, daß der Krankenpfleger den Lehrer noch einmal einbestellte und den Aufnahmebogen ausfüllte.

Der Autor sah den Patienten zwei Wochen danach. Dieser teilte mit, daß er nur gekommen sei, um die Verabredung einzuhalten, denn er hätte sein gegenwärtiges Problem durch die Gespräche mit dem Pfleger bereits erkannt und gelöst. Er berichtete, daß er zum Direktor seiner Schule gewählt worden sei und eine Zeitlang durch die neuen Aufgaben durcheinandergeraten wäre. Dies sei durch das Aufnahmegespräch deutlich geworden. Der Pfleger hätte ihn danach noch zweimal zu Gesprächen einbestellt und sehr gute und wirksame Vorschläge gemacht. Wie so oft hat eine Orientierung an der Realität in Verbindung mit dem echten Interesse eines erfahrenen Beraters geholfen, um die Ressourcen des Patienten zu mobilisieren, ohne auf eine aufwendige psychotherapeutische Technik zurückgreifen zu müssen.

Bestandsaufnahme und Beendigung des Erstgesprächs

Obwohl die Bestandsaufnahme gegen Ende dieses Kapitels erörtert wird, sollte dieser Prozeß während des ganzen Gesprächs stattfinden. Wir gehen davon aus, daß Interviewer inzwischen gelernt haben, die Reaktionen ihrer Klienten mehr oder weniger kontinuierlich zu registrieren. Ebenso wichtig, wenn auch nicht ebenso einfach, ist es, daß der Interviewer sich seiner eigenen Reaktionen auf den Klienten bewußt ist. Es ist praktisch unmöglich, nicht affektiv auf Klienten zu reagieren. Diese Reaktionen sind Ausdruck seiner menschlichen Natur. Klienten können Interviewer aufregen, deprimieren, sexuell erregen, anwidern, ärgern, bestürzen, langweilen, ihnen Angst machen, sie verblüffen, in Erstaunen versetzen, stimulieren und verwirren. Das Erleben solcher Empfindungen ist gewöhnlich kein Problem, es sei denn, sie werden nicht wahrgenommen und eingestanden, oder man läßt sich unreflektiert von ihnen leiten. Letzteres geschieht im allgemeinen, weil Interviewer diese Gefühle *nicht* wahrgenommen und sich eingestanden haben. Wenn man aufgrund der Gefühle, die während des Gesprächs entstehen, handelt, so führt dies im allgemeinen entweder zu Über- oder Unterengagement gegenüber dem Klienten. Eine solche nicht angemessene Ebene des Engagements dient Supervisoren als nützlicher Hinweis für die Klärung der Gefühle von Interviewern in Bezug auf ihre Klienten. Nur durch Übung und supervidierten Klientenkontakt kann man lernen, sorgfältig auf seine Gefühle zu achten und gleichzeitig sich ganz dem Klienten zuzuwenden.

Auch Interviewer haben – wie ihre Klienten – Gefühle, die sowohl der gegenwärtigen Situation (Reaktion auf das Patientenverhalten) als auch dem Gepäck entstammen, das sie aus ihrer eigenen Lebensgeschichte in die Sitzung mitbringen (Gegenübertragung). Weiter vorn in diesem Kapitel haben wir ausgeführt, wie wichtig es ist zu wissen, wie man sich selbst gegenüber verschiedenen Menschen verhält. Ebenso wichtig ist es, daß Therapeuten mit der Zeit lernen, welche Art von Klienten durchgängig bestimmte Gefühle in ihnen hervorrufen.

So z. B. fühlt sich einer von uns (LRM) immer sehr schläfrig, müde und gelangweilt, wenn er junge Männer exploriert, deren Schwierigkeiten von einem Mangel eines gut entwickelten und arbeitenden Gewissens herzurühren scheinen. Diese Reaktion tritt gewöhnlich innerhalb der ersten fünf Minuten während des Gesprächs auf und ist inzwischen so vorhersehbar, daß es ein höchst zuverlässiger Indikator für einen Über-Ich-Mangel ist. Es ist klar, daß solche Klienten vermutlich nicht sehr positiv von diesem Interviewer angesehen werden. Dies zu erkennen hilft, Probleme zu vermeiden, weil man sich vorausschauend darauf einstellen kann.

Grundsätzlich raten wir unerfahrenen Interviewern, sich früh während des Gesprächs zu fragen, ob sie den Klienten mögen und/oder ihn interessant finden. Ist dies nicht der Fall, sollte der Interviewer schnell zu klären versuchen, worauf seine Reaktion zurückzuführen ist: auf das Gesprächsverhalten des Klienten oder auf etwas am Klienten, das ihn unangenehm berührt und mit früheren Erfahrungen mit ähnlichen Klienten zu tun hat; auf eine besondere Stimmung des Interviewers an diesem Tag oder darauf, daß irgend etwas am Klienten Gefühle bei ihm auslöst, die auf seine eigene Lebensgeschichte zurückgehen. Dies ist natürlich leichter gesagt als getan, wenn man gleichzeitig das Gespräch weiterführen muß, aber es ist wichtig, den Anteil des Klienten, des Interviewers und der Situation an den Gefühlsreaktionen genau zu klären. Dies ist unbedingt nötig, um zum bestmöglichen Verständnis des Klienten und seiner potentiellen Zugänglichkeit für psychosoziale Interventionen zu gelangen.

Von Therapeuten sollte man nicht erwarten, daß sie Heilige sind. Es gibt niemand, der jeden mag. Man kann nicht von ihnen erwarten, daß sie sich mit jedem Klienten gut verstehen. Probleme entstehen nicht dadurch, daß man einige Klienten nicht mag, sondern dadurch, daß man nicht erkennt, daß man sie nicht mag. Soweit stark negative und positive Gefühle wahrgenommen und eingestanden werden, verursachen sie im allgemeinen keine Schwierigkeiten.

Neben unerkannten Gefühlsreaktionen sind von seiten des Therapeuten die bereits erwähnte Rettungsphantasie und Zudringlichkeit potentielle Quellen von Schwierigkeiten im Erstgespräch.

Eine letzte, nicht seltene Ursache für Probleme zwischen Therapeut und Klient besteht in den unerfüllbaren Erwartungen des Therapeuten an den Klienten. Menschen arbeiten im psychosozialen Feld oft deshalb, weil sie gerne anderen Menschen helfen. Anderen helfen zu wollen, ist eine hervorragende Motivation, solange sie nicht die folgende Klausel enthält: »Du mußt dich so verhalten, wie ich es von dir aufgrund meiner Fürsorge erwarte.« Therapeuten sollten daran denken, daß das Leben des Klienten, dem sie versuchen zu helfen, ihm und nicht dem Therapeuten gehört. Klienten muß erlaubt sein zu tun, wozu sie sich entschieden haben, selbst wenn Therapeuten der Meinung sind, daß es ein Irrweg ist (unmittelbare Gefahr selbstverständlich ausgenommen). Therapeuten, für die es von großer Bedeutung ist, daß Klienten ihren Erwartungen entsprechen, laufen mit der Zeit Gefahr, frustriert, enttäuscht und desillusioniert zu sein. Wenn sie ihre Erwartungen nicht mühelos auf realistischere Ebenen einstellen können, werden sie sich vermutlich zurückziehen, unaufmerksam sein oder den Beruf quittieren. Glücklicherweise beruhen die meisten unrealistischen Erwartungen auf Mangel an Erfahrung. Zeit und Supervision sind eine sehr nützliche Medizin zur Behandlung derartiger »Erwartungsstörungen«.

Am Ende des Gesprächs sollte es eine Art Abschluß für Interviewer wie Klient geben. Nachdem genügend Basisinformationen gesammelt, gemeinsame Problemlösungsstrategien entwickelt und die Grenzen der Reaktionen des Klienten (hinsichtlich Beziehung, Affekt und Kognition) geprüft wurden, sollte der Interviewer den Schluß einleiten. Das Ende *sollte nicht* primär durch den Ablauf der Zeit bestimmt sein. Nach unserer Erfahrung sind 40 bis 60 Minuten notwendig, um das zu tun, was oben ausgeführt wurde. Jedoch sollten, wenn irgend möglich, ca. 75 Minuten für ein Erstinterview eingeplant werden. Das Einplanen einer Zeitreserve wirkt der Angst des Interviewers entgegen, wenn die Zeit knapp wird und vieles noch zu tun ist. Häufig kann ein Erstgespräch zufriedenstellend in 30 bis 35 Minuten geführt werden. Jedoch kann Zeitdruck zu Verkürzungen, unzureichender Sensibilität für entscheidende Inhalte und wichtige averbale Hinweise führen, wie auch zum Mißbrauch der Therapeuten-Macht derart, daß das Zustandekommen der entscheidenden auf Zusammenarbeit beruhenden Beziehung beeinträchtigt wird. Es liegt in der Verantwortung des Therapeuten, den Rahmen vorzugeben. Dazu kann er, gegen Ende des Interviews, etwa folgendes sagen: »Wir haben über vieles heute gesprochen, und ich frage mich, ob es noch irgend etwas gibt, was ich Ihrer Meinung nach über Sie und Ihre Situation wissen sollte, damit ich ein möglichst vollständiges Bild erhalte?« Dies ist *keine* Frage der Form halber. Der Interviewer sollte ruhig auf eine Antwort warten. Kommt keine, sollte die Frage umformuliert werden. »Ich frage Sie noch einmal, bevor wir zum Ende kommen, sind Sie sicher, daß wir über alles gesprochen haben, was von Bedeutung für Ihr Problem und dessen mögliche Lösung ist?« Der Interviewer muß geduldig auf eine Antwort warten, falls es eine gibt.

Als nächstes sollte der Interviewer mit dem Klienten die einvernehmlich abgesprochenen Ziele wiederholen und zusammenfassen, wie auch die gemeinsam festgelegten Wege, um diese zu erreichen. Diese Zusammenfassung sollte einfach sein, nach Punkten aufgelistet und von Fragen begleitet werden. Diese sollen sicherstellen, daß der Klient jeden einzelnen Punkt verstanden hat. »Sagen Sie mir so klar wie möglich, wie Sie ... verstanden haben.«

Zum Schluß sollte der Interviewer versuchen, die explizite Gefühlsreaktion auf das Gespräch zu erfahren und den Klienten fragen, ob er noch eine letzte Frage stellen möchte. Fragen sollten offen und direkt beantwortet werden. Der Klient sollte zur Tür begleitet und per Handschlag verabschiedet werden.

Aus einem erfolgreich verlaufenen Erstgespräch wird der Klient vermutlich global »besser« wirkend herauskommen – mit erhobenem Kopf, gerader Haltung, festem Schritt und einem Lächeln auf dem Gesicht.

Dies war ein langes und komplexes, aber wichtiges Kapitel. Sein Inhalt sollte durch Aneignung und Gespräche mit Klienten, Mitarbeitern und Supervisoren beherrscht werden. Geschickte Gesprächsführung ist das A und O wirksamer Helfer. Zur Erleichterung des Lern- und Rekapitulationsprozesses haben wir die wichtigsten Punkte, die im Verlauf eines Erstgesprächs zu beachten sind, zusammenfassend aufgelistet (Tabellen 6.1, 6.2 und 6.3).

Tabelle 6.1: Die Gestaltung des ersten Kontakts

1. Herstellung der Beziehung
   Die Beteiligten
   Aktive Empathie und Achtung
   Verständnis für Macht- und Statusunterschiede
   Partnerschaftliche Beziehung
2. Die Festlegung des Rahmens
   Klärung der Erwartungen des Klienten
   Bearbeitung und Ausweitung von Projektionen

Vermittlung einer Struktur
Definition der Aufgabe
3. Beurteilung der initialen Beziehung
Offenheit – Verschlossenheit
Nähe – Distanz
4. Der »Joiner«
Zwangloses Verhalten
Gemeinsamkeit von Erfahrungen
Genaue Verwendung der Sprache des Klienten
5. Umgang mit Verzerrungen und falschen Zuschreibungen
6. Vermeidung von Klischeevorstellungen

Tabelle 6.2: Der Inhalt – was ist zu bewerten?

1. Entscheidende Fragen
   a. Was führt Sie her?
   b. Was ist geschehen, das Sie hergeführt hat?
   c. Was wünschen und erwarten Sie?
   d. Wie kann ich Sie dabei unterstützen?
2. Kompetenzen
   a. interpersonale
   b. instrumentelle

Tabelle 6.3: Bestandsaufnahme und Abschluß

1. Auswirkung deines Gesprächs
   a. Reaktion des Klienten; körperlich und sprachlich
   b. deine Reaktion
2. Ursachen von Problemen im Gespräch
   a. Die Retterphantasie
   b. übermäßige Zudringlichkeit
   c. unerfüllte Erwartungen
   d. Unfähigkeit in der Wahrnehmung der eigenen Reaktionen
3. Und zum Abschluß ...
   a. erneutes Festlegen des Rahmens
   b. Zusammenfassung
   c. Klärung der Gefühlsreaktion

7 Fortwährende Anteilnahme

Gute gemeindepsychiatrische Dienste zeichnen sich dadurch aus, daß sie in der Lage sind, ihren Klienten die *erforderliche* langfristige Anteilnahme durch Mitarbeiter im natürlichen Umfeld des Klienten anzubieten. Dieses lange Engagement (und wir meinen *Jahre*, falls erforderlich) kann in der Psychiatrie Tätige verschleißen. In späteren Kapiteln legen wir dar, wie gemeindepsychiatrische Dienste am besten zu organisieren sind, um die Entwicklung solcher Beziehungen zu erleichtern (Kap. 8), und wie das Ausbrennen von Beschäftigten aufgespürt und damit umgegangen werden kann (Kap. 10). Zuvor aber beschreiben wir in diesem Kapitel spezielle Wege des Beteiligtseins in andauernden Mitarbeiter-Klienten-Beziehungen.

Gerade auf dem Gebiet kontinuierlicher stützender Beziehungen erhalten allgemeine Faktoren, die sich bei allen Formen psychosozialer Interventionen (unabhängig von Therapeut und Technik) als wichtig erwiesen haben, eine besondere Bedeutung. Therapeuten sollten diese Faktoren im Auge behalten und versuchen, sie optimal zur Anwendung zu bringen. In diesem Kapitel definieren und erläutern wir häufige allgemeine Faktoren psychosozialer Behandlung. Danach beschreiben wir eine Reihe entsprechender Beziehungsstile, die den gesamten psychosozialen Interventionsprozeß verbessern.

Allgemeine Faktoren psychosozialer Behandlung

Wie ursprünglich von Frank (1971) dargelegt, lassen sich folgende allgemeine Faktoren unterscheiden:

Der *therapeutische Rahmen*: Milieu und Bedingungen des Heilungsprozesses. Danach erlebt der Klient den Helfer, die Einrichtung oder das Angebot als hilfreich oder als Rahmen, mit Hilfe dessen er sich selbst helfen kann.

Vertrauensvolle Beziehung zu einem Helfer: Dieser entscheidende Faktor wurde bereits in Kapitel 6 angesprochen. Er umfaßt weiterhin die in letzter Zeit beschriebenen Variablen des Arbeitsbündnisses zwischen Klient und Therapeuten, die Akzeptanz der Betreuung bzw. Therapie und deren positive Bewertung seitens der Klienten (Frieswyk, Colment und Allen 1984; Gomes-Schwartz 1978; Hartley und Strupp 1983; Horowitz und Marmar 1985; Marziali 1984; Marziali, Marmar und Krupnick 1981; Morgan, Luborsky, Crits-Christoph, Curtis und Solomon 1982; Strupp 1973).

Plausible Ursachenerklärung: Therapeut und Klient sollten in der Lage sein, ein gemeinsames Verständnis zu erarbeiten, wie und warum das Problem entstanden ist. Die Beantwortung der ersten der zwei Fragen des Erstgesprächschemas (Was ist das Problem? Was geschah?), wie im Kapitel 6, S. 108 ff. dargelegt, sollte zumindest eine vorläufige Arbeitshypothese liefern. Diese wiederum sollte zur Entwicklung gemeinsamer Ziele sowie der Methoden, wie diese zu erreichen sind, führen. Jüngere Arbeiten zum Arbeitsbündnis fanden einen hohen Zusammenhang zwischen gutem Therapieerfolg und der Übereinstimmung zwischen Therapeut und Klient hinsichtlich der Ziele und der Strategie der Therapie (Bordin 1979; Horvath und Greenberg 1986). Diese Übereinstimmung in Ziel und Strategie sollte sich mit den Antworten auf die Fragen drei und vier herausbilden (Was wünschen und erwarten Sie? Wie kann ich Sie dabei unterstützen?). Eine gemeinsame sinnvolle Erklärung für ein Phänomen ist für Klient und Professionellen gleichermaßen nützlich und verhilft beiden, die gemeinsame Arbeit über die Zeit aufrechtzuerhalten.

Die persönlichen Eigenschaften des Therapeuten bewirken positive Erwartungen: Ein an der Beziehung orientierter, problemlösender Ansatz wie in Kapitel 6 beschrieben, gepaart mit Optimismus, sollte Therapeuten in die Lage versetzen, mit der Zeit positive Erwartungen zu wecken. Klienten bessern sich fast immer. Dieser Prozeß kann durch klare, konsequente, realistische und positive

Erwartungen unterstützt werden. Erwartungen bestimmen in hohem Maße das Verhalten. Negative Erwartungen fördern destruktives Verhalten und führen eher zu negativ konnjotierten Situationsdefinitionen, was seinerseits in einer Spirale destruktiver sich selbst erfüllender Prophezeiungen enden kann. Auf der anderen Seite können Hoffnung und Optimismus, die Mitarbeiter durch positive Erwartungen ausstrahlen, entscheidend zum Prozeß der Ermutigung beitragen, den fast alle Klienten benötigen, die um psychologische Hilfe nachsuchen. Ein realistischer Optimismus trägt und stärkt die Moral sowohl der Mitarbeiter als auch der Klienten.

Ermöglichung von Erfolgserlebnissen: Geringes Selbstbewußtsein und Mangel an Selbstvertrauen, an Kompetenz und dem Gefühl, etwas bewirken zu können, kennzeichnen entmutigte Menschen. Ein nicht entmutigter psychiatrischer Klient ist selten. Die Hilfe kann als ein Prozeß der Ermutigung angesehen werden, der dem Klienten dazu verhilft, verschiedene Möglichkeiten zu entwikkeln, Probleme zu lösen, Hindernisse zu überwinden und Ziele zu erreichen. Dazu müssen Klienten und Therapeuten sich auf Ziele und Strategien (Bordin 1979) einigen, die sie dann in die Praxis umsetzen müssen. Selbst der kleinste Fortschritt, wie z. B. die Pflege der äußeren Erscheinung, ist für diesen Prozeß wichtig. Die Unterstützung von Klienten bei der Vereinbarung von Bewerbungsgesprächen ist ein einfaches Beispiel dafür, wie das Arbeitsbündnis genutzt werden kann, um ein Erfolgserlebnis zu vermitteln. Ständige Aufmerksamkeit für die erneute Festlegung von Zielen und Strategien (Was möchten Sie? Wie kann ich Sie dabei unterstützen?) gestattet dem Therapeuten, Erfolgserlebnisse zu ermöglichen, die positiv auf den Therapieprozeß zurückwirken, so daß der Klient auch weiterhin Gefallen am Prozeß findet und ihn als hilfreich ansieht (Literatur: Frieswyk u. a. 1984; Gomes-Schwartz 1978; Hartley und Strupp 1983; Horowitz und Marmar 1985; Marziali 1984; Marziali u. a. 1981; Morgan u. a. 1982; Strupp 1973). Dazu gehört auch, daß Mitarbeiter nie etwas für Klienten tun sollen, wozu diese selbst in der Lage sind. Dies fördert nur unnötige Abhängigkeit und hindert Klienten daran, Verantwortung wahrzunehmen und Kompetenz über Erfolge zu entwickeln.

Grundsätze der Beziehungsgestaltung

Die Wirksamkeit der allgemeinen Therapiefaktoren kann durch die Anwendung gewisser Beziehungsmodi im täglichen Umgang mit Klienten gesteigert werden (vgl. Tab. 7.1). Jeder Beziehungsgrundsatz wird dabei einem oder mehreren der allgemeinen Faktoren zugeordnet.

Tabelle 7.1: Grundsätze der Beziehungsgestaltung in der Gemeindepsychiatrie

1. Die nicht theoriegebundene Notwendigkeit des Verstehens
2. Institutionsübergreifende Beziehungskontinuität
3. Flexibilität in der Reaktion auf Klientenbedürfnisse
4. »Sein-Mit«, »aufmerksam Bei-Stehen«
5. Zentrierung auf praktische Lebensprobleme
6. Beratung: Wege aufzeigen und ermöglichen
7. Gleichwertigkeit in der Beziehung
8. Vertrauen auf Selbsthilfe

1. Die Notwendigkeit nicht theoriegebundenen Verstehens (plausible Ursachenerklärung)

Dies bedeutet, zu offenen, nicht wertenden, toleranten und respektvollen Beziehungen zu ermutigen. Der Therapeut bemüht sich zu verstehen, was im Klienten vorgeht, ohne dabei zu kategorisieren. Erklärende Hypothesen mögen sich dabei zwecks besseren beiderseitigen Verständnisses des Sinnzusammenhangs entwickeln, jedoch sollten diese Hypothesen immer einer Überprüfung aufgrund neuerer Informationen und neuer Situationen zugänglich sein.

2. Kontinuität der Beziehung (vertrauensvolle Beziehung)

Hier handelt es sich zum Teil um ein administratives Prinzip. Solange ein Dienst nicht so organisiert ist, daß er Kontinuität ermöglicht und fördert, kann er seine Aufgaben nur schwer erfüllen. Als Grundsatz empfehlen wir, daß ein *Team* von drei oder mehreren Personen die primäre therapeutische Bezugsgruppe des

Klienten sein sollte. Im Fall einer Krise, die die Selbsthilfemöglichkeit des Klienten übersteigt, ist so jemand verfügbar, mit dem der Klient eine kontinuierliche Beziehung hat, um ihm bei der Bewältigung der Krise zu helfen. Wenn der Klient sich in einer intensiv betreuten Form des Wohnens befindet (Krankenhaus oder Wohnalternative), wird die Funktion des Teams ergänzt durch die Mitarbeiter dieser Einrichtung. Diese Kontinuität läßt sich auf mehreren Wegen erreichen, z. B. indem Teammitglieder – rotierend – Teile ihres Arbeitstages mit dem Klienten in der entsprechenden Einrichtung verbringen. Das Team oder ein Mitglied müßte bei allen klientenbezogenen Besprechungen, die möglicherweise Entscheidungen beinhalten, einbezogen sein.

3. *Flexibilität in der Reaktion auf Klientenbedürfnisse (vertrauensvolle Beziehung, Erfolgserlebnisse)*

Damit ist gemeint, daß der Mitarbeiter ständig auf Veränderungen der gesamten Situation, des klinischen Zustandes und der Bedürfnisse des Klienten achtet und reagiert. In hierarchisch strukturierten Organisationen mit ihrer Neigung, Fähigkeiten von Mitarbeitern, auf wechselnde Anforderungen der Situation zu reagieren, zu behindern, ist dies schwer durchzuführen. Das gilt ebenso für Dienste, die von einer einzigen theoretischen Perspektive her arbeiten. Reaktionsflexibilität erfordert, daß Vorschriften und Regeln im Hinblick auf ihre Bedeutung für spezielle Patienten betrachtet und Therapiepläne eher als Richtlinien denn als Vorschriften angesehen werden. Wenn bürokratische oder theoretische Hemmnisse nicht bestehen, ergibt sich ein Behandlungsplan folgerichtig und leicht aus der konstanten Beachtung und, falls erforderlich, Neubestimmung der Zusammenarbeit mit dem Klienten. Sobald dieser zum Beispiel wieder geordneter ist, wird der sensible Helfer darauf mit einer allmählichen Änderung seines vorherrschenden Beziehungsstils des »Mit-Seins« zu einem mehr lebenspraktischen problemlösend orientierten Beziehungsstil zu antworten.

4. *»Mit-Sein«, »aufmerksam Bei-Stehen«, »Sein-Lassen« (vertrauensvolle Beziehung)*

Dieser Beziehungsmodus beinhaltet eine offene, nicht wertende Akzeptanz, einfühlsames Verstehen, Unterstützung, Beruhigung,

Bestätigung und Halt, *ohne* zudringlich, zu gesprächig oder fordernd zu sein und ohne unrealistische Erwartungen zu übermitteln. Sein Kennzeichen ist eine bejahende, zugewandte Anwesenheit ohne Erwartung, mit dem Klienten etwas tun zu müssen. Dieser Modus sollte der primäre Umgangsstil mit sehr fragmentierten und verwirrten Klienten sein. Sobald Klienten wieder geordneter sind und wenn praktische Probleme angegangen werden müssen, ist der Nutzen dieser Haltung geringer. Dieser Beziehungsmodus sollte jedoch immer für Klienten bereit stehen, die dabei sind, sich wieder zu stabilisieren und die zunehmendem Streß ausgesetzt sind, wenn sie ihr Leben wieder in den Griff zu bekommen versuchen. Denk daran, Zeit ist eine wirkungsvolle Medizin.

5. *Konzentration auf praktische Lebensprobleme (Erfolgserlebnisse; plausible Ursachenerklärung)*

Vielen Klienten fällt es schwer, psychische Probleme und Beziehungsschwierigkeiten anzusprechen, bevor nicht drängende finanzielle, Arbeits- oder Wohnungsangelegenheiten gelöst sind. Es fällt schwer, mit jemandem ein Beziehungsproblem anzugehen, der nicht weiß, wovon er sich ernähren soll. Daher sollten die praktischen Alltagsprobleme in einem problemlösungs- und beziehungsorientierten Ansatz Vorrang haben. Eine solche Herangehensweise schafft auch Gelegenheit für Erfolge, die ermutigen und Selbstachtung sowie Selbstvertrauen aufbauen. Auch fördert sie die Beziehung, weil reale Bedürfnisse anerkannt, ernsthaft angegangen und hoffentlich auch erfüllt werden. Nichts dient so sehr dem Aufbau einer Beziehung wie Dankbarkeit!

Bei der Erledigung konkreter Aufgaben lernt man viel über die Schwierigkeiten des Klienten. Mitarbeiter lernen die »Auto-Therapie« sehr zu schätzen. Man kann viel über Klienten erfahren, während man im Wagen sitzt und gemeinsam Dinge erledigt. Mit diesem Wissen fällt es viel leichter, einen zutreffenden Plan für eine psychologische und auf Beziehung gerichtete Therapie zu entwerfen (vgl. unten: Das gesprochene Wort).

6. *Beratung (therapeutischer Rahmen; positive Erwartungen)*

Dieser Beziehungsmodus des »Mit-Tun« (im Sinne gemeinsamen Tuns) beinhaltet eine aktivere Haltung als das »Sein-Mit« und vermeidet dabei die unglückliche Assoziation »Tun« (im Sinne von mit jemandem als Objekt etwas tun) einiger »Therapie«-Formen[13]. Wie WYNNE, MCDANIEL und WEBER (1986) darlegten, umfaßt Beratung Bestandsaufnahme, die Erstellung eines Plans, die Zusammenarbeit zwischen Berater und Ratsuchendem, die Entwicklung konstruktiver Bewältigungsstrategien mit verschiedenen Optionen und Informationen. Erwartet wird die Beteiligung von wenigstens drei Personen am Beratungsprozeß. Ähnlich der Familientherapie ist die Art der hier propagierten Beratungsbeziehung offener und weniger privat als es in den meisten Arzt-Patienten-, Therapeut-Klienten-Beziehungen üblich ist. Von diesen herkömmlichen Zwei-Parteien-Beziehungen wird im allgemeinen Exklusivität und Vertraulichkeit erwartet. Unser Ansatz hingegen, der eine Vielzahl von Akteuren einbezieht, kann realistischerweise absolute Vertraulichkeit *innerhalb* des Beratungssettings oder Dienstes nicht garantieren. Beratungsbeziehungen haben gegenüber diesen Zwei-Parteien-Beziehungen jedoch folgende Vorzüge: Erstens sind sie eher auf die Herstellung von Funktionen als auf eine »Kur« ausgerichtet. Zweitens orientieren sie sich mehr auf Zusammenarbeit, Selbsthilfe und Gleichberechtigung als jene Beziehungen, in denen der Therapeut das Programm bestimmt und dem Klienten gegenüber im Vorteil ist. Drittens gilt das Hauptinteresse der Entwicklung von Fähigkeiten statt der Psychopathologie und den Defiziten des Klienten.

John zum Beispiel, ein 30jähriger lediger Mann, lebt seit Jahren mit seiner verwitweten Mutter zusammen. Er kommt zum Behandlungsteam, weil seine Mutter sein störendes Verhalten nicht länger aushält. Diese Verhaltensmuster hatte bereits zu mehreren Krankenhauseinweisungen in der Vergangenheit geführt. John räumt ein, daß die Beziehung zu seiner Mutter schwierig sei, aber er meint, wieder zu ihr zurückkehren zu müssen, da er keine andere Möglichkeit sähe.

Es wird empfohlen, daß die Mitarbeiter die problematische Natur der Beziehung anerkennen und dann anbieten, John und seine Mutter gemeinsam einzubestellen, um auch deren Sicht kennenzulernen. In der Sitzung können dann andere Möglichkeiten mit beiden erörtert werden. Wenn es sich herausstellen sollte, daß die Entlassung nach Hause von beiden, wenn auch ambivalent, gewünscht wird, können die Voraussetzun-

13 Das Englische unterscheidet zwischen beiden Beziehungsverhältnissen im übrigen prägnanter mit »doing with« und »doing to« – Anm. d. Übers.

gen dafür vereinbart und zusätzliche Sitzungen – unter Einbeziehung wichtiger weiterer Bezugspersonen, wie Geschwister, andere Verwandte und Freunde – einberaumt werden. Obwohl Mitarbeitern dieses Arrangement nicht optimal erscheinen mag, sollten sie nicht versuchen zu intervenieren, wenn John und seine Mutter dies als ihre Lösung entwickelt haben. Schließlich erscheint dieses Arrangement auch nicht eindeutig destruktiv. Eine Möglichkeit, der Situation zu begegnen, ist die Einbeziehung des sozialen Netzwerkes (sofern es eine gibt). Die Absicht hierbei ist, die Intensität der Mutter-Sohn-Beziehung durch Einbeziehung des Netzwerkes etwas zu entschärfen. Auch könnten die Mitarbeiter nach Wegen suchen, Mutter und Sohn dabei zu helfen, mehr Zeit in ihren jeweiligen Bezugsgruppen zu verbringen. Wenn dies gelingt, gibt es weniger Gelegenheiten für die Entwicklung von Konflikten, die immer wieder dazu führen, daß der Sohn aus dem Haus geworfen wird.

Bei diesem Beispiel wäre es vermutlich für die Mutter und Sohn beratenden Mitarbeiter ratsam, weitere, aber relativ seltene Netzwerkgespräche zu vereinbaren und eine Verbindung zu Gruppen Gleichbetroffener (z. B. eine Angehörigengruppe für die Mutter und eine Gruppe ehemaliger Klienten für den Sohn) herzustellen.

7. Gleichwertigkeit in der Beziehung (Erfolgserlebnisse)

Es ist gut, wenn Mitarbeiter Klienten gegenüber bescheiden auftreten. Jede Begegnung sollte als Chance gesehen werden, über sich oder den Klienten etwas Neues zu lernen oder besser zu verstehen. Diese Einstellung zu vermitteln fällt leichter, wenn Mitarbeiter Klienten eher wie Freunde denn als gestörte Menschen empfinden.

Dieser Beziehungsmodus befähigt Mitarbeiter, Machtkämpfe und Manipulationsversuche zu vermeiden. Die partnerschaftliche Orientierung beinhaltet nicht notwendigerweise Gleichheit oder völlige Gegenseitigkeit der Beziehung. Aufgrund der Unfähigkeit des Klienten, bestimmte Probleme zu lösen, einerseits sowie der Lebenserfahrung und Ausbildung der Mitarbeiter andererseits bekommen Klienten in der Regel mehr als sie geben. Von daher beinhalten solche Beziehungen immanente Status- und Machtunterschiede. Diese lassen sich nicht vermeiden. Um ihre potentiell schädlichen Wirkungen zu begrenzen, sollten sie wahrgenommen, eingeräumt und erörtert werden. Das Ziel ist die Entstehung von Beziehungen, die sich mit der Zeit zu mehr oder weniger gegenseitigen (freundschaftsähnlichen) entwickeln.

Die richtige Anwendung dieser Einstellung wahrt die Autonomie des Klienten, sieht die Notwendigkeit von Hilfe als vorübergehend an und hält die Rolle der Mitarbeiter als »Experten« möglichst klein. Mitarbeiter können nutzbringend mit Autorität auftreten (z. B. indem sie ihre relevante Lebenserfahrung zur Verfügung stellen), ohne autoritär zu sein. Vorübergehende elternähnliche Beziehungen sind ebenfalls akzeptabel, solange sie ihre Zweckmäßigkeit nicht überdauern und sich nicht zu Beziehungen dauerhaft *einseitiger* Abhängigkeit verdinglichen.

8. Vertrauen auf Selbsthilfe (therapeutischer Rahmen)

Zwecks Förderung von Verantwortung, Einfluß und Autonomie sowie der Fähigkeit zur Lösung persönlicher Probleme sollten Klienten ermutigt werden, selbst mögliche Problemlösungsstrategien zu entwickeln. Die praktische Umsetzung sollten die Helfer soweit nötig unterstützen, ohne sich selbst als »Experten« aufzubauen. Sie sollten nur dann eingreifen, wenn Klienten eine *eindeutig* destruktive Strategie unmittelbar umsetzen wollen.

Selbsthilfe ist in Wirklichkeit gegenseitige Hilfe. Größtmögliche Zurückhaltung als Grundeinstellung hält das Interesse der Mitarbeiter darauf gerichtet, wie sie Klienten dazu verhelfen können, von ihrem eigenen Netzwerk mehr Gebrauch zu machen. Indem sie ständig *Gruppe, Gruppe, Gruppe* denken, können Mitarbeiter Klienten helfen, Kontakt zu einer Gruppe zu finden bzw. eine solche zu gründen – vorzugsweise eine solche, die nicht ausschließlich aus Klienten besteht. Das eigentliche Ziel besteht darin, Klienten aus dem Betreuungssystem zu entlassen, obwohl eingeräumt werden muß, daß viele nicht draußen bleiben.

Wenn Mitarbeiter diese Beziehungsmodi klar und konsequent anwenden, so werden sie für die Klienten leichter zu Vorbildern, die diese mit der Zeit versuchen zu imitieren und mit denen sie sich identifizieren. Dieser ursprüngliche Lernprozeß kann beträchtliche Veränderungen beim Klienten bewirken, wenn er nur genügend lange mit qualifizierten Mitarbeitern Kontakt hat, die auf seine Bedürfnisse sowie die seiner Familie und seines Netzwerkes angemessen eingehen. »Genügend« variiert beträchlich von Klient zu Klient und hängt von der Notwendigkeit, der Intensität und der Dauer des Kontaktes ab. Daher reichen für einen relativ kompetenten und in Beziehungen angstfreien Menschen einige wenige ambulante Gespräche aus. Hingegen kann es bei einem 18jährigen, der die Schule mit der 6. Klasse abbrach und sich mit seiner Verrücktheit seit zwei Jahren in sein Schlafzimmer zurückgezogen hat, Monate intensiver Betreuung in einer beschützten Wohnsituation erfordern, bis dieser Prozeß Wirkung zeigt.

Aus diesem Grund halten wir willkürlich festgelegte regelhafte Behandlungsdauern für nicht angebracht. Behandlung sollte selbstverständlich nur so lange wie unbedingt notwendig erfolgen. Ihre Dauer ist jedoch schwierig vorherzusagen. Grundsätzlich sollte sie beendet werden, wenn die ursprünglich festgelegten Ziele erreicht sind. Tauchen diesbezüglich Fragen oder Kontroversen auf, sollte mit Hilfe von Supervision vermieden werden, daß subjektive Definitionen des »Optimalen« zum Tragen kommen, ohne daß diese durch erfahrene Kollegen, Klienten oder wichtige Bezugspersonen überprüft werden.

Das gesprochene Wort (Psychotherapie)

Ganze Bücher sind über Psychotherapie geschrieben worden – dieses gehört nicht dazu. Wir sind der Meinung, daß in einer guten gemeindepsychiatrischen Versorgung Netzwerk-, Familien-, Gruppen- sowie verbale und expressive Einzeltherapien angeboten werden und zur Anwendung kommen sollten. Diese müssen jedoch in die gesamte kommunale Versorgung integriert sein. Sie sind von wesentlicher Bedeutung für die psychischen Bedürfnisse vieler Klienten, welche sich gleichbedeutend neben deren sozialen und medizinischen Bedürfnissen einordnen. Es sollte keine Wertigkeitshierarchie der Behandlungsmethoden im Sinne von »besser« oder »schlechter« geben. Das heißt z. B., daß die am meisten gestörten und störenden Menschen (die gewöhnlich als schizophren bezeichnet werden) genauso bereitwillig intensive Psychotherapie erhalten sollten wie weniger gestörte (z. B. neurotisch Kranke). Stehen die Klienten-Bedürfnisse jeglicher Art im Mittelpunkt, so werden im Behandlungsplan so viel wie möglich von ihnen berücksichtigt werden, einschließlich dem nach Psychotherapie.

Die bislang dargelegten Grundsätze beschreiben Beziehungseinstellungen für Mitarbeiter in bezug auf Nutzer. Wir haben diese Grundsätze an den Anfang gestellt und besonders hervorgehoben, weil wir der Auffassung sind, daß der verbale Austausch im Verhältnis zu Fragen der Beziehung Klient – Therapeut in vielen psychiatrischen Einrichtungen überschätzt wird. Wir wollen nicht unterstützen, daß Mitarbeiter gemeindepsychiatrischer Dienste zu Psychotherapeuten werden mit 50minütigen Sitzungen, die sie im Sessel abhalten. Aus diesem Grund haben wir den Teil über den Gebrauch des Gesprächs ans Ende dieses Kapitels gestellt. Es dürfte klar sein, daß die tägliche Ausübung der verschiedenen bereits aufgezeigten Beziehungsmodi verbalen Austausch erfordern. Wir wollen jedoch herausstellen, daß der Interaktionsstil (Form oder Prozeß) genauso bedeutsam ist wie das, was gesagt wird (Inhalt).

Wir beschreiben jetzt *Richtlinien* und ein *Paradigma* für Gespräche mit Klienten im Rahmen einer stützenden Beziehung, die ihnen helfen kann, sich zu beruhigen, zu ordnen, sozial akzeptabler/verträglicher zu verhalten und selber neue Problemlösungsstrategien zu finden.

Aufgrund unserer klinischen Erfahrung und gestützt auf umfangreiche Forschungsergebnisse (Mayer-Gross 1920; McGlashan, Levy und Carpenter 1975; Soskis und Bowers 1969) glauben wir, daß Klienten, die fähig sind, eine ihr Leben unterbrechende Episode gestörten und störenden Verhaltens in ihren *Lebenszusammenhang* zu integrieren, auf Dauer bessere Ergebnisse erzielen. Besserung und Resultat sind natürlich nicht so simpel wir hier von uns dargestellt. Bei manchen Menschen ist es eher angebracht, die beunruhigenden Ereignisse zuzudecken. Nach unserer Auffassung besteht der besondere Nutzen der Psychotherapie darin, eine sonst abgespaltene Erfahrung mit dem Leben in Zusammenhang zu bringen. Dies setzt eine Beziehung voraus, die in schwierigen Zeiten aufrechterhalten werden kann. Es kann sein, daß die Qualität der Beziehung, die dazu nötig ist, mit niemandem aus dem unmittelbaren sozialen Umfeld des Klienten erreichbar ist. Daher mag es auch nichts nützen, Ereignisse mit diesem Personenkreis durchzusprechen.

Einige Klienten sind aus einer Vielzahl von Gründen niemals in der Lage, eine ausreichend gute Beziehung herzustellen, um eine Psychotherapie aufrecht zu erhalten. Psychotherapie ist nicht jedermanns Sache. Aber Mitarbeiter sollten immer daran denken, daß, soweit möglich, jede Begegnung und jede Intervention therapeutisch sein sollte. In der Regel ist dies auch so, wenn Mitarbeiter von der Einstellung her auf die Bedürfnisse ihrer Klienten eingehen.

Tabelle 7.2 enthält eine unvollständige Aufzählung grundlegender psychosozialer Interventionstechniken in der Reihenfolge des Grads an Aktivität, den sie zur Ausübung erfordern. Der Leser sollte inzwischen wissen, daß wir die *am wenigsten* aktiven Techniken bevorzugen. Die meisten dieser Techniken sind fast in jeder Situation anwendbar einschließlich formaler Psychotherapie. Einsicht fehlt in dieser Auflistung. Für uns ist dieser Begriff überstrapaziert, meist nicht klar definiert und das Vorliegen bzw. Fehlen von Einsicht schwer zu beurteilen. Werden psychosoziale Interventionen jeglicher Art richtig durchgeführt, sollten sie den Klienten dazu befähigen, neue Informationen zu erwerben und auf sein Leben anzuwenden. Dies ist bestimmend für den therapeutischen Prozeß und wissenschaftlich gut auswertbar. Aus diesen Gründen verwenden wir den weniger genauen Begriff »Einsicht« nicht.

Tabelle 7.2: Gemeindepsychiatrische Interventionstechniken der Mitarbeiter

1. Meditieren/Entspannen	Zunehmende Aktivität
2. Klären	↓
3. Alternative Sichtweisen anbieten	
4. Erlauben	
5. Informationen geben	
6. In den Lebenszusammenhang einordnen	
7. Einen neuen Bezugsrahmen setzen, um Normalisierung zu ermöglichen	
8. Alternative Handlungsmöglichkeiten entwickeln	
9. Bestärken	
10. Suggerieren, Verschreiben	
11. Unterrichten	
12. Formen	
13. Konfrontieren	
14. Abreagieren	
15. Humor einsetzen	
16. Paradox verhalten	
17. Rituale bilden	

Unser grundlegendes pragmatisches Arbeitskonzept, das sich relativ leicht vermitteln läßt (Tab. 7.3), hat als Ziel, Klienten zu helfen, eine Krankheitsperiode in ihren Lebenszusammenhang zu integrieren. Dies beginnt damit, daß der Klient lernt, die Gefühle, die durch ein belastendes Ereignis ausgelöst werden, mit diesem zu verknüpfen. Zuerst muß dem Klienten dabei geholfen werden, das Ereignis *wahrzunehmen und sich einzugestehen*. Ist dies erreicht, sollte das Gespräch sich darauf richten, dem Klienten zu helfen, mit den Konsequenzen des Ereignisses und seiner Reaktion darauf zurechtzukommen. Das auslösende Ereignis und die damit einhergehenden Gefühle müssen u. U. wiederholt besprochen werden, bis der Klient sie ohne übermäßige Verzweiflung *ertragen und erleben kann*.

Der letzte Schritt in diesem Prozeß besteht darin, durch *Herstellung einer veränderten Sichtweise* oder Einordnung in den Lebenszusammenhang dem Klienten zu einer gewissen Distanz zu diesen Ereignissen zu verhelfen und gleichzeitig einen Weg zu finden, diese Ereignisse und ihre Folgen in ihr inzwischen verändertes Leben einzubauen (SEMRAD 1966; SEMRAD und ZASLOW 1964). Dieser Teil des Vorgangs besteht im wesentlichen darin, dem Klienten dabei zu helfen, sein beobachtendes Ich zu erweitern, damit er das schmerzliche Erlebnis integrieren kann. Das Ergebnis dieses Prozesses sollte mittels der gleichen Parameter wie beim Erstgespräch beobachtbar sein, d. h. an Veränderungen der Beziehungen, des Affektes und der Kognition (vgl. Kap. 6).

Tabelle 7.3: Der Gebrauch des gesprochenen Wortes: Ein Paradigma

Die Einfügung »des Problems« in die Kontinuität der Lebensgeschichte durch:

1. *Anerkennung*, daß es das Problem gibt
2. Darüber sprechen, bis es *ertragen* werden kann
3. Herstellung einer veränderten *Sichtweise*

Die Art der Ereignisse, der durch sie ausgelösten Gefühle, der Reaktionen des Klienten sowie die Art und Weise, wie sie sich in sein Leben einfügen, dies alles ist nicht spezifisch. Es geschieht bewußt, um der Vielzahl aller möglichen Kombinationen und

Variationen, die klinisch möglich sind, Rechnung zu tragen. Damit ist ein Muster für den Prozeß aufgezeigt. Der Inhalt ist noch nicht spezifiziert. Seine jeweilige Spezifizierung muß sich aus dem fortwährenden unvoreingenommenen Bemühen, zu erforschen und zu verstehen ergeben.

Die Anwendung dieses Arbeitskonzeptes soll am Beispiel einer 22jährigen psychotischen Frau erläutert werden:

Es war fast sechs Uhr morgens, und die Sonne ging gerade auf. Susan, eine Bewohnerin, hatte soeben ihr Bett angezündet in der Absicht, sich selbst zu verbrennen. Nachdem das Feuer gelöscht war, sprachen sie und ein Mitarbeiter miteinander. Im folgenden ist der Bericht des Mitarbeiters wiedergegeben:

»Ich fragte sie, was mit ihr geschehe. Sie saß ruhig da und erzählte mir ohne Gefühlsregung, daß sie der Teufel sei und daß Radio und Fernsehen ihr Botschaften sandten, sie werde verbrennen (›burn, baby, burn‹) und das Feuer der Hölle spüren. Dann berichtete sie, sie sei zu einer Tankstelle eines Puritaners gegangen. Da Puritaner Hexen verbrannt hatten, sei sie zur Ansicht gekommen, daß sie eine Hexe sei und verbrennen würde, weil Halloween[14] vor der Tür stand.

Ich bemerkte, daß sie nach meinem Eindruck zum Ausdruck bringen wolle, sie sei irgendwie schlecht und habe etwas Falsches getan. Ihre Art des Umgangs mit diesen schmerzlichen Gefühlen bestehe darin, sich als Teufel zu sehen.

Ich fragte sie dann nach vorausgegangenen Ereignissen in ihrem Leben, die zur Folge haben könnten, daß sie sich als »schlechter Mensch« fühle. Sie berichtete daraufhin in zunächst sehr verworrener Weise von einem Streit mit ihrer Schwester in Los Angeles. Ich fragte noch einmal nach weiteren wichtigen Ereignissen in letzter Zeit. Sie erzählte nunmehr geordneter und mit einer Spur echter Traurigkeit, daß sie im letzten Mai nicht auf der Beerdigung ihres Großvaters war, obwohl ihre Schwester sie angerufen und darum gebeten hatte. Sie sei nicht hingegangen, weil sie sich vor Beerdigungen fürchte und ihre Großmutter nicht leiden und weinen sehen wollte. Außerdem hatte sie Angst vor der Begegnung mit ihrer Mutter und Schwester. Beide Darstellungen waren gelegentlich begleitet von albernem Kichern, Fragen an mich, ob ich dächte, daß sie der Teufel sei, sowie Beteuerungen, sie sei tatsächlich der Teufel. Ich antwortete mit meinem Eindruck, daß sie

14 Der Abend vor Allerheiligen, der auf keltische und angelsächsische Ursprünge zurückgeht und Bezug zu übernatürlichen Kräften, wie Geistern, Hexen, Kobolden, Feen, Dämonen u. ä. hat – Anm. d. Übers.

immer dann davon spreche, der Teufel zu sein, wenn sie den Schmerz ihrer Traurigkeit und Schlechtigkeit spüre.

Allmählich kamen wir überein, daß ihre wahnhafte Überzeugung und ihre Beziehungsideen wohl immer dann auftraten, wenn sie mit ihrem Schmerz konfrontiert war. Später waren wir uns einig, daß dies vielleicht ihre Art sei, sich vor diesen Schmerzen zu schützen. Ich sprach mit ihr näher über ihre Beziehung zum Großvater und wie sie bei ihm lebte, als die Umstände daheim für sie ungünstig waren. Wir sprachen auch im einzelnen über die Beerdigung, bei der sie nicht war. Sie wußte, daß ihr Großvater sich gewünscht hatte, eingeäschert zu werden, und fragte sich, was tatsächlich bei der Beerdigung geschehen sei.

Sie erzählte dann, daß das Feuer kein Unfall war. Sie hatte die Absicht, sich zu verbrennen und hatte die angezündete Zigarette in die Matratze gehalten und gewartet, bis diese Feuer fing und ihr Haar verbrannte. Erst dann entschied sie sich, daß es unfair gegen alle anderen sei, das Haus in Flammen aufgehen zu lassen. Daraufhin holte sie Greg.

Unser Gespräch wandte sich dann wieder der Schwester zu. Die Geschichte entfaltete sich anhand von Bildern und mit einem sehr herzzerreißenden Brief, der davon handelte, wie ein Jahr zuvor ihre Schwester sich einer gynäkologischen Operation unterziehen mußte und dabei alle Beckenorgane verlor. Der Brief der Schwester beschrieb, wie leer, deprimiert, unweiblich und hoffnungslos sie sich fühle. Einige Bemerkungen von Susan über ihre Schwester ließen mich glauben, daß sie sich in einer selbstzerstörerischen Konkurrenzbeziehung zur Schwester befand, in der Susan in den Augen von Mutter und Schwester immer die »Schlechte«, die »Verantwortungslose«, die »Verliererin« war. Dies veranlaßte mich anzunehmen, daß der Akt der Selbstverbrennung irgend etwas mit der Zerstörung ihrer Weiblichkeit zu tun hatte. An diesem Punkt erzählte sie von ihrer sexuellen Promiskuität, die mit der Operation ihrer Schwester begann.

Gegen neun Uhr nahmen wir dann auf der Couch im Wohnzimmer Platz. Als wir uns diesen Ereignissen näher zuwandten, fing sie an, leise vor sich hin zu weinen. Wenn ich unaufmerksam und schläfrig wurde, sprach sie von Botschaften aus demRadio und Fernsehen. Diese teilten ihr mit, wie böse sie sei. Ich schlug vor, daß es sich dabei möglicherweise um Susan handele, die zu Susan sprach, und erwähnte einige der Ereignisse, die wir besprochen hatten und derentwegen sie sich so schuldig fühlte. Sie war davon sehr berührt, und wir sprachen die nächsten Tage immer wieder darüber. Während der Zeit, in der wir zusammen waren, habe ich ihr oft gesagt, daß ich der Meinung wäre, daß sie wirklich in Ordnung sei, daß ich aber realisieren würde, daß *sie* glaubte, ein schlechter Mensch zu sein. Als sie mich fragte, was gut an ihr sei, antwortete ich ihr, daß sie intelligent, fähig und hübsch sei, was auch zutraf. Ich hielt ihre Hand, streichelte ihr verbranntes Haar und plauderte mit ihr. Oft stellte ich fest, daß ich sie berührte, weil sie so traurig war. Ich wollte sie trösten und wissen lassen, daß ich es aushalten könnte, diese Traurigkeit mit ihr zu teilen.«

Was das Ergebnis betrifft, so hatte Susan gegen 11.00 Uhr guten Zugang zu ihren angenehmen wie unangenehmen Gefühlen. Ihr Gesicht war nun lebendig und im Ausdruck angemessen. Ihre psychotische Verwirrtheit, Wahnvorstellungen und Beziehungsideen waren fast völlig verschwunden. Obwohl sie eindeutig nicht glücklich genannt werden konnte, so war sie doch in gutem Kontakt zu uns und zu sich selbst. Sie hatte nicht mehr das abgestumpfte »katatone« Aussehen, welches für sie zwischen 6.00 und 9.00 Uhr kennzeichnend war.

Zur Veranschaulichung unserer Psychotherapie haben wir dieses Beispiel eines sehr gestörten Menschen gewählt, damit der Leser sehen kann, daß Psychotherapie auf Menschen mit psychotischer Symptomatik anwendbar ist. Das Beispiel illustriert auch, wie eine Psychose sich innerhalb von Stunden als Folge eines ausschließlich psychosozialen Interventionsprozesses zurückbilden kann. Zuletzt zeigt es, wie wichtig ein unmittelbar reagierendes soziales Umfeld für den sinnvollen Umgang mit einer Krise ist. Psychotherapie muß nicht in einer Praxis für eine bestimmte Zeitdauer stattfinden.

Innerhalb unseres Arbeitskonzeptes kann jede der Interventionstechniken aus Tabelle 7.2 angewandt werden. Es ist jedoch notwendig, daß Mitarbeiter fortlaufend im richtigen Gebrauch dieser Techniken geschult und supervidiert werden. Da dies am besten in der laufenden klinischen Arbeit geschieht, wird deren Anwendung hier nicht weiter besprochen.

Ein Modell für eine erfolgreiche Gemeindepsychiatrie

8 Wie organisiert man ein nutzerfreundliches Versorgungssystem

Dieses Kapitel beinhaltet das Wesentliche jener Grundsätze und Handlungsweisen, die wir in einigen der erfolgreich arbeitenden gemeindespsychiatrischen Einrichtungen in den USA oder in Italien vorgefunden haben. Wir beschreiben verschiedene administrative Grundsätze (horizontale Machtbefugnisse und erfolgsorientiertes Bonussystem) und drei klinische Leitlinien, die nach unserem Kenntnisstand bisher nicht explizit auf gemeindepsychiatrische Versorgungssysteme angewandt worden sind. Diese Leitlinien klinischen Handeln beinhalten für uns denKern einer guten gemeindepsychiatrischen Arbeit. Da sie ohne spezifischen geographischen und administrativen Bezugsrahmen dargelegt werden, sind sie möglicherweise nicht alle auf eine bestimmte örtliche Situation übertragbar. Sie sind dafür bestimmt, den Bedürfnissen und vorhandenen Mitteln einer einzelnen Region entsprechend modifiziert und angepaßt zu werden. Wir unterscheiden ziemlich willkürlich zwischen administrativen und klinischen Leitlinien; in der Praxis ergänzen sich beide (s. Tab. 8.1).

Tabelle 8.1:
Administrative Grundsätze der Gemeindepsychiatrie

1. Verantwortung für das Einzugsgebiet
2. Verantwortliche Teams
3. Dezentrale horizontale Machtbefugnisse und Verantwortung
4. Pro Kopf-Finanzierung
5. Nutzung bestehender kommunaler Ressourcen
6. Gemeindepsychiatrisches Mehrzweck-Zentrum
7. Vermeidung von Institutionalisierung
8. Ergebnisorientiertes Bonussystem
9. Bürger/Verbraucher Beteiligung

Administrative Grundsätze

1. Uneingeschränkte Verantwortung für das Einzugsgebiet

Das Gemeindepsychiatrische Zentrum sollte für ein Einzugsgebiet von vernünftiger Größe (ungefähr 100 000 Einwohner) administrativ verantwortlich sein. Alle Zugangsmöglichkeiten in das Versorgungssystem (z. B. Kliniken, Kriseninterventionszentren etc.) müssen unter seiner Kontrolle stehen (siehe Abb. 8.1). Die Grenzen des Einzugsgebietes sollten möglichst in Übereinstimmung mit bestehenden natürlichen Gemeindegrenzen – z. B. ethnischen, religiösen, geographischen – gezogen werden. Ein Einzugsgebiet von 100 000 Personen wird wahrscheinlich in drei oder vier Subsektoren unterteilt werden müssen, mit einem Team, dem die Verantwortung für jeweils einen dieser Subsektoren übertragen wird. Wie beim Einzugsgebiet selbst, sollten auch die Grenzen der Subsektoren so gezogen werden, daß sie mit dem jeweiligen kommunalen Selbstverständnis übereinstimmen. Da die Teams um den an der Einwohnerzahl (pro-Kopf) orientierten Jahresabschluß-Bonus für die Finanzierung der Dienste wetteifern werden (siehe Grundsatz 8), sollten die Subsektoren in ihrer Mischung verschiedener sozioökonomischer Gruppen und der Qualität der Sozialstruktur gerecht aufgeteilt werden. Nicht gerecht ist für ein Team die Zuteilung eines Subsektors, der entweder aus überwiegend neu zugezogenen Bewohnern besteht, die noch kein Zugehörigkeitsgefühl zur Gemeinde entwickelt und die die voraussagbaren Probleme neuer Immigranten haben, oder in dem hauptsächlich Bewohner mit niedrigerem sozioökonomischen Status wohnen, deren höhere Problemraten jeglicher Art einschließlich psychischer Krankheiten bekannt sind. Wenn eine Entscheidung zwischen natürlichen Grenzen versus einer gerechten Mischung getroffen werden muß, dann empfehlen wir, ersterem den Vorzug zu geben. Die Formel zur Bonusberechnung kann so angepaßt werden, daß sozioökonomische Differenzen ausgeglichen werden können.

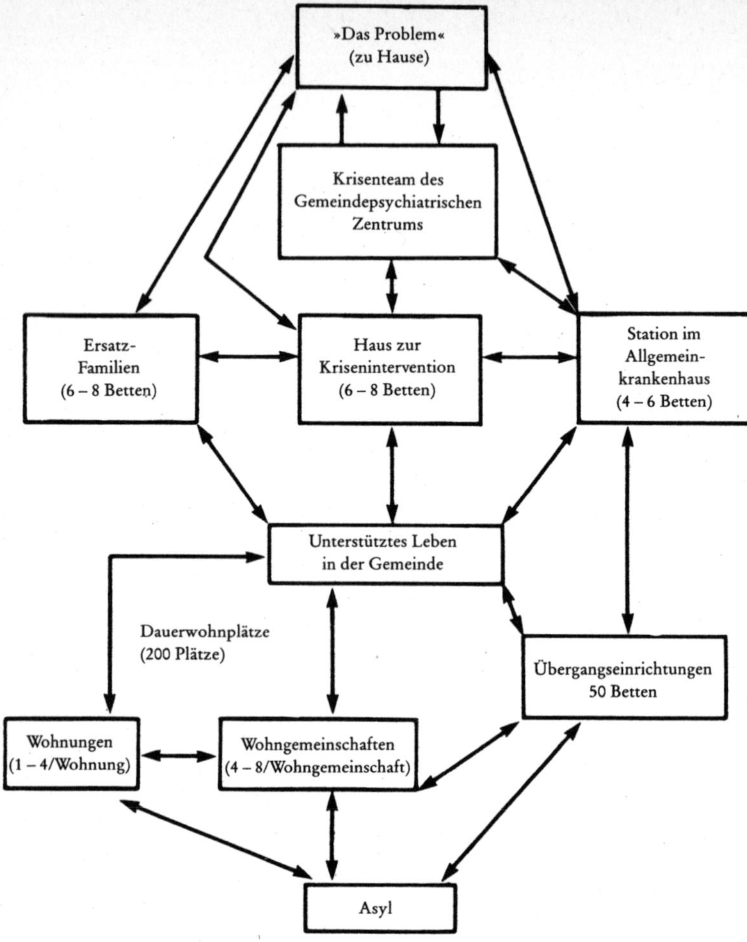

Abbildung 8.1: Das gemeindeintegrierte Versorgungssystem Wohnbetreuung/100 000 Einwohner

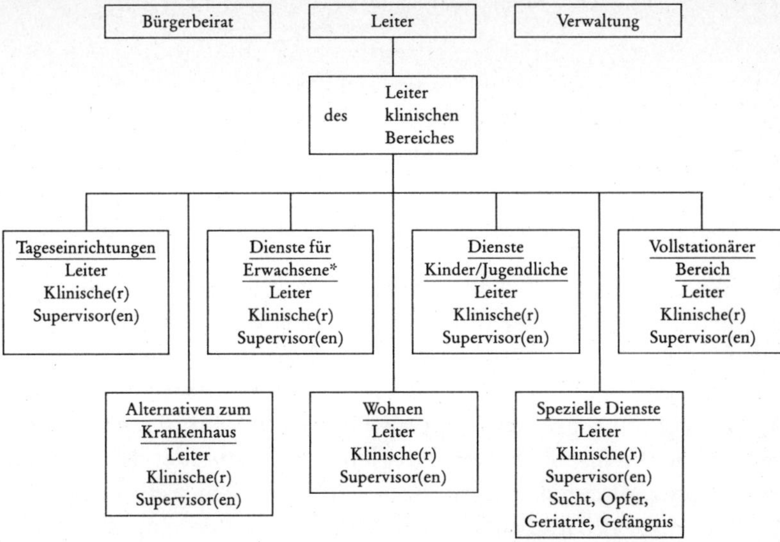

(Die zweite Ebene der Dienste wird öfter außerhalb des Gemeindepsychiatrischen Zentrum liegen und kann auch auf Vertragsbasis im Auftrag des Gemeindepsychiatrischen Zentrums betrieben werden.)

* Beinhaltet: Notfalldienst, Unterstützung beim Leben in der Gemeinde, Psychotherapie, Medikation

Abbildung 8.2: Organisationsschema einer modellhaften gemeindeintegrierten psychiatrischen Versorgung

2. *Verantwortliche Teams*

Multiprofessionelle Teams von drei bis fünf Mitarbeitern sollten die Nutzer vom ersten Kontakt mit dem System an begleiten. Das Team sollte multiple Funktionen für seine Klienten erfüllen; Krisenintervention und Krisenlösung, therapeutisches »Case-Management« und herkömmliche Psychotherapie (s. a. Kapitel 9, Fortwährende ambulante Betreuung). Ein Team aus mehreren Personen ist notwendig, um die Kontinuität von *Personen* über den jeweiligen institutionellen Rahmen hinaus zu ermöglichen, auch dann, wenn Mitarbeiter ausscheiden, bei Urlauben oder anderen Arbeitsanforderungen (s. a. Kapitel 7, Grundsätze der Beziehungsgestaltung). Darüber hinaus können sich Teammitglieder bei schwierigen Fällen gegenseitig unterstützen, beraten und supervidieren. Wie unten beschrieben, werden sie in einer relativ nicht-hierarchischen administrativen Struktur, die ihre Autonomie maximiert, am besten arbeiten.

3. Dezentrale horizontale Machtbefugnisse und Verantwortung

Machtbefugnisse und Verantwortung sollten auf der niedrigst möglichen Ebene in der Hierarchie liegen. Wie in Abbildung 8.2 dargestellt sollte die Organisationsstruktur des Systems so flach wie möglich sein. Die oberste klinisch-administrative Ebene ist nur an größeren, übergreifenden politischen Entscheidungen beteiligt. Jedes an der Größe einer Familie orientierte Team oder jede Einheit wird eigene alltägliche klinische Entscheidungen treffen. Das ist der Kern dieses Grundsatzes. In diesem Zusammenhang ist »klein« tatsächlich schön und normalisierend (Tabelle 8.2) (SCHUMACHER 1973). Die drei nur im amerikanischen Originaltext dieses Buches dargestellten amerikanischen Programme arbeiten nach diesem Grundsatz. Das »Morrisiana Programm« wendet ihn an, weil er dem theoretischen Ansatz des Personals entspricht, während die anderen mehr aus pragmatischen Gründen dazu gekommen zu sein scheinen. Wenn Teams keinen Konsens finden können, dann sollte ein Spezialist des Zentrums (siehe Kapitel 10) um Beratung gebeten werden. Er könnte eine Technik oder eine Information zur Verfügung stellen oder es der Gruppe erleichtern, zwischenmenschliche Probleme zu lösen, die einem Konsens im Wege stehen. Wenn das nicht zum Erfolg führen sollte, wird der Teamsupervisor in Absprache mit dem klinischen Leiter die Entscheidung treffen.

Tabelle 8.2: Gemeindepsychiatrie – Zum Thema Größe

1. Klein ist schön
2. Klein ist effektiv
3. Klein ist erträglich
4. Klein ist handhabbar
5. Klein ist überschaubar
6. Klein ist üblich

Unterm Strich: Klein ist normalisierend.

Das Ziel ist, sicherzustellen, daß die an der Basis klinisch Tätigen auf sinnvolle Weise mehr Einfluß (ROSE 1985) bekommen. Dieser Prozeß wird dadurch unterstützt, daß Entscheidungsbefugnisse und die Verantwortung bei dem Team verbleiben, solange man an einem Konsens arbeitet. Entscheidungen an die oberen Ebenen der Hierarchie zu delegieren, sollte eine Ausnahme sein.

4. Pro Kopf-Finanzierung

Wir schlagen vor, daß das Gemeindepsychiatrische Zentrum zu Jahresbeginn eine bestimmte Menge Geld pro Einwohner des Einzugsgebietes erhält, um alle Bedürfnisse bezüglich seelischer Gesundheit abzudecken: von der an der Gesundheitserziehung orientierten Prävention bis zur Wohnbetreuung und Rehabilitation. Um effektiv zu sein, muß das System eine unmittelbare Kontrolle über seine Finanzmittel haben. Wir schätzen diesen Betrag auf eine Größenordnung von 8 bis 12 % vom Budget des Gesundheitswesens insgesamt. Selbstverständlich braucht es eine Buchführung. Bei den Entscheidungen über die Mittelvergabe jedoch sollte jedes gemeindepsychiatrische Zentrum nur einem Minimum an Beschränkungen unterliegen. In regelmäßigen Intervallen ist eine gründliche Bewertung des Bedarfs durchzuführen, um festzulegen, wie das Zentrum seine Finanzmittel verteilen wird.

5. Nutzung bestehender kommunaler Ressourcen

Das Gemeindepsychiatrische Zentrum sollte nichts anbieten, was schon in der zugehörigen Gemeinde vorhanden ist, eingeschlossen auch berufliche, schulische, sportliche oder Freizeit-Aktivitäten. Dies wäre ein Beitrag sowohl zu größerer Kosteneffektivität, wie auch zur festen Verankerung des Zentrums in der Kommune, und zur ständigen Kommunikation mit ihr, was aus unserer Sicht von entscheidender Bedeutung ist. Eine aktive Haltung gegenüber der Kommune erschließt den Zugang zu deren Ressourcen und lädt sie gleichzeitig dazu ein, die Einrichtungen des Zentrums ebenfalls zu nutzen.

6. *Gemeindepsychiatrisches Mehrzweck-Zentrum*

Das Zentrum sollte eine *Mehrzweck-Einrichtung* sein, die den größten Teil des Tages, z. B. von acht Uhr bis 22 Uhr geöffnet und von und zur Kommune zugänglich ist. Auch wenn es überall angesiedelt werden kann, so bietet es für die Mitarbeiter doch einige Vorteile, wenn es auf dem Gelände eines angeschlossenen Allgemein-Krankenhauses liegt. Nach diesem Modell wäre ja dasselbe Personal für die Patienten verantwortlich, wo auch immer sie sich in dem System befinden. Wenn Patienten im Krankenhaus sind, wird von den Teams daher erwartet, daß sie das Krankenhaus entsprechend der Patientenzahl, die sie dort haben, mit Personal ausstatten.

Mit dem Begriff »Mehrzweck« meinen wir, daß das Zentrum psychiatrischer Dienste wie z. B. ambulante Dienste, Notfalldienst, Tagesklinik *und* nicht-psychiatrische Aktivitäten der Kommune wie Abendschule, Kunstausstellungen und Vorträge beherbergen kann. Wenn z. B. keine angemessene Bibliothek in der Kommune existiert, dann sollte die Bibliothek des Zentrums für diesen Zweck genutzt werden. Wesentlich ist, daß das Zentrum in aktiver Kommunikation mit seinem Einzugsgebiet stehen sollte. Es darf nicht zulassen, daß es von seinem Einzugsgebiet isoliert wird.

7. *Vermeidung von Instituionalisierung*

Da die Krankenhausbetten in diesem System das teuerste einzelne Versorgungsangebot sind, und da die »pro Kopf«-Bezahlung festgeschrieben ist, muß in diesem Bereich die größte administrative Aufmerksamkeit auf die Kontrolle der Kosten gerichtet werden. Wir haben in Kapitel 4 die legitime und angemessene Nutzung von Krankenhausbetten beschrieben. Wenn eines dieser Kriterien durch die Leitung des Notfalldienstes als erfüllt angesehen wird, kann ein Patient auch ohne Notfallindikation aufgenommen werden. Demgemäß müßten alle Aufnahmen, die nicht unter die Notfallindikation fallen, vorher abgeklärt werden. Wir definieren einen Notfall als eine Situation, in welcher der verantwortliche Arzt alle anderen Möglichkeiten sondiert und festgestellt hat, daß keine den Bedürfnissen des Patienten gerecht wird oder keine für ihn zumutbar ist. In der Praxis ist ein für eine Klinikaufnahme in

Frage kommender Notfall wahrscheinlich ein agitierter umtriebiger, akut-psychotischer und »für das System neuer« Klient.

Aus den italienischen Erfahrungen haben wir gelernt, daß Mitarbeiter mit der stationären Arbeit schnell unzufrieden werden, wenn sie erst einmal in der gemeindepsychiatrischen Arbeit fest verankert sind. Daher liegt in der Forderung nach einer Klinik-Mitarbeit des Personals ein deutlich hemmender Faktor für eine Klinikeinweisung. Als weiterer hemmender Faktor können Zwangseinweisungen schwierig und zeitaufwendig gestaltet werden, so daß Kliniker angesichts der Schwierigkeit, eine Beziehung herzustellen oder den Patienten zu überzeugen, daß es in seinem Interesse liegt, in irgendeine Form der Wohnbetreuung zu gehen, davon keinen Gebrauch machen werden. Viele Beobachter glauben, daß dies der wesentlichste Einzelfaktor für die drastische Abnahme von Zwangseinweisungen in Italien nach der Reform von 1978 ist. Schließlich stellt das Bonus-System (s. u.) einen weiteren hemmenden Faktor dar, indem es die Nutzung des Krankenhauses bestraft. Wir können nicht genug betonen, daß ein gemeindepsychiatrisches Versorgungssystem die Nutzung von Klinikbetten auf ein Minimum beschränken muß, wenn es kosteneffektiv und umfassend sein soll. Es sei daran erinnert, daß in den USA derzeit noch etwa 70 % aller im öffentlichen Gesundheitssystem für psychiatrische Versorgung aufgewendeten Gelder für vollstationäre Behandlungen ausgegeben werden.

8. Ergebnisorientiertes Bonussystem

Wir schlagen vor, daß Gemeindepsychiatrische Zentren ein Bonussystem für das Jahresende entwerfen, das das Behandlungsergebnis der Patienten zugrundelegt, die von jedem Team behandelt wurden. Letztlich wird sich jede Kommune ihre eigene Formel zusammenstellen müssen, um festzulegen, welche Elemente wie gewichtet werden; aber damit das System funktionieren kann, muß die Nutzung des Krankenhauses bestraft werden. Die Einbeziehung folgender Elemente sollte erwogen werden: Zahl der Krankenhaustage; Zahl der Wiederaufnahmen; Einsatz von Psychopharmaka; Anteil von Patienten, die wieder arbeiten (einschließlich Haushaltsführung oder Ausbildung/Schule); Anteil von Patienten, die in einer ihrem Alter und ihrem sozialen Status angemessenen Wohnsituation leben; Anteil von Patienten, die ein normales Leben in der Gesellschaft führen; Zufriedenheit der Klienten mit den Diensten; Lebenszufriedenheit der Klienten und Zahl der Patienten, die mit Erfolg vom Gemeindepsychiatrischen Versorgungssystem unabhängig geworden sind. Über die Merkmale, die in die Formel eingehen, sollte ein Diskussionsprozeß zwischen dem unabhängigen Forschungsteam, den Mitarbeitern an der Basis und den Nutzern entscheiden.

Die Leiter der Einrichtungen können die Gewichtung einzelner Merkmale verändern, um bestimmte Handlungen zu fördern. Zum Beispiel empfehlen wir, die Anwendung von Medikamenten zu bestrafen, um Behandlungsversuche ohne Medikamente oder mit niedriger Dosierung (Kane 1983, 1984; Kane, Rifkin, Woerner, Reardon, Sarantakos, Schiebel und Ramos-Lorenzi 1983; Marder u. a. 1987) oder gezielte neuroleptische Behandlungsstrategien (Carpenter und Heinrichs 1983; Carpenter u. a. 1987; Carpenter u. a., im Druck) für die Behandlung von Psychosen zu fördern. Gleichzeitig könnten durch die Gewichtung von Merkmalen in der Bonus-Formel auch ein psychosozialer Umgang mit Depression, Angst und phobischen Zuständen ermutigt werden.

Die Teams eines jeden Einzugsgebietes stünden um Teile dieses Jahresend-Bonus' miteinander im Wettbewerb. Der Bonus sollte unabhängig von Ausbildung und Berufserfahrung unter allen Teammitgliedern gleichmäßig aufgeteilt werden. Der gleiche Bonus für alle Teammitglieder ist ein konkretes Mittel, um die Idee eines nichthierarchischen Teams aus Individuen zu stärken, die ausgehend von ihrer Ausbildung und Erfahrung (deshalb unterschiedliche Grundgehälter) spezielle Funktionen übernehmen. Der von uns ins Auge gefaßte finanzielle Wettbewerb mag für manche anstößig sein; als Alternative empfehlen wir, das erfolgreichste Team und seine Klienten in angemessenem Rahmen feierlich auszuzeichnen.

Das von uns ins Auge gefaßte Bonussystem ähnelt denen, die derzeit in vielen Health Maintenance Organizations (HMO's)[15] in den USA eingesetzt werden. Aber es unterscheidet sich in zwei wesentlichen Punkten. Erstens beruht es mehr auf den tatsächlichen klienten-bezogenen Erfolgen als auf Dienstleistungen. Zweitens legt es größeren Wert auf wirksamere Betreuung statt auf

15 Krankenversicherungen in den USA (Anm. der Übersetzer)

weniger Dienstleistung von unbekannter Qualität. In den HMO's besteht der Anreiz darin, *nicht* zu versorgen. In unserem Schema wird wahrscheinlich das Team, das die *meisten* Dienstleistungen erbringt, den Löwenanteil vom Bonus gewinnen.

Da unser Modell ein »sozialisiertes» System ist, werden dafür typische Probleme auftreten: Die Angestellten beginnen, weniger Patienten in längeren Zeitspannen zu sehen; sie versuchen, die »leichten« Klienten auszuwählen; und sie können so gleichgültig werden, daß sie selbst instituionalisiert erscheinen und folglich nicht innovativ. Wenn man das Bonussystem mit der richtigen Gewichtung der Variablen versieht, wirkt das gegen dieses Problem. Dieses Bonussystem beruht auf Leistung, wobei Leistung durch das Behandlungsergebnis definiert wird.

Schließlich erfordert dieses Bonussystem eine jährliche systematische Bewertung des Versorgungssystems. Da dieses Forschungsvorhaben für die klinischen Praktiker unmittelbar relevant ist, werden sie hochmotivierte Teilnehmer sein. Eine Bewertung, die über die Erfassung erbrachter Dienstleistungen hinausgeht, ließ sich in der Vergangenheit in gemeindepsychiatrischen Einrichtungen nur schwer durchführen. Gründe dafür gibt es zu viele, um sie hier im Detail darzustellen. Ein Grund ist, daß klinisch Tätige schwer von der Wichtigkeit der Forschung für ihre tägliche klinische Arbeit zu überzeugen sind. Die für die Bonusberechnung benötigte sorgfältige wissenschaftliche Bewertung sollte sie für den Bewertungsprozeß gewinnen wie die Klarheit schaffen, die ihren klinischen Alltag bestätigt oder in Frage stellt. So bietet das Bonussystem einen administrativen Mechanismus zur Stärkung einer erfolgreichen klinischen Praxis.

9. Bürger-/Verbraucherbeteiligung

Die meisten Versorgungssysteme werden drei sich etwas überschneidende Kategorien von öffentlicher Beteiligung haben: einen Bürgerbeirat, Verbrauchergruppen (Nutzer und ehemalige Nutzer) und Gruppen von anderen Beteiligten wie Eltern und Geschwister.

Größe und Zusammensetzung dieses Bürgerbeirats, sowie sein Berufungsverfahren werden wahrscheinlich ortsabhängig sein. Im allgemeinen sollten in ihm Repräsentanten der Gemeindeverwaltung, interessierte Bürger, Mitarbeiter des Zentrums und Nutzer vertreten sein.

Dieser Beirat hat die Aufgabe, globale Politik und Ziele der psychiatrischen Versorgung festzulegen. Diese werden von der Leitung des Gemeindepsychiatrischen Zentrums in Zusammenarbeit mit den Supervisoren auf der Ebene der Einrichtungen umgesetzt. Der Beirat sollte nicht die Alltagsarbeit des Zentrums überwachen. Überprüfen sollte er dessen Übereinstimmung mit den erwähnten programmatischen Grundsätzen und Zielen und die zur praktischen Umsetzung angemessene Ausstattung.

Verschiedene Modelle von Bürgerbeiräten sind entwickelt und untersucht worden. Detailliertere Informationen finden sich bei Bertelsen und Harris (1973), Bolmann (1972) und Davis und Specht (1978).

Nutzer und Ex-Nutzer-Verbände

»Ex-Psychiatrie-Insassen-Gruppe« ist der Name, den die hier diskutierten Gruppen bevorzugen. Um diesen Abschnitt jedoch umfassender zu gestalten und um die Sprache zu vereinfachen, werden wir die Begriffe Kunde, Klient, Nutzer oder Patient gewöhnlich ohne »ex« verwenden.

Die Verbraucherbewegung in der Psychiatrie begann 1905 mit der Publikation von Clifford Beers (1939) autobiographischer Beschreibung seiner Erfahrungen in psychiatrischen Krankenhäusern. *»The Mind That Found Itself«* erfreute sich großer Beliebtheit und gab den Anstoß zur Entwicklung von Vereinigungen für seelische Gesundheit und Erziehungsberatungsstellen. Dies waren wichtige Ereignisse für die nachfolgenden gemeindepsychiatrischen Bewegungen. Sie brachten jedoch noch nicht auf breiter Ebene basisorientierte, von Verbrauchern geführte Selbst-Hilfe-Verbände hervor. Im Grunde hat sich diese frühe Bewegung professionalisiert und war folglich ohne direkte Kontrolle durch die Verbraucher.

Die jetzige psychiatrische Verbraucherbewegung gewann Einfluß und wuchs im Zusammenhang mit der Bürgerrechtsbewegung, der legitimierten antiautoritären Vietnam-Protest-Ära, der weitverbreiteten Verbraucherbewegung Mitte der 70er Jahre, und der Frauenbewegung. Angetrieben wird sie durch gemeinsame Gefühle von Haß, Kränkung, Erniedrigung und Verrat durch die Helfer-Berufe, speziell der Psychiatrie. Die Praxis von Zwangseinweisung und Zwangsmedikation, der Patienten ausgesetzt waren, hatte sehr viel Wut zur Folge, die in der Bewegung zum Ausdruck kommt. Die Etikettierung als »Psychiatrie-Patient«, insbesondere durch institutionelle Behandlung, isolierte diese Patienten und stieß sie aus. Hilfsversprechen erwiesen sich als soziale Kontrolle, und brachten sie schließlich dazu, sich durch die Lieferanten von »Behandlung« verraten und desillusioniert zu fühlen. Die Qual tardiver Dyskinesie, ohne wirkliche Zustimmung der Patienten zur Behandlung nach entsprechender Aufklärung, machte sie gegenüber neuen, technisch weiterentwickelten Behandlungsformen argwöhnisch. Kurzum: Sie haben sich organisiert, um für die Wiederherstellung ihrer Gleichberechtigung zu kämpfen.

Die ersten Gruppen bildeten sich Anfang der 70er Jahre. Im Jahre 1973 fand ihre frühe Vernetzung auf der ersten Tagung über »Menschenrechte und gegen psychiatrische Unterdrückung« statt. Die nachfolgende Serie von Tagungen (bis 1985) brachte Ex-Patienten aus dem ganzen Land zusammen. Aus den jährlichen Tagungen entstand keine Organisation, da die meisten Teilnehmer befürchteten, das Unterdrückungssystem neu zu schaffen, gegen das sie protestierten. Ende der 70er Jahre wurden mehrere Ex-Patienten (wie auch Angehörige) zu einer Reihe von Tagungen zwecks Erfahrungsaustausch eingeladen. Diese fanden im Rahmen des vom Nationalen Institut für Seelische Gesundheit (NIMH) geförderten »Community Support Program« (CSP) statt. Diese parallele Reihe von Tagungen (Menschenrechte und CSP) ermöglichte es den Verbrauchern, untereinander Kontakt zu halten, Netzwerke zu entwickeln und sich auf lokaler Ebene zu organisieren.

1985 schließlich gewährte das NIMH einer Verbraucher-Gruppe aus Baltimore einen Zuschuß, um eine nationale »Verbraucher-Tagung« abzuhalten. Bei dieser Tagung begann eine Spaltung in der Ex-Patienten-Bewegung. Die Grundfrage war, ob die neue Organisation gegen Zwangsbehandlung Stellung beziehen würde oder nicht. Auf mehreren nachfolgenden Tagungen konnten diese Differenzen nicht ausgeräumt werden. Im Frühjahr 1986 hatten sich zwei Ex-Patienten-Gruppen gebildet: die »National Alliance of Mental Patients« (NAMP) &Rae UNZICKER, (Koordinator) und die »National Mental Health Consumer Association« (NMHCA) (geführt von Joe ROGERS).

NAMP konzentriert sich im wesentlichen darauf, Projekte völlig außerhalb des psychiatrischen Versorgungssystems zu entwickeln, während NMHCA primär auf eine Veränderung innerhalb des Systems hinarbeitet und sich dabei an den Zielen von NAMI (»National Alliance for the Mentally Ill«[16]) ausrichtet. Als wir die Entwicklung der von Betroffenen geleiteten Selbsthilfegruppen mit einer Vielzahl von Gruppenteilnehmern diskutierten, schien sich trotz dieser Spaltung ein bescheidener Konsens über Grundsätze herauszubilden. Diese sind keine spezifischen NAMP oder NMHCA Leitlinien; eher gelten sie ganz allgemein für eine Vielzahl von Projekten, die von Betroffenen betrieben werden:

- Die Klienten kontrollieren die wesentlichen Führungspositionen, auch die des finanziellen Managements, sowie alle Einstellungen und Entlassungen.
- Die Teilnahme ist völlig freiwillig. Niemand wird jemals mit Gewalt in ein Krankenhaus geschickt; bei der Rückkehr eines Menschen in das psychiatrische Versorgungssystem sind sie nicht behilflich.
- Die Hierarchie ist minimal.
- Die Mitarbeiter sind den Mitgliedern verantwortlich, und die Mitglieder kontrollieren die Mitarbeiter.
- Der Ansatz ist nicht-medizinisch und nicht-klinisch, umfaßt Unterstützung und Betreuung und schließt das Bewußtwerden für Fragen der Selbstbestimmung, der persönlichen Verantwortung und der Autonomie ein.
- Ausbildung, Fürsprache und Hilfe im Einzelfall, bei Verhandlungen mit dem System, haben hohe Priorität. Das beinhaltet: Geltendmachen von Rechtsansprüchen, Wohnung und Rechtsberatung wenn erforderlich, vor allem dann, wenn jemand zwangseingewiesen wurde.
- Informationen, z. B. über Psychopharmaka, Bürgerrechte und Alternativen innerhalb des psychiatrischen und anderer relevanter Systeme, werden zur Verfügung gestellt.

16 Nationales Bündnis für psychisch Kranke

- Die Organisation führt politische Aktionen auf verschiedene Weise durch, einschließlich zahlreicher Koalitionen mit Armen, Obdachlosen, Grauen Panthern, Anwälten für Patientenrechte usw. Andere, mehr traditionelle Formen des Drucks (wie z. B. Demonstrationen) werden ebenfalls ausgeübt.

Diese Grundsätze werden in offenen Zentren in die Tat umgesetzt, die personell mit bezahlten Angestellten und freiwilligen Helfern ausgestattet sind. Das Ziel besteht darin, das Vertrauen in die eigene Kraft zu stärken und (zwischenmenschliche) Unterstützung aus der Umgebung nach Bedarf zu nutzen.

Die Form, die hierfür entwickelt wurde, ist das »Sich-gegenseitig-Aussprechen«. Durch Anerkennung ihrer gemeinsamen Situation als Ex-Patienten, durch Kritik des Systems im Kontext gegenseitiger Unterstützung, erleben die Verbraucher diese Möglichkeit als befreiend, aufbauend und als Wiederbelebung ihrer Leidenschaften. Das Ziel ist mehr und mehr Distanz zur Identität als Ex-Patient, damit mehr normalisierende Aktivitäten unternommen werden können. Ein Beispiel für diesen Prozeß wäre der Wechsel von der Position eines Mitarbeiters oder Fürsprechers in einem Selbsthilfezentrum zu der eines Managers.

Der Fokus dieser Gruppen liegt nicht so sehr auf der völligen Zerschlagung der Psychiatrie, als vielmehr auf der Entwicklung einer gangbaren Alternative zur Macht und Kontrolle der Psychiatrie. Psychiatrische (oder andere professionelle) Hilfe kann so lange genutzt werden, wie sie freiwillig gewünscht wird. Aufgrund ihrer Erfahrungen mit der Psychiatrie und dem psychiatrischen Versorgungssystem sorgen sich Ex-Patienten allerdings sehr um den Schutz ihrer Integrität. Sie befürchten, daß eine Kooperation *mit* dem psychiatrischen Versorgungssystem sich in eine Kooptation[17] *durch* das System verkehren wird.

Einige Verbrauchergruppen sehen Psychiatrieprofessionelle in der Rolle von Helfern bei der Bildung ihrer Gruppen, und bei der Begründung ihrer Legitimität. Wenn dies geleistet ist, erwarten sie vom psychiatrischen Versorgungssystem:

---

17 Zuwahl neuer Mitglieder in ein System durch die diesem System bereits angehörenden Mitglieder (Anm. d. Übers.)

- Informationsvermittlung (z. B. über Psychopharmaka, Zwangseinweisungen etc.),
- Bereitstellung materieller Unterstützung (z. B. Büroräume, Telefon und Kopierer),
- Vermittlung von Personen, die ihnen beim Erreichen der beschlossenen Gruppenziele helfen können,
- Befürwortung und Unterstützung ihrer Anträge an Geldgeber und Hilfsfonds.

Es gibt weitere »Verbraucher«-Organisationen (z. B. die Vereinigung Manisch Depressiver, Recovery, GROW usw.). In der Hoffnung, daß diese Beschreibung ausreichend prototypisch ist, um den Durchschnittsleser zu unterrichten, haben wir uns allerdings entschlossen, diese nicht näher zu beschreiben. Leser, die an weiteren Informationen über die Ex-Patienten-Bewegung interessiert sind, finden diese bei Frank (1986) und bei Miller (1983). Informationen über Selbsthilfeprojekte erhält man bei Chamberlin (1978), Zinman (1986), Zinman, Harp und Budd (1987) und in den Zeitschriften *Phoenix Rising* und *Madness Network News*.

Die Entwicklung einer starken Betroffenen-Selbsthilfe-Gruppe sollte hohe Priorität in jedem gemeindepsychiatrischen Versorgungssystem haben. Dies ist unmittelbarer und klarer Ausdruck der Verpflichtung auf die klinische Leitlinie der Bewahrung und Erweiterung von persönlicher Stärke. Die Beziehung eines von Klienten betriebenen Projektes zum regionalen gemeindepsychiatrischen Versorgungssystems sollte im Laufe der Zeit Veränderungschancen haben und wird je nach Region variieren. Entscheidend dabei ist, daß das psychiatrische Versorgungssystem *nicht* versucht, das Projekt zu kontrollieren oder zu übernehmen. Die Rolle des Versorgungssystems sollte darin bestehen, soviel materielle Unterstützung und *beratende* Fachkenntnisse wie nötig zur Verfügung zu stellen, um die Einrichtung entsprechend der Definition der Nutzer aufzubauen und zu betreiben. Danach sollte das gemeindepsychiatrische System bei Bedarf zur Verfügung stehen, wobei der »Bedarf« von der Nutzer-Gruppe bestimmt wird. Die von Klienten betriebene Einrichtung kann sich vollständig außerhalb des psychiatrischen Systems befinden und z. B. eine Wächter-Funktion für dieses ausüben. Oder sie kann, an der Grenze des gemeindepsychiatrischen Versorgungssystems liegend, den

Übergang aus diesem System heraus schaffen, indem sie durch die Unterstützung Gleichgesinnter und die in einem Selbsthilfezentrum angebotene Fürsprache, einen Weg für die Klienten bereithält.

Angehörigenverbände

Die »National Alliance for the Mentally Ill« (NAMI) wurde 1979 in Madison im Bundesstaat Wisconsin gegründet. Die nationale Organisation brachte ein große Zahl von örtlichen Verbänden unter ein einziges Dach. Im ganzen Land gibt es heute 856 Mitgliedsverbände mit über 70000 Familien. Vorläufer dieser nationalen Organisation waren die Schizophrenie-Stiftung (Schizophrenia Foundation) und ihre regionalen Verbände, eine Organisation, die auf die Verbreitung von Megavitaminen als *der* Behandlung der Schizophrenie abzielt. Viele regionale Untergruppen der Schizophrenie-Stiftung (Schizophrenia Fellowship in Großbritannien) änderten ihren Namen in »Bündnis« und schlossen sich der NAMI an. Einige regionale Führer der »National Alliance« waren vorher Mitglieder in den Verbänden der Schizophrenie-Stiftung.

Die Geschichte dieser regionalen Organisation und ihrer zahlreichen unterschiedlichen Ausprägungen ist komplex und verwickelt und wird an dieser Stelle nicht weiter ausgeführt. Der wesentliche Punkt ist, daß Elterngruppen mit gestörten und störenden Kindern in den frühen 70er Jahren anfingen zusammenzuarbeiten und versuchten, ihre Wünsche in die Öffentlichkeit zu tragen. Bei den beteiligten Eltern überwogen weiße Akademiker aus der Mittel- und oberen Mittelschicht, deren Kinder, in der Mehrheit männlich, eine eingehende, aber im allgemeinen nicht erfolgreiche psychiatrische Betreuung erhalten hatten. Zusätzlich zur Krankenversicherung hatten die meisten von ihnen große Geldbeträge ihres Privatvermögens für die Behandlung ihrer gestörten Kinder ausgegeben. Das Gefühl, von der Psychiatrie »ausgenommen« und gleichzeitig beschuldigt zu werden, hatten sie gemeinsam erfahren. Vielen war – zumindest implizit – eine teure »Heilung« versprochen worden, die nie erfolgte. Von Behandlungseinrichtungen wurde ihnen oft die Verantwortung für den Zustand ihrer Kinder zugeschrieben.

Sie waren ärgerlich und äußerst empfindlich gegenüber dieser »Familien-Schelte«, dennoch setzten sie ihre Suche nach dem Wundermittel, das ihre Kinder ein für allemal heilen würde, fort.

In den frühen 70er Jahren sprangen die Elterngruppen buchstäblich auf den »Hofer-Osmond-Megavitamin-Wagen« auf, als dieser vorbeikam. Das Ergebnis dieser Bewegung war, daß Eltern mit ähnlich schmerzlichen und frustrierenden Erfahrungen einander gefunden haben. Sie bildeten Unterstützungsgruppen, brachten Zeitungen in Umlauf und hatten monatliche Treffen mit eingeladenen professionellen Vortragsrednern (ausschließlich Megavitamin-Befürworter zur damaligen Zeit) und begannen Einfluß auf die Gesetzgebung zu nehmen.

Als das NIMH (National Institut of Mental Health) sein Community Support Program (1974 – 77) in Gang setzte, stand Verbraucherschutz auf der Tagesordnung. Beispielsweise brachte die Neufassung des CMHC-Gesetzes[18] zum ersten Mal ein Mandat für die Verbraucher-Vertretung (50 %) in den CMHC-Beiräten. Die Treffen, die als Teil der Entwicklung des Community Support Program's einberufen wurden, bezogen die *Eltern* als Verbraucher ein. Danach wurden die tatsächlichen Nutzer (die Klienten) ebenfalls einbezogen. Diese nationalen Treffen brachten lokale Elterngruppen in Kontakt zueinander und waren letzten Endes entscheidend für die Gründung von NAMI (siehe Mosher 1986). NAMI ersetzte die bisherige Megavitamin-Ideologie durch eine neue. Die Positionen der nationalen Organisation zu vielen Fragen werden, dies sei betont, von den regionalen Verbänden nicht einhellig unterstützt. Beispielsweise sind viele regionale Bündnisse nicht damit einverstanden, Zwangseinweisungen zu erleichtern (siehe unten, Punkt drei von NAMI's politischem Aktionsprogramm). Ferner unterstützen die Ortsgruppen meist die gemeindepsychiatrischen Programme in ihren Regionen.

Die grundsätzlichen Positionen der von der *National Alliance* öffentlich verkündeten Glaubenssätze lauten wie folgt:

18 CMHC: Community Mental Health Center (Gemeindepsychiatrisches Zentrum) (Anm. d. Übers.)

- Schwerere psychiatrische Krankheiten (wie Schizophrenie, Depression und bipolare Erkrankungen) sind Gehirnkrankheiten.
- Diese Erkrankungen haben einen genetischen Ursprung.
- Ihre genetische Grundlage manifestiert sich über feststellbare biologische Prozesse.
- Die Familie spielt keine Rolle bei der Entstehung oder der Erhaltung der Krankheit.
- Die einzig relevanten Behandlungsformen sind biologischer Art.

Ausgehend von dieser Ideologie wurde von der nationalen Organisation das folgende politische Aktionsprogramm entwikkelt:

1. Auf dem Gebiet biologischer Ursachen psychischer Erkrankungen ist mehr Forschung notwendig. Da psychosoziale Faktoren (z. B. Familie) keine Rolle spielen, soll keine psychosoziale Forschung gefördert werden.

2. Da die Neuroleptika die einzig bekannte wirksame Behandlung darstellen, sollten neue und bessere Medikamente entwickelt und klinischen Prüfungen unterzogen werden. Sie werden Versuchspersonen (ihre Kinder) für diese Prüfungen bereitstellen.

3. Als biologische Krankheiten sollen Psychosen in Krankenhäusern behandelt werden. Unglücklicherweise ist es aufgrund einer neuen Einweisungspolitik, strengeren Unterbringungsgesetzen und der Schließung von Klinikbetten nicht einfach, jemanden (ihre Kinder) in eine Klinik einzuweisen. Daher wird befürwortet, daß psychiatrische Klinikbetten wiedereröffnet und Einweisungen erleichtert werden.

4. Da psychiatrische Erkrankungen somatisch/biologisch wie andere Erkrankungen sind, soll das National Institute of Mental Health umbenannt werden in National Institute of Mental Illness und in den Schoß des National Institute of Health zurückgeführt werden (1988 vom Gesundheitsministerium abgelehnt).

5. Die Familientherapie soll abgeschafft werden, da sie den Familien die Schuld zuschreibt. In Wirklichkeit bezwecke sie, die Familien zu besseren Aufpassern zu machen, verhindere die Selb-

ständigkeit der Kinder und lasse den Kindern keine Alternative, wenn die Eltern sterben. Familientherapieforschung soll nicht unterstützt werden.

6. Wissenschaftler, die weiterhin (nach Auffassung des NAMI) irrelevante psychosozial akzentuierte Forschung betreiben, sollten über die biologischen Ursachen dieser Krankheiten geschult werden. Ihre Forschung sollte sorgsam auf Mängel, insbesondere auf »Familien-Schelte«, überprüft werden. Wissenschaftliche Daten, die mit der Ideologie nicht übereinstimmen, werden als ungültig abgestempelt und ignoriert.

7. Die Ausbildung in den psychiatrierelevanten Disziplinen muß sorgsam überprüft werden, um sicherzustellen, daß Studenten gründlich über die biologischen Ursachen seelischer Erkrankungen unterrichtet werden. Das Curriculum-Kommitee der Organisation wird die Inhalte der Unterrichtsfächer Psychiatrie, Psychologie, Pflege und Sozialarbeit überprüfen.

8. Praktizierende Kliniker, die weiterhin psychosoziale Behandlungsmethoden (v. a. Familientherapie) befürworten oder die eine medikamentöse Behandlung für seelische Erkrankungen in Frage stellen, werden den entsprechenden verantwortlichen Zulassungsstellen als eines möglichen Kunstfehlers vedächtig gemeldet.

Dieses ehrgeizige Programm für eine Veränderung im Denken hat zahlreiche Verbündete, vor allem innerhalb des mächtigen biologischen Zweiges der Psychiatrie gefunden. Ihre strenge Überzeugung von der Richtigkeit ihrer Sache und ihr Glaube, daß die wahre »Heilung« gleich um die Ecke liege, hat weiter Öl in das Feuer der NAMI-Eltern gegossen. Interessierte Leser können diese Zusammenfassung durch das Lesen der NAMI-Zeitung oder durch Publikationen, die die Organisation empfiehlt (HATFIELD 1984, 1985; KANTER 1984; TORREY 1983; TORREY und WOLFE 1986; WALSH 1985), erweitern.

Es ist unwahrscheinlich, daß der familien- und systembezogene psychosoziale Ansatz der Gemeindepsychiatrie, den wir propagieren, bei der derzeitigen Führung der NAMI beliebt ist, obwohl er niemals auf die Frage der Verursachung abzielt. Trotzdem sind – wie bereits früher erwähnt – die Standpunkte innerhalb der Organisation sehr heterogen, und zahlreiche regionale Gruppen stimmen nicht mit den Zielen der nationalen Organisation überein. Nach unserer Erfahrung können die regionalen NAMI-Organisationen sehr hilfreich sein – und waren es auch –, wenn sie beim psychiatrischen Versorgungssystem und beim Gesetzgeber für gute gemeindepsychiatrische Projekte eintreten. Zahlreiche regionale Gruppen haben qualitativ gute Wohn- und Arbeitsprojekte entwickelt. Unabhängig von der dramatisierenden und einseitigen Rhetorik der Organisation wollen sie – wie alle Eltern – das Beste für ihre Kinder. Ihre Funktion als »Gruppen-gegenseitiger-Hilfe« (ein treffenderer Begriff als »Selbsthilfe-Gruppe«) ist äußerst nützlich.

Was wir befürworten, stimmt ziemlich genau mit den von den Eltern geäußerten Wünschen überein: Sie wollen nicht die einzige Betreuungsmöglichkeit für ihr Kind sein. Unser Gemeindepsychiatrie-Smørgåsbord bietet den Nutzern viele Möglichkeiten. Die beschriebenen Dienste sollen die Autonomie ihrer Kinder bewahren und vergrößern, so daß sie von ihrer Familie nicht allzu abhängig bleiben müssen. Wir versuchen, den Klienten und ihren beteiligten Familien das zu geben, was sie wollen und benötigen, und bei den dabei auftretenden Problemen zu vermitteln. Wir empfehlen, Familien mit gestörten Kindern unabhängig davon zu unterstützen, ob die Kinder zu Hause leben oder nicht. Wir empfehlen, sie wie eine Gruppe von Spielern in einem komplexen System aufzufordern, sich an der Planung des weiteren Vorgehens zu beteiligen.

Bezüglich des Themas Einflußnahme wird man auf Probleme stoßen. Unsere Position ist, daß kein einzelner an diesem System Beteiligter die Führung haben sollte. Aber man sollte sich den Wünschen der Nutzer zuerst zuwenden. Gemeindepsychiatrische Einrichtungen sollten sich mit Angehörigengruppen verbünden, aber diese nicht allein die Programmpolitik diktieren lassen. Eine angemessene Mischung in der Bürgerbeteiligung wird sicherstellen, daß alle relevanten Aspekte beachtet werden; ein dauerhaftes Funktionieren des Systems erfordert eine ausbalancierte Position. Wir erinnern noch einmal daran, daß die von uns getroffene Unterscheidung in administrativ und klinisch etwas willkürlich ist, und daß beide sich in der Praxis ergänzen. Nunmehr wenden wir uns unseren Leitlinien klinischen Handelns zu.

Leitlinien klinischen Handelns

Es gibt drei umfassende Prozesse, die von gemeindepsychiatrischen Einrichtungen ständig bedacht werden sollten: Herstellen von Lebensbezügen (Kontextualisierung); Bewahrung und Vergrößerung von persönlicher Stärke und Einflußnahme und Normalisierung.

1. Herstellen von Lebensbezügen (Kontextualisierung): Damit ist gemeint, die Klienten in so engem Kontakt wie möglich zu ihren Lebensbezügen zu halten, sowohl bezüglich des Ortes als auch der persönlichen Beziehungen. In der Praxis wird der in Kapitel 6 erläuterte problemzentrierte Ansatz dazu beitragen, die Personen in ihrer natürlichen Umgebung zu halten. Zur Erinnerung: wir empfehlen, daß Mitarbeiter so auf die Nutzer zugehen, daß diese die Art ihres Problems bestimmen können; dann können Mitarbeiter die damit in zeitlichem Zusammenhang stehenden situativen Ereignisse klären, sich auf die Vorstellungen der Klienten über mögliche Problemlösungen konzentrieren und sie fragen, welche Hilfsmöglichkeiten das Team zur Unterstützung mobilisieren kann, um mit dem Problem umzugehen. Die Bestätigung der subjektiven Erfahrungen der Klienten durch aktive Empathie (s. Kapitel 6) wird ebenfalls dazu beitragen, sie in ihren Lebensbezügen zu halten. Die Aufgabe der Mitarbeiter besteht darin, im Laufe der Zeit zwischen der objektiven, historischen gesellschaftlichen Realität und der Realität subjektiver Erfahrung des Klienten zu vermitteln.

Diese zwei Versionen der Realität müssen wieder miteinander verbunden werden, da ihre Trennung Teil der Problementstehung gewesen ist. Die Herstellung von Lebensbezügen wird weiterhin durch die Konzentration auf die verschiedenen Aspekte des Netzwerkes der Klienten – ihre Familie, ihre Freunde und das relevante professionelle Netzwerk – erleichtert.

Auch wenn Klienten zeitweilig aus ihrer natürlichen Umgebung herausgenommen werden – z. B. wenn sie in eine Übergangswohneinrichtung gehen – muß das Personal immer ihre Lebensbezüge im Auge behalten. Ohne dieses Denken in Lebensbezügen sind Klienten schwer zu verstehen und zeigen sich gegenüber den Mitarbeitern zurückhaltend. Die Anwendung der in Kapitel 7 (Seiten 127 ff.) beschriebenen Grundsätze der Beziehung hängen von der Fähigkeit des Personals ab, in Lebensbezügen zu denken (s. a. Kapitel 10).

2. *Bewahrung und Erweiterung von persönlicher Stärke und Einflußnahme:* Obwohl wir den Begriff »Machtzuwachs« (Empowerment) (ROSE 1985) in bezug auf Mitarbeiter verwandt haben, bevorzugen wir bei der Zielstellung von Stärke und Einfluß der Nutzer den umständlicheren Begriff »Bewahrung und Erweiterung von persönlicher Stärke (personal power) und Einflußnahme (control)«. Der Begriff »Machtzuwachs« beinhaltet, daß eine Person etwas besitzt, das sie einer anderen geben kann, d. h. Kraft und Stärke. Wir halten es für wichtig zur Kenntnis zu nehmen, daß ein Professioneller keine »Kraft-Pakete« verteilt.

An der gegenwärtigen psychiatrischen Behandlung beanstanden wir sehr, daß das System sich anmaßt, sofort zu wissen, was für die Nutzer am besten ist, besonders dann, wenn sie sehr gestört und störend sind. Dies nimmt den Klienten ihre persönliche Stärke und untergräbt ihr Gefühl, Einfluß auf ihr Leben zu haben – auch wenn dies oft ein wesentliches Merkmal ihres Problems ist. Aufgabe des Systems ist es, ihnen dabei zu helfen, wieder Einfluß auf ihr Leben zu gewinnen oder erstmalig zu erlangen und nicht, ihren zerbrechlichen Zugriff auf ihr Leben weiter zu zerstören. Es ist oft einfacher *für* Klienten *etwas zu tun,* als sie beim *eigenen Tun zu unterstützen.* Wenn dieser verführerische Prozeß nicht ständig überprüft wird, werden die Mitarbeiter nach unserer Erfahrung bald unnötige Abhängigkeiten schaffen und Klienten die Möglichkeiten nehmen, ein eigenes Gefühl für Autonomie und Unabhängigkeit zu entwickeln.

Es gibt viele Methoden, mit denen Mitarbeiter die persönliche Stärke eines Klienten vergrößern können: durch Informationen, Unterstützung beim Erkennen von Alternativen, Rollenspiel und Üben von Szenarios, Fürsprache. Vor allem, indem man viel Zeit und Energie aufbringt, damit der Klient im gesamten Unterstützungsprozeß engagiert bleibt. Der primäre »modus operandi« in gemeindepsychiatrischen Diensten sollte dem Klienten helfen, seine persönlichen kognitiven und emotionalen Ressourcen zu erkennen, sie genauer zu bestimmten, zu entwickeln und zu erweitern. Das Endziel ist weitestgehend Selbsthilfe. Daher müssen Beziehungen, die in Einrichtungen entstehen, auf Zusammenarbeit ausgerichtet sein, unterstützen und auf Gegenseitigkeit und wechselseitiger Abhängigkeit beruhen. Der Interaktionsprozeß in diesen Beziehungen kann im allgemeinen eher charakterisiert werden durch ein »Zusammen Sein-mit« als durch ein »Handeln-für«. Das Festhalten an dieser Art von Vorgehen wird die persönliche Stärke des Klienten erhalten und erweitern und Spaltungsvorgänge sowie Schuldzuschreibungen vermindern. Die Mitarbeiter sollten ihre Rolle eher als die von Beratern (eine weniger mächtige und weniger *aktive* Position) als die von Therapeuten (ein Begriff, der »Handeln« impliziert) sehen. Aktivität an sich ist nicht das Problem; tatsächlich glauben wir fest an die Bedeutung von Fürsprache – eine sehr aktive Funktion. Allerdings kann die Aktivität von »Therapie« so entstellt werden, daß sie sich eher mit den Therapeuten- als den Klientenzielen oder mit einer Anpassung an den »Status Quo« verbindet.

Wenn nötig, müssen die Mitarbeiter auftauchende medizinische Fragen aktiv entmystifizieren. Z. B. sollten die Wirkungen und Nebenwirkungen von Medikamenten umgangsprachlich erklärt werden. Die Veteranen des Systems, die gelernt haben, wie man das psychiatrische Versorgungssystem dazu bringt, unnötige Abhängigkeiten fortbestehen zu lassen, bedürfen aktiver Entinstitutionalisierung und Entmystifizierung durch die Mitarbeiter. Diese müßten z. B. in Frage stellen, ob die spezielle Tätigkeit, um die sie gebeten werden, überhaupt notwendig ist, um so die Möglichkeiten der Klienten zu verbessern, jetzt das selbst zu tun, wozu sie sich bisher aufgrund ihrer früheren »Ausbildung zu Patienten« nicht in der Lage fühlten.

Die Helfer müssen immer eine Minimalphilosophie im Kopf haben. Je weniger sie tun, um so besser. Sie sollten immer nach Wegen suchen, um die Nutzung verfügbarer Ressourcen aus dem nicht-psychiatrischen Netzwerk – z. B. Freund, Kirchengemeinden, Eltern oder Partner – einzubeziehen und zu unterstützen. Klienten mit geringer Vorerfahrung im psychiatrischen Versorgungssystem hilft diese Haltung bei den entscheidenden Aspekten der Normalisierung und Verbleibens in ihren natürlichen Lebensbezügen. Eine solche Orientierung wird voraussichtlich für Langzeitpatienten Probleme bereiten, die ihre Karrieren im System entwickelt haben und mittlerweile erwarten, daß sie von den Psychiatrie-Mitarbeitern betreut werden. Für diese Klienten ist es noch wichtiger, daß Problemlösungen von *ihnen selbst entwickelt* und nicht von einer Person mit einem hohen

Status *verordnet* werden. Verordnete Lösungen führen zu einem Mangel an persönlicher Verantwortung seitens des Klienten, dem diese Lösung verordnet wurde. Die Übernahme von persönlicher Verantwortung und damit von persönlicher Stärke und Einflußnahme ist ein sehr wichtiger Aspekt im Deinstitutionalisierungsprozeß.

3. Normalisierung (Anpassung) (Wolfensberger 1970, 1972, 1979, 1983): Diese Leitlinie überschneidet sich in gewissem Ausmaß mit der Leitlinie »Herstellen von Lebensbezügen«. Allerdings unterscheiden sie sich durch die Zeit und den Bezugsrahmen: die Herstellung von Lebensbezügen beinhaltet einen individuellen, longitudinalen und historischen Gesichtspunkt, während Normalisierung prinzpiell gruppenübergreifend, gesellschaftliche oder kulturelle Normen im Blickfeld hat. Nach unserer Meinung wird es immer Zeiten geben, in denen Klienten nicht in der Lage sind, selbst die Alternativen, die sie für die Lösung eines speziellen Problem benötigen, zu entwickeln. Es obliegt den Mitarbeitern, ihnen bei der Entwicklung von Alternativen zu helfen. Dabei sollten diese als erstes an Alternativen denken, die möglichst nah an der Normalität sind. Z. B. wenn ein Klient arbeiten will und bisher niemals die Erfahrung einer Arbeitssuche gemacht hat, haben die Mitarbeiter mindestens zwei Möglichkeiten: die Vermittlung in berufliche Rehabilitation oder die Nutzung von Stellenanzeigen. Die von uns bevorzugte Alternative ist, daß sich die Mitarbeiter mit dem Klienten hinsetzen, besprechen, an welcher Arbeit er interessiert sein könnte, und mit ihm dann die Stellenanzeigen durchgehen. Dieser Alternative ist der Vorzug zu geben, da dies der übliche Weg für eine Stellensuche ist. Eine Vermittlung in die berufliche Rehabilitation ist immer noch möglich, wenn klar wird, daß der Nutzer wirklich nicht weiß, was er eigentlich tun will, wenn er eine zusätzliche Vorbereitung braucht, oder wenn er ohne umfangreiche Unterstützung nicht in der Lage ist, eine Arbeit zu finden und zu halten.

Ein anderes gutes Beispiel für die Verwendung der Leitlinie »Normalisierung« betrifft das Wohnen. Für die Nutzer, die keine Wohnung finden, sich keine leisten können oder dort ohne zusätzliche emotionale Unterstützung nicht bleiben können, haben gemeindepsychiatrische Versorgungssysteme angegliederte Wohnprojekte entwickelt. Unglücklicherweise werden diese meist als Übergang und als beaufsichtigt beschrieben. Vorteilhafter wäre es, wenn diese Einrichtungen *keinen Übergangscharakter* hätten und folglich dem Klienten die normale Rolle eines »Mieters« zustehen würde und wenn sie eher unterstützt würden (etwas, was jeder braucht) als beaufsichtigt (ein Begriff, der dem Beaufsichtigten einen anormalen, abhängigen Status gibt). Der Prozeß der Normalisierung wird viel Umgestaltung erfordern und positive Erwartungen nutzen. Er wird zur Entwicklung von Selbstvertrauen und einem Gefühl persönlicher Wirksamkeit durch reale, wenn vielleicht auch kleine Erfolge in einer normalen Welt beitragen.

Grundwerte

Die drei beschriebenen Leitlinien sollten praktisch umgesetzt werden in Konzepte, die folgende Werte und Handlungsmaximen beinhalten:

- Schade niemandem.
- Behandle andere, wie du dich selbst behandeln würdest (d. h. dieselben Grundsätze gelten für Klienten und Personal; jeder sollte dem anderen mit Würde und Respekt begegnen).
- Sei flexibel und verständnisvoll.
- Der Nutzer weiß es meist am besten.
- Wahlmöglichkeiten, das Recht zu verweigern, Zustimmung erst nach ausführlicher Aufklärung und Freiwilligkeit sind wesentlich für die Arbeit der Dienste.
- Ärger, Abhängigkeit, Sexualität und die Entwicklung neuer Möglichkeiten werden akzeptiert und erwartet.
- Berechtigte Bedürfnisse sollten, wenn immer möglich, befriedigt werden.
- Gehe Risiken ein; wenn du nichts wagst, wird nichts passieren.
- Lege auf Macht beruhende Beziehungen offen.

In den folgenden Kapiteln wenden wir uns einer Beschreibung des Smørgåsbordes von Einrichtungen und Angeboten zu, die für ein gutes gemeindepsychiatrisches Versorgungssystem nötig sind. Es läßt sich ziemlich leicht erkennen, daß diese Einrichtungen und unsere Ansicht über ihre Organisation aus den oben erörterten administrativen Grundsätzen und klinischen Leitlinien abgeleitet werden können.

9 Ein Smørgåsbord von gemeindepsychiatrischen Diensten

Ambulante Dienste

Der Kern der Sache: die mobile Krisenintervention

Das mobile 24-Stunden-Kriseninterventions-Team sollte das Zentrum eines jeden gemeindepsychiatrischen Versorgungssystems bilden. In dem System wird dieses Team zumeist die Funktion des »Pförtners« übernehmen. Systematische Forschung über den Einsatz mobiler 24-Stunden-Krisenteams hat gezeigt, daß diese die Klinikeinweisungen um mindestense 50 % reduzieren (Gutstein, Rudd, Graham und Rayha, im Druck; Hoult 1986; Hoult und Reynolds 1984; Hoult, Rosen und Reynolds 1984; Langsley und Kaplan 1968; Reynolds und Holt 1984; Ruevini 1977; Schoenfeld, Halvey, Hemley-van der Velden und Ruhf 1986; Stein und Test 1978 a, b; Test und Stein 1978 a). In Süd-Verona zum Beispiel benötigt gut die Hälfte aller Patienten, die als schizophren bezeichnet werden, hauptsächlich deswegen keine institutionelle Wohnbetreuung, weil die Krisenintervention zu Hause stattfindet.

Wir erwarten, daß ein Notfalldienst den wesentlichen Teil seiner Arbeit im Hause des Klienten macht. Dies erfordert eine sehr gute Zusammenarbeit zwischen »Pförtnern« verschiedenen Typs: der Lebensgemeinschaft, dem praktischen Arzt, der Polizei und den Mitarbeitern des psychiatrischen Versorgungssystems. Ein in seiner Gemeinde gut verankertes gemeindepsychiatrisches Versorgungssystem wird diese Gruppen ohne Schwierigkeiten ausbilden können.

Warum die Arbeit des Krisenteams – wann immer möglich – im unmittelbaren Lebensraum des Betroffenen stattfinden sollte:

- Folgt man dem Entstehungsmodell der Kriegsneurosen, so verhindern Interventionen zu Hause oftmals die Verlegung in ein ungewohntes Umfeld wie eine Klinik oder in Alternativen zur Klinikbehandlung. Der Klient kann in Kontakt mit seiner natürlichen vertrauten Umgebung bleiben.
- Häusliche Krisenintervention bietet externe soziale Unterstützung auf dem Territorium des Klienten an. Es ist immer schwieriger, fremden Menschen auf deren Territorium als auf eigenem »Grund und Boden« zu begegnen. Folglich spiegeln die Beobachtungen, die zu Hause gemacht werden, die Realität der Familie wahrscheinlich zutreffender wider als die in der Klinik gemachten.
- Das Zusammentreffen mit den Mitgliedern der unmittelbaren Lebensgemeinschaft (meist, aber nicht immer die Familie) gibt dem Krisenteam die Möglichkeit, die Intervention als heilendes Ritual zu gestalten, welches die Beseitigung des problematischen Verhaltens unterstützt. Daß Rituale nützlich sind, um in sozialen Netzwerken etwas zu verändern, betonen auch IMBER-BLACK, ROBERTS und WHITING (1988) und andere (PALAZZOLI, BOSCOLO, CECCHIN und PRATA 1977).
- Die häusliche Umgebung gestattet demKrisenteam, Etikettierungen aufzuheben, indem es »Symptome« oder problematisches Verhalten umdeutet zu normalen oder zumindest aus der jeweiligen Situation verstehbaren Antworten auf Streß.
- Betrachtet man den jeweiligen Patienten als Verbündeten, so wird die normale Rollenfunktion von Anfang an gefördert. Dieser Prozeß trägt dazu bei, die persönliche Stärke und Verantwortung zu wahren. Er spielt sich im vertrauten sozialen Umfeld ab, wird in einen neuen Bezugsrahmen gesetzt und fördert so die Normalisierung (s. Kapitel 8).

Das Paradigma der Intervention zu Hause mildert die potentiell schädlichen Nebenwirkungen der Interventionen seitens des psychiatrischen Versorgungssystems, indem es Institutionalisierung und die Aufhebung der Lebensbezüge minimiert, die selbst in gemeindeintegrierten Alternativen damit unausweichlich verbunden sind. Es ist hauptsächlich die wiederholte Aufhebung der Lebensbezüge und die damit verbundene Institutionalisierung – die Medikalisierung einer Person –, die im Netzwerk und im System eine Person als »chronisch krank« erscheinen läßt. Die

Auffassung von einer »Krankheit-in-der-Person« bildet das Nest, um das der Prozeß der Stigmatisierung entsteht; dieser Prozeß ist einer der Hauptfaktoren für die Entwicklung von »Chronizität«.

Selbstverständlich gibt es Momente, in denen jemand aus einer bestimmten Situation herausgenommen werden muß. Ein fortdauerndes ernsthaftes Gewalttätigkeits- oder Suizidrisiko trotz Krisenintervention in der Familie erfordert eine Entschärfung der Situation durch Herausnahme. Dies ist aber nur in wenigen Fällen notwendig.

Wenn immer möglich, sollte die Arbeit des mobilen Teams eine *Krisen-Lösung* beinhalten, auch wenn wir aus Gründen der Vereinfachung seine Tätigkeit als *»Krisenintervention«* bezeichnen. Krisenintervention wird zu häufig begrenzt auf Abklärung, Triage und »Anordnungen«. Unserer Ansicht nach sollte ein Krisenteam solange beteiligt bleiben, bis sich die Krise löst oder ein alternativer Handlungsansatz eindeutig indiziert ist.

Es gibt auch Situationen, in denen der Patient bereits aus der häuslichen Umgebung ohne seine Bezugsgruppe in eine Notfallaufnahme oder anderswohin gebracht wurde. In diesen Fällen ist es meist schwierig, ihn nach Hause zurückzuholen und die Familie oder andere Personen so umzugruppieren, daß ein erforderliches Aushandeln oder eine Regelung der Schwierigkeiten möglich wird. Auch wenn die Person nicht nach Hause geschickt werden kann, trägt der Problemlösungsansatz aus einer systemischen Perspektive doch dazu bei, eine Strategie zu entwickeln, die eine Rückkehr dorthin erleichtert – oder wenigstens das Verständnis fördert, warum dies nicht möglich ist. Alternative Wohnformen zum Krankenhaus erlauben eine Antwort auf die Krise, die die normalen Lebensbezüge minimal reduziert; ohne solche Alternativen wird es ungerechtfertigte Klinikeinweisungen geben.

Alternative Wohnformen müssen erwogen werden: wenn jemand kein soziales Netzwerk hat; wenn das soziale Netzwerk eine Atempause nötig hat, weil es physisch und psychologisch völlig erschöpft ist; wenn eine Gefahr für den Klienten oder für andere Personen droht, die nach Einschätzung von Klinikern auch mit Unterstützung des psychiatrischen Teams von dem natürlichen sozialen Netzwerk nicht bewältigt werden kann. Die Aufnahme in Wohnalternativen ist auch dann indiziert, wenn die Krisenintervention zu Hause den Klienten nicht zu seiner normalen Rollenfunktion zurückführt. Eine Situation, die keine Problemlösung anzeigt und die trotz größter Anstrengungen des Kriseninterventionsteams weiterhin eskaliert, erfordert die Aufnahme in Wohnalternativen. Doch sollte selten auf eine solche Maßnahme zurückgegriffen werden.

Die Zusammensetzung des Krisenteams wird je nach geographischer Lage, Bevölkerungsdichte, Verfügbarkeit des Personals und örtlichen Bestimmungen, die den Personaleinsatz regeln, beträchtlich schwanken. In Italien besteht ein solches Team sehr häufig aus vier oder fünf Personen: zwei Ärzte (ein Fach-Arzt und ein Arzt in Aus-/Weiterbildung), eine Krankenschwester und ein Sozialarbeiter. Auszubildende von jeder anderen Fachrichtung mit Psychiatriebezug können hinzukommen. Sind Psychiater schwer zu gewinnen oder sehr teuer und stehen Ärzte in Aus-/Weiterbildung nicht zur Verfügung, so könnte das Team aus vier nicht-ärztlichen Mitarbeitern mit psychiatrischem Hintergrunddienst und Beratung bestehen. Allerdings sollte jedes Team mindestens *drei* reguläre Teammitglieder haben, um längerfristig die personelle Kontinuität für die Klienten sicherzustellen.

Telefonanrufe werden an das für jene Region verantwortliche Team vermittelt, aus der der Anruf kommt. Es wird geklärt, ob ein sofortiger Hausbesuch angebracht ist. Ist es unklar, was die beste Antwort ist, so empfehlen wir einen Hausbesuch. Wenn ein Hausbesuch eindeutig nicht angezeigt ist, kann der Fall im Team diskutiert und nach kurzer Zeit eine Antwort gegeben werden. Diese Antwort kann vom Telefonanruf mit Information bis zur Einladung des mutmaßlichen Patienten zu einem Einzel- oder Familiengespräch gehen.

Scheint ein Hausbesuch nötig zu sein, so *benachrichtigt das Team den Anrufer und fragt nach dessen Meinung*. Akzeptiert er einen Besuch, so wird er gebeten, die relevanten Beteiligten zu versammeln, und darüber informiert, daß das Team in ca. 15 bis 20 Minuten eintreffen wird. Kommt der Anruf von der Polizei vor Ort, wird sie ebenfalls gebeten zu bleiben.

Mindestens zwei Teammitglieder – vorzugsweise *ein Mann und eine Frau* – sollten auf eine Krise zu Hause antworten. Zwei Personen vermitteln das Gefühl von Sicherheit und gestatten eine Team-Beratung an Ort und Stelle. Bei der Ankunft bewertet das Team das Problem, indem es die in Kapitel 6 beschriebenen Gesprächstechniken verwendet. Wenn mehrere Personen anwesend sind, kann die zirkuläre Befragung benutzt werden, (durch die Mailänder Gruppe Palazzoli, Boscolo, Cecchin und Prata 1980 weit verbreitet), um eine interpersonelle Sicht des Problems und Möglichkeiten zu seiner Lösung zu entwickeln.

Die Dauer von Hausbesuchen kann unterschiedlich lang sein; das Team sollte mindestens eineinhalb Stunden Zeit dafür einplanen, aber flexibel sein und wenn nötig auch länger bleiben. Bei der aktuellen Intervention wird man viele der oben beschriebenen Techniken verwenden: z. B. positive Erwartungen, in einen neuen Bezugsrahmen setzen, Unterstützung, Beruhigung und Ritualbildung. Der ersten Abklärung können tägliche Besuche zur Stabilisierung der Situation folgen. Dabei sollte die Intervention grundsätzlich auf die Bedürfnisse des Klienten und seiner Familie, nicht auf die des psychiatrischen Versorgungssystems ausgerichtet sein.

Fortwährende ambulante Betreuung

Alle Mitarbeiter des gemeindepsychiatrischen Zentrums sollten auch Mitglieder eines Krisenteams sein. Allerdings werden sie außerhalb der Krisenarbeit verschiedene andere Funktionen ausüben: Zu Klienten, deren Familien und sozialen Netzwerken muß entweder zu Hause oder in der Klinik weiterhin Kontakt gehalten werden. Diese Klientel stammt von der Krisenarbeit des Teams. Wir empfehlen, die fortwährende ambulante Betreuung von einzelnen Klienten oder Familien in die Verantwortung von *mindestens zwei Teammitgliedern* zu legen. Nicht an jedem Gespräch müssen beide beteiligt sein. Allerdings sollten beide über die aktuellen Entwicklungen auf dem laufenden sein. Diese Aufteilung wird trotz Krankheiten, Ferien, Ausscheiden aus der Arbeitsstelle etc. Kontinuität ermöglichen.

Spezifische Therapien, wie kognitive Therapie der Depression und verhaltenstherapeutische Verfahren für Phobien, können von hierfür qualifizierten Teammitgliedern oder von »Spezialisten« des Zentrums ausgeübt werden (s. Kapitel 10, Seite 265 ff.). Bei Überweisung eines Patienten an einen Spezialisten sollte das Team die Verantwortung für ihn behalten. Spezifische Interventionen sollten so fokussiert und kurz wie möglich sein. Die Gruppenbehandlung sollte einen hohen Stellenwert bekommen und so häufig wie möglich angewandt werden. Gerade bei diesem Teil der Arbeit werden die in Kapitel 6 und 7 beschriebenen Beziehungsgrundsätze und Interventionstechniken immer wieder angewandt.

Case Manager müssen therapeutisch sein

Das Team im gemeindepsychiatrischen Zentrum, mit dem der Klient den Erstkontakt hat, sollte die Funktionen übernehmen, die im allgemeinen »Case Managern« (Feste Bezugspersonen) zugeschrieben werden: Befund erheben und bewerten, Behandlungsplanung, Verknüpfung, Koordination, Überwachung und Fürsprache. Dafür sprechen folgende Überlegungen:

- »Case Management« als eine besondere Aufgabe für eine Person außerhalb des Teams, verkompliziert die Situation unnötig und teilt die Verantwortlichkeit für den Klienten auf.
- Diese Rolle kann derart übermäßig als »Für jemanden Tun« angelegt sein, daß der Klient zu einem Zuschauer wird. Es ist sehr schwierig, Kompetenz und größere Selbständigkeit durch Erfolgserlebnisse zu entwickeln, wenn ein anderer sich um alles kümmert. An die Stelle institutioneller Abhängigkeit kann die Abhängigkeit vom Case Manager treten.
- In der derzeitigen Praxis sind Case Manager fast immer Einzelpersonen und nicht Teams. Was geschieht am Wochenende, in den Nächten und in den Ferien? Klienten haben es sehr schwer, jemanden zu finden, den sie kennen und der sie kennt. In solchen Situationen, die meist von einer Krise herrühren, kann es zu Fehlentscheidungen kommen. Zur fehlenden personellen Kontinuität hinzu kommt, daß ein einzelner Case Manager kein Team hat, mit dem er schwierige Fälle diskutieren kann. Übernimmt hingegen das Team des Gemeindepsychiatrischen Zentrums die Rolle des Case Managers, ermöglicht es allen seinen Mitgliedern, über alle Klienten des Teams etwas zu wissen. Die Teams sollten *nicht mehr als 20 aktive Fälle* pro Teammitglied haben. Ein Vier-Personen-Team würde also ungefähr 80 aktive Fälle haben, eine bewältigbare Aufgabe für alle Teammitglieder.
- Die Begriffe Planer, Befürworter, Vermittler, Überwacher und Koordinator haben im allgemeinen nicht die Bedeutung von Unterstützung, Empathie und Verständnis. Case Management – wie es derzeit definiert wird – erkennt nicht explizit die Wichtigkeit der therapeutischen Beziehung für die Arbeit an. Dies ist ein ernstes Versäumnis, da Case Manager sich selber mit der Zeit primär als Mittelsleute und Weichensteller ohne sinnvolle

therapeutische Aufgabe für die Klienten sehen. Wird ihre Aufgabe allerdings als therapeutisch definiert, können sie am Hochgefühl des Klienten teilhaben, wenn dieser etwas erreicht hat, woran sie beteiligt waren. Dies wiederum beugt dem »Burn-Out-Syndrom« vor (s. Kapitel 10). Ein Behandlungsplan sollte erst dann entwickelt und ausgeführt werden, wenn ein respektvolles beiderseitiges Verständnis des anzugehenden Problems im Rahmen einer positiven Beziehung entstanden ist.

Case Management kann mehr auf die Beziehungsebene ausgerichtet werden, wenn das Gemeindepsychiatrische Zentrum bestimmte Fachleute für Spezialgebiete hat. Statt viele Case Manager damit zu beschäftigen, sollte eine Person die Details aller wesentlichen bürokratischen Vorgänge und der verschiedenen verfügbaren Versorgungsangebote kennen, sich *sehr gut* darin auskennen und als Berater der Case Manager und ihrer Klienten tätig sein. Wenn sie von dem »Für jemanden Tun« und der Suche nach verfügbaren Ressourcen entlastet werden, können Case Manger mehr Zeit damit verbringen, »mit ihren Klienten etwas zu tun«, d. h., sie innerhalb ihrer auf Zusammenarbeit angelegten Beziehung beraten.

Wenn die Teams des Gemeindepsychiatrischen Zentrums Case Management-Funktionen ausführen, sollten sie sich primär als *Berater* ihrer Klienten verstehen. Ihre beratende Rolle sollte ausgehen von einem aus dem Lebenszusammenhang abgeleiteten empathischen Verständnis der benannten Probleme. Die Entwicklung eines solchen Verständnisses erfordert möglicherweise von den Teammitgliedern, daß sie die Klienten bei mehreren ihrer alltäglichen Aktivitäten begleiten. Diese bodenständige Orientierung wird auch dazu beitragen, die Berater-Klienten-Beziehungen zu enthierarchisieren, so daß sie mehr der von uns empfohlenen Gleichwertigkeit nahekommen. Unter dieser Voraussetzung entsteht keine *übermäßige* Abhängigkeit, die Beratung hat therapeutischen Charakter, und die Aufgaben des Case Management können erfolgreich durchgeführt werden.

Wohnformen in der Gemeinde

Gemeindepsychiatrische Wohnformen lassen sich in Bezug auf drei Variablen verstehen und untereinander vergleichen: 1. Übergangs- versus Dauereinrichtungen; 2. Größe und 3. Personalausstattung. Z. B. handelt es sich bei der Soteria/Crossing Place-Alternative zur Klinikbehandlung, die wir später darstellen werden, um eine kleine Übergangseinrichtung mit sechs bis acht Betten und einem hohen Personalschlüssel von 1,3 Mitarbeitern pro Bewohner. Im Gegensatz dazu teilt der Typ des Übergangswohnheims (halfway house), das wir favorisieren, nur den Übergangscharakter mit dem Soteria-Modell-Projekt, da ersteres mit 20 – 25 Betten größer ist, und einen geringeren Personalschlüssel von 0,3 oder 0,4 pro Bewohner hat.

Alternativen zur Klinikbehandlung

In einem gut geplanten und funktionierenden gemeindepsychiatrischen Versorgungs*system* sollte die Mehrzahl der gestörten und störenden Personen in gemeindeintegrierten Wohn- und Behandlungsformen betreut werden, wenn sie einer intensiven persönlichen Betreuung bedürfen und nicht adäquat über eine Krisenintervention zu Hause zu behandeln sind. Nutzt man diese kleinen, der häuslichen Umgebung ähnlichen, Einrichtungen in Verbindung mit einem Kriseninterventionsdienst, der rund um die Uhr mobil ist, so reduziert sich der Bedarf für psychiatrische Betten in Krankenhäusern dramatisch (Hoult 1986; Langsley, Pittman und Swank 1969; Mosher 1982; Stein und Test 1985). Für ein Einzugsgebiet von 100 000 Einwohnern werden dann ungefähr 10 Erwachsenenbetten auf einer Station in einem Allgemeinkrankenhaus benötigt. Mehr als 10 Betten pro 100 000 Einwohner sind vielleicht in städtischen Regionen notwendig, in die viele ehemalige Langzeit-Insassen von Landeskrankenhäusern gezogen sind. Diese Schätzung setzt voraus, daß getrennte Einrichtungen für Kinder, Jugendliche, geriatrische/gerontopsychiatrische Fälle und Süchtige vorhanden sind. Wir setzen ebenfalls voraus, daß es *keine* »Reserve-Betten« in Landeskrankenhäusern gibt. Diese Schätzung geht auch von für das System erschwinglichen Übergangseinrichtungen (Übergangswohnheim, etc.) und unterstützten wie nicht unterstützten Dauerwohnplätzen (Wohnungen, Wohngruppen,

Fairweather Lodges[19], Pflegefamilien etc.) aus, die für ihr Klientel nach der intensiven Behandlungsphase leicht zugänglich sind. Ohne eine ausreichende Zahl dieser Einrichtungen werden die Nutzer zu Hause, im Krankenhaus oder im Obdach »steckenbleiben«. Das ist sowohl psychiatrisch unklug wie auch unnötig teuer.

Im Gegensatz zu Interventionen im Krankenhaus, wo verschiedene Behandlungsmaßnahmen an Patienten auf Stationen durchgeführt werden, sind die alternativen Wohnformen *selbst* die Behandlung. Das heißt, das gesamte soziale Umfeld (der Ort und die Personen) ist die heilende Intervention. Im traditionellen Sprachgebrauch wird dieses soziale Umfeld als »therapeutische Gemeinschaft« oder »Behandlungsmilieu« verstanden (GUNDERSON, WILL und MOSHER 1983).

Forschung (BRAUN, KOCHANSKY, SHAPIRO, GREENBERG, GUDEMAN, JOHNSON und SHORE 1981; KIESLER 1982 a, b; STRAW 1982; STROUL 1987) und klinische Erfahrung zeigen: Ungefähr 90 % der heute in Kliniken behandelten funktionellen (endogenen) Psychosen können gleich gut oder besser bei geringeren Kosten durch intensive Betreuung in gemeindeintegrierten Wohnformen behandelt werden. An Orten, die Krankenhäuser genannt werden, sollten nur Patienten behandelt werden, die ernsthaft tätlich werden, unkontrollierbar umtriebig oder akut intoxikiert sind, zusätzlich erschwerende medizinische Probleme haben, sich nicht abhalten lassen wegzugehen oder wegzulaufen oder spezieller Überwachung oder diagnostischer Verfahren bedürfen (s. Kapitel 4).

Schwer gestörte und störende Personen kann man willkürlich in zwei Gruppen aufteilen: diejenigen, die erst vor kurzem als Patienten diagnostiziert[20] wurden und nicht viel Betreuung im Wohnbereich bekommen haben (weniger als drei Monate); und diejenigen, die schon lange im psychiatrischen Versorgungssystem sind, im allgemeinen mehr als zwei Jahre, und mehr als drei Monate Betreuung im Wohnbereich (im allgemeinen ein Jahr oder mehr) gehabt haben. Für letztere Gruppe ziehen wir den Begriff »Veteranen« dem häufiger verwendeten Begriff »chronisch« vor,

19 Von G. W. FAIRWEATHER in den 60er Jahren auf der Basis sozialwissenschaftlicher Erkenntnisse entwickelte Wohnform für chronisch Kranke, die besonderen Wert auf größtmögliche Autonomie der Bewohner legt

20 also »Ersterkrankungen« (Anm. d. Übers.)

da er keine Verbindung zur Krankheit hat und nicht abwertend ist.

Betreuung in gemeindeintegrierten Wohnformen ist für die erste Gruppen aus zwei Gründen besonders wichtig. Erstens: Diese alternativen Einrichtungen tragen nur minimal zur Institutionalisierung und maximal zur Normalisierung bei. Sie bieten einen Weg, um »Institutionalisierung« zu verhindern, eine gut bekannte iatrogene Krankheit (BARTON 1959; WING und BROWN 1970), die so viel zur sogenannten »Chronizität« beiträgt. Zweitens: Sie sind relativ billig (durchschnittlich 100 $ pro Tag) und bieten einen Rahmen, in dem ein adäquater Versuch psychosozialer Behandlung ohne oder mit nur minimaler Neuroleptika-Verwendung durchgeführt werden kann. Niedrige Kosten sind wichtig für einen Behandlungsansatz ohne antipsychotische Medikamente, da die erste Episode in der Wohnbetreuung wahrscheinlich länger dauern wird, als heute in den Krankenhäusern üblicherweise für die Behandlung einer akuten Psychose zugestanden wird. Das bedeutet, daß beim gegenwärtigen Druck zur Verkürzung der Krankenhausaufenthalte aus ökonomischen (nicht klinischen) Gründen die Verwendung von Neuroleptika fast obligatorisch wird. In alternativen Behandlungssettings ist eine durchschnittlich dreimonatige Erstbehandlungsdauer (meist angemessen, damit eine Remission eintreten kann) ökonomisch nicht untragbar. So gestatten diese Umgebungsbedingungen den Versuch, zwei der heutzutage hartnäckigsten Probleme der Psychiatrie – »Chronizität« und tardive Dyskinesie – zu vermeiden.

Der Entwurf, die Umsetzung und die Ergebnisse alternativer Wohnbetreuungsformen ohne antipsychotische Medikation bei erstmals als psychotisch diagnostizierten Patienten ist in Studien mit einer Zufallszuordnung gut beforscht worden (MATTHEWS, ROPER, MOSHER und MENN 1979; MOSHER, MENN und MATTHEWS 1975; MOSHER und MENN 1978; MOSHER, VALLONE und MENN 1988).

Von Bedeutung für unsere Empfehlung eines medikamentenfreien psychosozialen Behandlungsversuches sind die Daten der Soteria-Studie (MOSHER u. a. 1988) aus zwei getrennten, ohne Neuroleptika behandelten Kohorten von Klienten. Diese zeigen, daß die psychosoziale Intervention innerhalb von sechs Wochen nach Aufnahme zu einer Symptomreduktion in der Lage war, die jener in der mit Neuroleptika behandelten Kontrollgruppe vergleichbar war. Die erwiesene Stärke dieser Milieu-Intervention zur kurzfristigen Symptomveränderung bei schizophrenen Ersterkrankungen ist ein eindeutiger wissenschaftlicher Beleg für eine offensichtlich ketzerische Empfehlung. Interessanterweise gibt es zur Zeit keine Studie mit Zufallszuordnung, die letztendlich die Nützlichkeit dieses Typus von Einrichtungen für »Veteranen« unterstützt. Es gibt allerdings eine Zahl von klinischen Studien (Kresky-Wolff, Matthews, Kalibat und Mosher 1984; Lamb und Lamb 1984; Weisman 1985 a, b), die übereinstimmend demonstrieren, daß diese Art von sozialen Umfeldbedingungen für die Anwendung bei Langzeitpatienten erfolgreich adaptiert werden kann.

Genaue Bestimmung der sozialen Umfeldbedingungen: Milieucharakteristika

Gundersons (1978) sieben essentielle Funktionen des Milieus haben wir auf zehn erweitert: Schutz vor Reizen, Zuflucht oder Asyl, Schutz- oder Haltgeben, Unterstützung, Bestätigung, Struktur, Beteiligung, Sozialisation, Zusammenarbeit oder Austausch, Planen. Sie sind in etwa nach steigender Komplexität und der Notwendigkeit einer aktiven Beteiligung des Klienten aufgeführt. D. h., zu Beginn des Aufenthaltes eines akut psychotischen Patienten in einem therapeutischen Milieu werden die Mitarbeiter dafür sorgen, daß die Umgebung ruhig, stabil, sicher und vorhersagbar ist. Sie bieten zwischenmenschliche Unterstützung, Bestätigung und Struktur mit nur minimalen Erwartungen an die Beteiligung des Klienten. Sowie die akute Phase der Psychose abklingt, werden die letzten vier Funktionen (Beteiligung bis Planen) überwiegen. Jede erfordert zunehmend mehr Mitarbeit vom Klienten am Behandlungsprozeß. Zum Beispiel erfordert das Planen vom Klienten eine umfassende Teilnahme und Mitarbeit, während Beteiligung mit nur geringer Anstrengung des Klienten vorkommen kann.

Diese Funktionen spielen in verschiedenem Ausmaß in allen unseren Lebens- und Arbeitswelten eine Rolle. Allerdings bietet eine *gezielt gestaltete*, auf die Gesundung einer Psychose ausgerichtete soziale Umgebung diese Funktionen bewußt und explizit, wobei fortwährend auf deren Aufrechterhaltung und Angemessenheit zu achten ist.

Mit der möglichen Ausnahme der Funktion »Bestätigung«

erklären sich die Variablen im Grunde von selbst. Mit »Bestätigung« meinen wir, daß die Mitarbeiter so geschult werden, daß sie die Klienten wissen lassen, daß das, was sie erleben, ganz *real* ist, auch wenn es machmal nicht *übereinstimmend* bestätigt werden kann. Z. B. kann diskutiert werden, was Halluzinationen sind, was sie bedeuten und welche Gefühle sie in einer Person auslösen, aber sie sollten nicht als unwirklich und »Teil der Krankheit« bezeichnet werden. Die Halluzinationen als nicht real zu bezeichnen, dient nur dazu, die Fragmentierung des Klienten zu verstärken, die er wahrscheinlich bereits erlebt.

Die Literatur bietet auch verschiedene Beschreibungen, wie Milieus organisiert sein sollten, um mit neuerkrankten und akut gestörten Patienten (Tabelle 9.1) und mit Langzeit-»Veteranen« des Systems (Tabelle 9.2) umzugehen. Im Grunde bieten diese Beschreibungen spezifischere Ansätze, die innerhalb der oben aufgeführten allgemeinen Milieufunktionen angewendet werden sollen. Bei diesen zwei Typen von wirksamen Milieus überschneiden sich viele Charakteristika; allerdings unterscheiden sie sich in gewissem Ausmaß darin, wann was getan werden sollte. D. h., bevor man sich auf praktische Probleme oder Entscheidungsfindungsprozesse konzentriert, muß Zeit für den allmählichen Rückgang der mit akuten Psychosen verbundenen schweren Desorganisation eingeräumt werden.

Tabelle 9.1: Wirksame Milieufaktoren für akute Psychosen

1. Klein (6 bis 10 Patienten)
2. Hoher Personalschlüssel
3. Hohes Ausmaß an Interaktion
4. Tatsächliche Beteiligung von Mitarbeitern und Patienten bei Entscheidungen
5. Akzent auf Autonomie
6. Ausrichtung auf praktische Probleme (z. B. Lebensumstände, Geld)
7. Positive Erwartungen
8. Minimale Hierarchie

Aus Mosher und Gunderson, 1979.

Tabelle 9.2: Wirksame Milieufaktoren für Klinik-Veteranen (»Chroniker«)

1. Klar definierte spezifische Verhaltensweisen, die Veränderung verlangen
2. Handlungs-(nicht Erklärungs-)orientierte, strukturierte Angebote
3. Angemessene, positive, steigende und praktische Erwartungen mit wachsender Verantwortlichkeit des Patienten
4. Weiterführung des Therapieprogramms in lebensnahen Einrichtungen in der Gemeinde
5. Kontinuität der (Bezugs-)Personen
6. Extensive Verwendung von Gruppenangeboten, um Sozialisation und Aufbau von Netzwerken zu erleichtern

Aus PAUL 1969; PAUL und LENTZ 1977

Diese anfängliche Reorganisationsperiode kann für Veteranen des Systems entweder ganz überflüssig oder kurz sein, und beinahe sofort können praktische Probleme angegangen werden. Bei Langzeit-Klienten haben wir festgestellt, daß die gezeigten »akuten« Symptome oftmals nur ein Weg sind, um Hilfe zu erhalten. Wenn einmal Hilfe über eine Aufnahme in eine Wohnform zugesichert ist, treten diese »Symptome« oftmals sehr schnell in den Hintergrund.

Wenn sowohl akute Klienten als auch Veteranen in dieselbe Einrichtung aufgenommen werden, muß das Personal Fähigkeiten entwickeln, um zwischen ihren unterschiedlichen Bedürfnissen unterscheiden zu können. Natürlich werden viele Klienten in eine Grauzone zwischen beide Gruppen fallen. Leider gibt es keine Forschungsergebnisse und nur begrenzte klinische Erfahrungen, um die Frage zu beantworten, ob es besser ist, diese beiden Populationen zu mischen oder sie in separaten, homogeneren Gruppen zu belassen. Wir glauben – können es aber nicht beweisen –, daß eine getrennte Einrichtung für neuerkrankte psychotische Personen zu bevorzugen ist. Die Frage wird wahrscheinlich aus ökonomischen Gründen entschieden werden: Gibt es genügend ersterkrankte, einer vollstationären Behandlung bedürftiger Klienten, die zehn alternative Betten – sechs in einer als »Bezugsgruppen-Ersatz« konzipierten Einrichtung und vier in den Wohungen von »Ersatz-Eltern« – auslasten, in einem Einzugsgebiet von 100 000 Einwohnern?

Eine Berechnung für die Vereinigten Staaten ist wegen unseres zweigleisigen (öffentlichen/privaten) psychiatrischen Versorgungssystems und dem Mangel an mobiler Krisenintervention beinahe unmöglich. In Italien allerdings, mit dem universellen nationalen Krankenversicherungsschutz und der Krisenintervention vor Ort werden ungefähr zehn bis 15 Krankenhausbetten pro 100 000 Einwohner gebraucht (MOSHER 1982). Unter der Voraussetzung, daß durch gemeindeintegrierte Wohnalternativen zur Klinikbehandlung zehn von diesen Betten ersetzt werden könnten und diese etwas längere Verweildauern hätten, wäre eine alternative Einrichtung, die eine Mischung von Klienten betreut, mit sechs bis acht Betten pro Sektor, die praktischste Lösung. Für welche Konfiguration auch immer man sich entscheidet, ersterkrankte Klienten sollten erste Priorität für die Nutzung dieser Einrichtungen haben, so daß sie in einer möglichst normal gestalteten Umgebung gehalten werden. Selbst bei einer angemessenen Zahl von Plätzen (d. h. 10 auf 100 000) in Wohnalternativen werden zehn Klinikbetten voraussichtlich noch benötigt.

Probleme der Umsetzung

Das beträchtliche Forschungsmaterial favorisiert übereinstimmend die alternative Betreuung gegenüber der Hospitalisierung. Es kann also mit Recht gefragt werden, warum diese Betreuung nicht weitverbreitet ist. Wir stellen einige Gründe hierfür dar:

Zu allererst wird sie von den Finanzierungsträgern als ambulante Behandlung eingestuft, da jegliche alternative Betreuung ihrer Definition nach nicht in einem Krankenhaus stattfindet. Es gibt bei fast allen Krankenversicherungen (inkl. »Medicare« und »Medicaid«) Einschränkungen und hemmende Faktoren für eine ambulante psychiatrische Behandlung. Z. B. decken die Versicherungsleistungen im »high-option plan« von »Blue Cross/Blue Shield« der Bundesbediensteten gegenwärtig fast alle Kosten eines 60tägigen Aufenthaltes in einer psychiatrischen Klinik, beschränken jedoch ambulante Kontakte auf 50 per Jahr mit einer Zuzahlung von 30 Prozent. Allerdings beinhaltet die Begrenzung auf 50 Kontakte alle ambulanten Arztkontakte. So wird auch in einem »großzügigen« Versicherungsvertrag die tatsächliche Zahl psychiatrischer Kontakte pro Jahr, die die Versicherung bezahlt, geringer sein als die maximal zulässige. Medicare seinerseits behandelt stationäre psychiatrische Behandlung im Allgemeinkrankenhaus wie jede andere vollstationäre Behandlung, begrenzt jedoch die Rückerstattung für ambulante psychiatrische

Behandlung auf maximal 250 $ pro Jahr. Die Kostenerstattung beruht auf einer Bestimmung, die besagt, daß Behandlung für 500 $ in Anspruch genommen werden kann, um die maximale Erstattung zu bekommen. Die Hemmnisse für ambulante Behandlung in diesen zwei großen Rückerstattungsregelungen sind repräsentative Beispiele von Leistungen der Versicherer. Alternative Betreuung ist im allgemeinen intensiv und kann eine Wohnbetreuungs- (aber keine vollstationäre) Komponente beinhalten; die Erstattung für ambulante Leistungen ist selten ausreichend, um die Honorare der Professionellen zu decken, sie deckt niemals die Kosten für betreute Wohnformen, da ambulant der Definition nach bedeutet: nicht in einer betreuten Wohnform. Daher ist psychiatrische Behandlung, die anstelle vollstationärer Behandlung angeboten wird, »eine böse Falle« bezüglich der Krankenversicherungsleistung.

Zweitens: Bereits früh in unserer Geschichte ist unter amerikanischen Ärzten, Patienten und in der breiten Öffentlichkeit die Erwartung entstanden, daß schwere psychische Krankheiten in Krankenhäusern zu behandeln sind. Nach mehr als eineinhalb Jahrhunderten sind kulturell verankerte Erwartungen eine starke Kraft und nicht leicht zu modifizieren. »Aus den Augen, aus dem Sinn« herrscht als Haltung vor. Alternativen zur psychiatrischen Klinikbehandlung sind oft inakzeptabel, da sie der herkömmlichen Meinung zuwiderlaufen.

Drittens: die heutige Psychiatrie rühmt sich, eine Wissenschaft zu sein. Das *Diagnostische und Statistische Manual* ist der Wunschtraum einer zwanghaften Person und der Alptraum eines Medizinstudenten. Psychiatrische Forschung über die Pathophysiologie des Gehirns verwendet die neueste biomedizinische Technologie. Die klinische Forschung über die Wirksamkeit von Psychopharmaka setzt äußerst anspruchsvolle Methoden ein. In den vergangenen Jahrzehnten hat die Psychiatrie zum Teil wegen ihrer wissenschaftlichen Leistungen eine Wiederannäherung an die übrige Medizin erfahren. Die Zunahme psychiatrischer Stationen in Allgemeinkrankenhäusern ist Teil dieses Prozesses. Von der Psychiatrie zu erbitten, viele ihrer therapeutischen Bemühungen aus dem Krankenhaus zu verlagern, würde als Bruch ihrer neuen Beziehungen zum Rest der Medizin angesehen. Vom Berufsstand werden Daten über die Effektivität der Alternativen daher nicht mit großer Begeisterung begrüßt (MOSHER 1983 c, s. 1479).

Zu den drei oben beschriebenen Gründen kommt hinzu, daß die Entwicklung von Alternativen zur Klinikbehandlung wegen des weiter unten beschriebenen kombinierten Ausbildungs- und kritischen-Massen-Problems unterblieben ist. Das heißt, die bestehenden Alternativen gibt es nur im öffentlichen gemeindepsychiatrischen Versorgungssystem. Das heutige Image der Gemeindepsychiatrie ist kein sehr positives. Es ist modern, sie dafür zu kritisieren, daß sie leichtsinnig mit dem Prozeß der Deinstitutionalisierung umgegangen sei und daß sie der Versorgung der am meisten gestörten und störenden Personen keine Priorität eingeräumt habe. Das öffentliche System bezahlt traditionell weniger gut und hat mehr bürokratische Hindernisse für eine gute Betreuung als das private System. Es versorgt Menschen ohne Bürgerrechte, Minoritäten, Arme, Obdachlose und wirklich Verrückte. Kurzum: es ist nicht sehr attraktiv. Die Ausbildung in Sozialarbeit, Psychologie und Psychiatrie tendiert dazu, Studenten vor allem auf die Privatpraxis vorzubereiten. Die Gemeindepsychiatrie ist zusammen mit den Alternativen zur Klinikbehandlung doppelt belastet; ihre Klientel ist eher unattraktiv, und nur wenige Mitarbeiter haben die entsprechende Ausbildung, um mit dieser zu arbeiten.

Ausbildung in Wohnalternativen zur Krankenhausbehandlung ist schwieriger; es gibt so wenige, daß es unmöglich ist, für mehr als eine Handvoll Studenten Ausbildungsplätze bereitzustellen (das Problem der Kritischen Masse). Von wenigen Ausnahmen abgesehen haben die Mitarbeiter in alternativen Wohnformen keine früheren Erfahrungen in vergleichbaren Settings gemacht. Daher sind sie im Grunde alle erst im Rahmen ihrer Tätigkeit ausgebildet worden. Diese Ausbildung am Arbeitsplatz kann ausgezeichnet sein, wenn eine erfahrene Supervision zur Verfügung steht. Hier ist wiederum als Folge der wenigen Einrichtungen dieser Art keine nennenswerte Zahl von erfahrenen Professionellen verfügbar, um diese zu organisieren, zu verwalten und zu supervidieren – ein anderer Aspekt des Problems der Kritischen Masse.

Dieses Problem könnte angegangen werden, wenn professionelle Ausbildungsstätten die Existenz der Wohnalternativen anerkennen und beginnen würden, diese in ihre Curricula einzubeziehen. Im Lauf der Zeit wüchse so eine Gruppe von ausgebildeten Personen heran, welche die zur Umsetzung dieser Betreuungsangebote notwendige Leitungskompetenz und Fachkenntnis zur Verfügung stellen könnte. Wir haben an anderer Stelle ein Modell für solch eine gemeindeorientierte Ausbildung beschrieben (Burti und Mosher 1986). Bevor dieses Image- und Ausbildungsproblem nicht angegangen wird, ist es schwer, die hier beschriebenen Typen von intensiven gemeindeintegrierten Formen des Wohnens zu planen, zu entwickeln und umzusetzen.

Klinische Modelleinrichtungen
Über zwei Modelle intensiver Behandlung in gemeindeintegrierten Wohnformen ist ausführlich geschrieben worden: das »Ersatz-Eltern Modell« in Südwest Denver (POLAK und KIRBY 1976; POLAK, KIRBY und DIETCHMAN 1979), und das Soteria/Crossing Place als »Ersatz für die Bezugsgruppe« – Modell von MOSHER und Mitarbeitern (MOSHER und MENN 1977, 1978, 1979, 1983; WENDT, MOSHER, MATTHEWS und MENN 1983). Das POLAK-und-KIRBY-Modellprojekt wurde nicht ausdrücklich in einer Studie mit Zufallszuordnung erforscht. Der Soteria-Teil des Soteria/Crossing Place Modells ist in einem Design mit Zufallszuordnung und einer zweijährigen Nachuntersuchung intensiv und ausgiebig untersucht worden. Crossing Place publizierte eine klinische Ergebnisstudie (d. h. ohne Zufallszuordnung, keine Kontrollgruppe) mit kurzem Erhebungszeitraum für die ersten 150 Klienten (KRESKY-WOLFF u. a. 1984).

Das »Ersatz-Eltern«-Modellprojekt
Das »Southwest Denver Modell« wurde in Verbindung mit einer mobilen Krisenintervention vor Ort als primärer Form des Notfalldienstes entwickelt. Erwartungsgemäß stellte sich heraus, daß ein bestimmter Prozentsatz an häuslichen Kriseninterventionen nicht so erfolgreich verlief, um mit sicherem Gefühl alle Beteiligten zu Hause belassen zu können. Die Leitung der Einrichtung (vor allem Paul POLAK) war gemäßigt Krankenhaus-phobisch, so daß sie ihr »Ersatz-Eltern«-Modellprojekt für solche Fälle entwarfen, in denen jemand zeitweilig aus seinem Wohnumfeld herausgenommen werden mußte.

Das Design des Modells macht sich das »Leere-Nest-Syndrom« zunutze. Mittels Anzeigen in Lokalzeitungen und Mund-Propaganda hat das Gemeindepsychiatrische Zentrum Familien angeworben, deren Kinder erwachsen sind und das Elternhaus verlassen haben. In diesem eher kleinstädtischen Vorort von Denver haben viele Ehepaare geräumige Häuser mit zwei oder mehr leeren Schlafzimmern. Ehepaare, die auf die Anzeige antworteten, wurden vom Personal des Gemeindepsychiatrischen Zentrums interviewt und erhielten – wenn ausgewählt – Informationen über und ein Training im Umgang mit störenden und gestörten Personen. Es gab keine harten und schnellen Selektionskriterien, aber sie bevorzugten Paare mit irgendeiner Art von Gemeinschaftsdienst in der Vorgeschichte und solche, deren Kinder ein einigermaßen erfolgreiches Leben führten (d. h. außerhalb von Gefängnissen oder dem psychiatrischen Versorgungssystem). Jedes Ehepaar wurde gebeten, ein oder zwei Zimmer für Klienten des Gemeindepsychiatrischen Zentrums frei zu halten. Für die Zimmer wurde gezahlt, ob sie belegt waren oder nicht.

Der Erfolg dieses Modells (in der Beurteilung des Gemeindepsychiatrischen Zentrums und der Familien) ist vielen Faktoren zuzuschreiben: Erstens versprach das mobile Team des Gemeindepsychiatrischen Zentrums innerhalb von 15 Minuten auf jede Krise zu reagieren, die im Hause der Ersatz-Eltern entstand. In der Anfangsphase des Modells wurde diese Verfügbarkeit mehrere Male getestet. Als die Elternpaare sich in ihren Rollen wohler fühlten, trat das Bedürfnis, das Hintergrundteam in Anspruch zu nehmen, nur noch ziemlich selten auf.

Zweitens wurden alle akut psychotischen Patienten, die in eines der Häuser überwiesen wurden, konsequent mit Neuroleptika behandelt, oftmals mittels sofortiger intramuskulärer Neuroleptikagabe. Man versuchte also stark störendes Verhaltens durch chemischen Zwang zu minimieren. Ob diese Art hochdosierte Neuroleptikabehandlung noch notwendig war, als die Eltern erfahrener wurden, ist niemals wirklich überprüft worden.

Drittens waren die Elternpaare, die beim Modellprojekt blieben, natürliche »Heiler«. Sie begegneten ihren »Kindern auf Zeit« mit viel Unterstützung, Beruhigung und freundlicher Entschlossenheit. Sobald sie sie näher kennengelernt hatten, halfen die Eltern den Klienten bei deren Problemlösung. Schrittweise integrierten sie die Klienten in den Alltag der Familie. Auch wenn es keine Regeln über die Dauer des Aufenthaltes gab, blieben die meisten Klienten zwei bis drei Wochen und gingen dann allmählich. Auch wenn sie nicht mehr im Hause der Ersatz-Eltern schliefen, wurden Ex-Klienten zu Besuch, zum Abendessen oder zur Teilnahme an einer Familienfeier eingeladen.

Viertens genossen die Elternpaare beim Team des Gemeindepsychiatrischen Zentrums ein hohes Ansehen. Sie wurden als integraler Bestandteil ihres Angebotes angesehen. Auf sie war es zurückzuführen – und man hob das besonders hervor –, daß das Gemeindepsychiatrische Zentrum im Durchschnitt nur auf ein einziges Bett im nahegelegenen Landeskrankenhaus zurückgreifen mußte – eine Zahl, die viele Leute für ein Einzugsgebiet von 75 000 Personen höchst erstaunlich fanden. Die Elternpaare wurden zu Vorträgen auf Fachtagungen geschickt. Sie wurden von Fachleuten, amtlichen Stellen und verschiedenen Würdenträgern besucht. Alles in allem fühlten sie sich als wichtige Mitarbeiter eines wegweisenden und innovativen Modellprojektes. Die Eltern wurden zu Anwälten einer besseren gemeindeintegrierten Betreuung.

Fünftens gab es den Paaren eine neue Aufgabe, der sie während ihres Ruhestandes nachgehen konnten. Weiterhin erlaubte das kalkulierbare Einkommen aus dem Modellprojekt vielen von ihnen, ihre Häuser zu behalten und zu erhalten, die ansonsten vielleicht hätten verkauft werden müssen.

In gewisser Hinsicht bedeutete das Modellprojekt für die Elternpaare eine seelische Gesundheitsvorsorge, indem es das »leere Nest« wieder füllte. Für uns ist das »Polak und Kirby Modellprojekt« ideal für Regionen mit einer niedrigen Bevölkerungsdichte – d. h. für halbländliche bis ländliche Gegenden. Es ist sehr ökonomisch, auch wenn die Betten nicht belegt sind. Heutige Projekte dieser Art zahlen ein Betreuungsgeld von 800 $ – 900 $ pro Monat und Bett an die Ehepaare. Mit diesem Modell kann auch in ländlichen Regionen eine ausgezeichnete Betreuung in der eigenen oder einer sehr nahegelegenen Gemeinde des Klienten erfolgen und somit die Unterbrechung von Bindungen an das natürliche Unterstützungssystem sehr gering gehalten werden. Es gibt viele ländliche Gegenden, wo die nächste voll-stationäre psychiatrische Behandlungsmöglichkeit 100 oder mehr Meilen entfernt ist; unter solchen Umständen bedeutet eine Klinikbehandlung für den Patienten, seine Familie und sein Netzwerk einen deutlichen Bruch.

Auch wenn das Ersatz-Eltern Modell für ländliche Regionen besonders gut geeignet ist, sind wir der Meinung, daß gemeindepsychiatrische Versorgungsangebote in Städten oder Vorstädten zwei oder mehr derartige Plätze (d. h. vier Betten) auf 100 000 Einwohner zur Verfügung haben sollten. Aus klinischer Sicht erscheinen sie für die Behandlung von unselbständigen Psychotikern am besten geeignet, d. h. für solche im Alter von 16 bis 22 Jahren, bei denen Interventionen in der Familie keinen Erfolg hatten. Das Leben in einer »Ersatz-Familie« bietet diesen jungen Leuten viele Möglichkeiten, Erfahrungen mit emotional weniger besetzten Elternfiguren zu machen, sich auf sie zu beziehen und von ihnen zu lernen. Richtig geplant, kann dieses Milieu auch den *Eltern des Klienten* eine Gelegenheit bieten, ihre Schwierigkeiten mit einem anderen Elternpaar zu teilen, Unterstützung und Verständnis zu bekommen und vielleicht neue Wege des Umgangs mit ihren Kindern anhand des Beispiels der Ersatz-Eltern zu lernen.

Der Einsatz von »leere-Nest-Eltern« gestattet der Gemeindepsychiatrie in der Tat, ein Problem vieler alter Menschen anzugehen – das Gefühl, zu früh und unnötig in den Ruhestand geschickt zu werden. Diese Eltern sind eine viel zu selten genutzte natürliche Hilfsquelle – Erfahrung, Wissen und Weisheit, die Menschen erwächst, wenn sie älter werden. Die Fähigkeit zur erfolgreichen Kindererziehung sollte eine Ware mit hohem Wert sein. Jedoch wird diese Fähigkeit selten explizit anerkannt und zum Nutzen anderer eingesetzt. Dies veranschaulicht ausgezeichnet einen Grundsatz guter Gemeindepsychiatrie, in der Gemeinde bereits vorhandene Ressourcen zu nutzen. Dies umfaßt Schulen und Freizeitprogramme, Bibliotheken, Sportplätze *und* personelle Fähigkeiten.

Das Modellprojekt: »Ersatz für die Bezugsgruppe«

Dieses von MOSHER und Mitarbeitern entwickelte Modellprojekt hat seine Wurzeln in der Ära des »moral treatment« in der Psychiatrie (BOCKOVEN 1963), in der psychoanalytischen Tradition intensiver Psychotherapie (vor allem SULLIVAN 1931; FROMM-REICHMANN 1948), bei Therapeuten, die Wachstum über die Psychose beschrieben haben (PERRY 1962), in Forschungsergebnissen über einen gemeindepsychiatrischen Behandlungsansatz der Schizophrenie (FAIRWEATHER, SANDERS, CRESSLER und MAYNARD 1969; PASAMANICK, SCARPITTI und DINITZ 1967) und – in gewissem Maße – in der sogenannten »antipsychiatrischen« Bewegung (LAING 1967). Im Herbst 1971 eröffnete das Soteria Projekt sein erstes Haus in San Jose, Kalifornien. Eine »Kopie« dieses Hauses, Emanon, wurde 1974 in einer anderen Stadt in Nord Kalifornien eröffnet. Das Ursprungshaus wurde Oktober 1983 aus Geldmangel geschlossen; die »Kopie« schloß im Januar 1980 aus demselben Grund.

Der dem Projekt zugrundeliegende Gedanke war, daß die erste behandelte psychotische Episode ein kritischer Interventionszeitpunkt ist, d. h. die Planer dieses Projektes glaubten, daß die Art und Weise des Umgangs mit der ersten Episode der Psychose, wahrscheinlich eine große Wirkung auf den Langzeiterfolg hat. Das Projekt wählte junge, unverheiratete, erstmals diagnostizierte Schizophrene (nach DSM III) aus, da – statistisch gesehen – die Literatur eindeutig besagt, daß diese am ehesten von Behinderung bedroht sind (KLORMAN, STRAUSS und KOKES 1977; PHILLIPS 1966; ROSEN, KLEIN und GITTELMAN-KLEIN 1971). Folglich übernahm das Projekt Klienten, bei denen eine erfolgreiche Intervention der Gesellschaft langfristig wahrscheinlich viel Geld für Krankenhaustage, Pharmaka- und Sozialhilfekosten erspart.

Ein weiterer Grund für die Aufnahme ausschließlich ersterkrankter Patienten war unser Wunsch, uns nicht befassen zu müssen mit der gelernten Rolle des Psychiatriepatienten, die Veteranen unter ihnen häufig angenommen haben. Neuroleptika wurden die ersten sechs Wochen nicht gegeben, so daß ein ordentlicher Versuch einer reinen psychosozialen Intervention stattfinden konnte. Ein weiterer Grund der Versagung antipsychotisch wirkender Psychopharmaka besteht darin, daß keine bzw. eine nur geringfügige neuroleptische Behandlung allein sicher vor tardiver Dyskinesie schützen kann.

Auch wenn die einzelnen Elemente des Projektes nicht neu waren, so war doch neu, sie unter einem Dach zusammenzubringen, in einem Haus mit sechs Zimmern aus dem Jahre 1915, gelegen an einer lebhaften Straße in einer nordkalifornischen Vorstadt. Die Einrichtung war nicht nur als Alternative zur Klinikbehandlung konzipiert, sondern auch alternativ zur Neuroleptikabehandlung und zum professionellen Personal intensiver stationärer Behandlung. Z. B. war der Psychiater der Einrichtung ein (Konsiliar-)Facharzt, der die Erstinterviews mit den Klienten und die Fortbildung des Personals durchführte, aber keinen kontinuierlichen Kontakt mit den Klienten hatte. Mit wachsender Erfahrung sah man die Psychiater – wie diese sich auch selbst – meist als peripher für das Projekt an.

Betrachtet man die drei Bereiche, zu denen das Soteria-Projekt als Alternative konzipiert war (Klinik, Neuroleptika, Professionelle), so ist es nicht verwunderlich, daß das Projekt während seiner 13jährigen Existenz vom Umfeld bestenfalls mit Ambivalenz, schlimmstenfalls mit Argwohn und Feindseligkeit betrachtet wurde. Seine Anträge auf Forschungsförderung zogen Rekorde des NIMH (siehe Kapitel 2) bei der Zahl der Besuche vor Ort, den Nachprüfungen und den eingeholten Stellungnahmen nach sich.

Es wurde – und wird zu einem gewissen Maß auch heute noch – als Bedrohung des gegenwärtigen biomedizinischen Zeitgeistes der Psychiatrie angesehen. Nichtsdestotrotz haben Soteria und ihr Nachfolger Crossing Place der Fachwelt erfolgreiche alternative klinische Modelle demonstriert und zur Verfügung gestellt. Heute arbeitet die einzige Soteria-»Kopie« (d. h. mit schizophrenen Ersterkrankten) in Bern in der Schweiz unter der Leitung von Professor Luc Ciompi. Es gibt viele Einrichtungen, die mit Crossing Place vergleichbar sind (d. h. solche, die sich mit dem gesamten Spektrum der Klientel befassen). Aufgrund definitorischer Probleme ist eine genaue Zählung schwierig, aber es gibt sicherlich 20 oder mehr, praktisch alle in öffentlicher Trägerschaft.

Die elf wichtigsten von uns identifizierten Elemente des »Ersatz für die Bezugsgruppe«-Modells sind in Tabelle 9.3 aufgelistet. Sie erklären sich größtenteils von selber. Allerdings erscheint ein Kommentar zur Frage der Größe gerechtfertigt. Aufgrund unserer umfassenden Erfahrung, der Soteria-Daten, der Literatur über Großfamilien, Wohngemeinschaften, experimentalpsychologische Problemlösungsgruppen, Gruppentherapie und das Tavistock Modell glauben wir, daß nicht mehr als acht bis zehn Personen unter einem Dach schlafen sollten, damit eine Gemeinschaft ihr Heilungspotential maximieren kann. Größere Gruppen erfordern mehr Platz, als die meisten normalen Häuser bieten; darüber hinaus sind die Interaktionsmuster und die notwendige organisatorische Leitung sehr unterschiedlich. Folglich ist eine wirtschaftliche Größenordnung, d. h. Einrichtungen mit 15 oder mehr Betten, aus klinischer Sicht unklug. Im Idealfall sollten jederzeit sechs Klienten, zwei Mitarbeiter und ein oder zwei andere (d. h. Studenten, Praktikanten) in der Einrichtung schlafen. Acht Klienten können beherbergt werden, aber dies stößt bereits an die Grenzen einer sinnvollen Gruppengröße und überfordert die verfügbaren Mitarbeiter, wenn die Hälfte oder mehr der Klienten in akuter Not sind. Wir sind der Auffassung, daß eine 50 : 50 Mischung von gestörten und störenden Personen mit nichtgestörten Personen fast ideal ist, wenn ein Haus als therapeutische Gemeinschaft funktionieren soll. Ein Gleichgewicht von sechs Klienten – wovon zwei oder drei bereits schon länger dort und so weit wiederhergestellt sind, daß sie relativ ungestört erscheinen – und zwei oder drei quasi-normale Mitarbeiter (einschließlich Studenten) macht eine optimale Mischung aus.

Es gibt viele Wohnalternativen die um die 15 Plätze haben (LAMB und LAMB 1984; WEISMAN 1985 b). Wir glauben, daß die familiäre Atmosphäre so absolut entscheidend für die therapeutische Funktion gemeindeintegrierter Alternativen ist, daß wir solche größeren Einrichtungen *nicht* zu den Beispielen der Soteria/Crossing Place Konzepte zählen würden. Wenn das NIMH oder die Gesundheitsministerien der Bundesstaaten sich an der Entwicklung dieser Einrichtungen beteiligen, werden ihnen wahrscheinlich die Kosteneinsparungen größerer Institutionen zusagen. Allerdings scheint aus der neueren Forschung ersichtlich (RAPPAPORT, GOLDMAN, THORNTON, MOLTZEN, STEGNER, HALL GUREVITZ und ATTKISSON 1987), daß die klinische Wirksamkeit geopfert wird, wenn sie die Größe kleinerer Krankenhauseinheiten erreichen, vor allem dann, wenn sie auf dem Klinikgelände liegen. Dies beeinträchtigt ihren nicht-institutionellen Charakter und damit das Behandlungsmilieu. Noch einmal: um einer Familie ähnlich zu sein, ihr entscheidendes und einzigartiges Charakteristikum, sollten diese Einrichtungen nicht mehr als sechs oder höchstens acht Plätze haben und müssen richtig *in die Gemeinde integrierte* Häuser sein – nicht einfach institutionelle Anhängsel.

Tabelle 9.3: Die wesentlichen Merkmale von Soteria und Crossing Place

1. Klein (6 Klienten), familiär
2. Ideologisch nicht festgelegte Mitarbeiter
3. Auf Gleichwertigkeit beruhende Beziehungen
4. Wertschätzung des Erhalts persönlicher Stärke
5. Offenes System (leichter Zu- und Abgang)
6. Verantwortlichkeit der Teilnehmer für den Haushalt
7. Wenig Rollendifferenzierung
8. Wenig Hierarchie
9. Ermutigung zur Nutzung in der Gemeinde vorhandener Ressourcen
10. Kontakte nach der Entlassung sind erlaubt/werden gefördert
11. Keine formelle »Therapie« im Hause

Der Begriff »wenig Rollendifferenzierung« wird manchmal mißverstanden und mit Kommentaren wie »diese Klienten bedürfen Vorbilder, klarer Rollen und Grenzen« versehen. Wir meinen damit, daß jedes Mitglied des Basisteams in der Regel in der Lage sein muß, alles zu tun, was der einzelne Klient benötigt. Dasselbe Teammitglied begleitet beispielsweise einen Klienten bei der Bewerbung für eine Wohnung, beim Gang zum Sozialamt zwecks finanzieller Unterstützung und trifft am gleichen Abend seine Familie. Nur der Leiter der Einrichtung und die Konsiliarpsychiater haben andere und spezialisierte Rollen. Der Einsatz von Mitarbeitern als »Generalisten« (im Gegensatz zu Spezialisten, Anm. d. Übers.) erleichtert die Nutzung zwangsläufig entstehender Bindungen, um einzelne Ziele des Klienten zu erreichen, ohne daß man einem »speziellen« Teammitglied diese Aufgabe zuteilen muß.

Ein Kommentar ist auch angebracht bezüglich der Absage an konventionelle Therapie im Haus. Wie bereits früher ausgeführt, betrachten wir die Einrichtung als »Gesamtpaket« zur Schaffung eines therapeutischen sozialen Milieus. Daher kann alles, was innerhalb und außerhalb des Hauses vor sich geht, als therapeutisch angesehen werden. Allerdings gibt es keine zeitlich befristeten Einzel-, Gruppen- oder Familientherapiesitzungen *innerhalb der Einrichtung*. Diese Philosophie beugt unserer Meinung nach einer Fragmentierung der Klienten vor, und einem Mißtrauen der Gemeinschaft gegen das, was hinter geschlossenen Türen passiert; auch läßt sie keine Hierarchie therapeutischer Wertigkeiten entstehen. Das heißt: für das Milieu als Behandlungsrahmen kann die »wahre« Behandlung nicht eine Stunde Einzelsitzung im Zimmer mit einem Therapeuten sein. Einzelne Klienten können, wie gesagt, nach außerhalb für diese Art von Therapien überwiesen werden. Wenn wir gesagt haben, daß es keine konventionelle Therapie im Hause geben darf, so müssen wir aber darauf verweisen, daß sehr viele therapeutische Interaktionen in Zweierbeziehungen, in Gruppen und mit den Familien in der Einrichtung stattfinden. Vieles davon geschieht spontan, aber nicht selten werden Mitarbeiter Klienten beiseite nehmen, um einzelne Probleme oder Verhaltensweisen zu besprechen.

Spezielle Therapien können für Bewohner im Hause zur Verfügung gestellt werden, solange diese Therapien mit Billigung der Mehrheit der Teilnehmer gewünscht werden und für jeden offen sind, der daran teilnehmen möchte. Kunst-Therapie, Bibliotherapie, Yoga, Massage, Akupunktur, spezielle Diäten etc. kamen und gingen in den Einrichtungen je nach Wünschen der Gruppe und Verfügbarkeit.

Auch Gruppensitzungen werden abgehalten. Einige wie die Hausversammlung finden regelmäßig statt. Andere wie Besprechungen mit der Familie werden im allgemeinen kurz nach der Aufnahme des Klienten und später nach Bedarf arrangiert. Morgendliche »Was machst du heute?« – und abendliche »Wie war der Tag?«–Runden finden regelmäßig statt, sind aber nicht formalisiert. Der Crossing Place Prospekt beschreibt das für diese Art intensiver gemeindeintegrierter Wohnbetreuung charakteristische soziale Milieu:

> Die therapeutische Basis ist eine intensive persönliche Unterstützung des einzelnen. Speziell ausgewählte und ausgebildete Mitarbeiter begleiten den Klienten, solange intensive Betreuung und Aufsicht erforderlich sind. Alle Mitarbeiter haben Erfahrung in der Krisenbetreuung.
>
> Das häusliche Milieu der Einrichtung ist ebenfalls ein wesentliches therapeutisches Element: es verringert den Streß der Aufnahme in die Wohnbetreuung und der Rückkehr in die Gemeinde, da es der normalen Umgebung des Klienten ähnlich ist. Die Klienten konzentrieren sich darauf, ihre Lebenskrise in einem lebensnahen Umfeld zu bewältigen. Zusätzlich mindert das Milieu das Potential für ernsthaftes Agieren dadurch, daß es klein und intim ist und schnell zu reagieren vermag. Dieser Rahmen trägt dazu bei, den Klienten das Beste zu entlocken, indem sie als verantwortliche Mitglieder einer provisorischen Familie auf Zeit betrachtet werden.
>
> Die Mitarbeiter arbeiten eng mit dem Leiter und den Psychiatern zusammen, um dem einzelnen Klienten zu helfen, Ziele und Pläne zu formulieren. Das ganze Team trifft sich regelmäßig, um Probleme zu besprechen, die im Prozeß der Unterstützung entstehen. Der Leiter der Einrichtung und Psychiater stehen zur Verfügung, um Klienten mit besonderen Schwierigkeiten individuelle Aufmerksamkeit zu widmen.
>
> Die Aufenthaltsdauer variiert je nach individuellen Bedürfnissen von wenigen Tagen bis zu mehreren Monaten. Eine Entlassung erfolgt, wenn die Krise abgeklungen ist und angemessene Pläne für wichtige Aspekte des Lebens und der Behandlung nach der Entlassung erarbeitet worden sind.

Beim Vergleich von »Soteria« mit seiner Nachfolgerin »Crossing Place« gibt es einige Unterschiede: »Soteria« war ein sorgfältig geplantes Forschungsprojekt, das seine Aufnahmen auf junge, erstdiagnostizierte schizophrene Patienten beschränkte. »Crossing Place« nimmt erwachsene Klienten jeden Alters, jeder Diagnose und jeder Erkrankungsdauer auf. »Soteria« existierte überwiegend außerhalb des öffentlichen Versorgungssystems seiner Stadt. Seine Klienten kamen über nur einen Zuweisungsweg und wurden gründlich überprüft, um sicher zu sein, daß sie die Forschungskriterien erfüllten, bevor sie nach dem Zufallsprinzip entweder der im »Soteria-Haus« oder der im Krankenhaus behandelten Gruppe zugeordnet wurden. Aufgrund seiner restriktiven Aufnahmekriterien (ungefähr drei oder vier von 100 monatlich zugewiesenen Patienten mit funktionellen endogenen Psychosen erfüllten sie) wurde das »Soteria-Haus« nicht als eine echte Behandlungsressource innerhalb jenes Systems betrachtet.

»Crossing Place« dagegen ist fest eingebettet in das öffentliche psychiatrische Versorgungssystem von Washington DC. Es wurde gegründet von »Woodley House«, einem etablierten gemeinnützigen Träger, zu dessen Einrichtungen ein 22-Plätze-Übergangsheim, betreute Wohneinheiten mit 50 Plätzen und ein Secondhandshop mit unterstützten Arbeitsplätzen gehören. Aufgrund vertraglicher Vereinbarungen mit der psychiatrischen Versorgung des »District of Columbia« akzeptiert »Crossing Place« Überweisungen von verschiedenen Zuweisern. Seine Klienten sind primär »Veteranen« des Systems, deren Betreuung aufgrund dieser Verträge bezahlt wird. Obwohl es offiziell nur Personen mit somatisch-medizinischen Problemen oder mit primärem Suchtmittelmißbrauch ausschließt, hat es wenig Einfluß auf die aktuellen Überweisungskriterien, die von vielen Klinikern angelegt werden.

So ist die Klientel von Crossing Place im Gegensatz zu »Soteria« eine weniger klar definierte, heterogenere Gruppe. Sie *könnten* weniger krank, gewalttätig oder suizidal sein, als die Patienten des »St. Elizabeth Hospital«, der primären stationären Behandlungseinrichtung für (Kassen-)Patienten in Washington, leider ist es nicht möglich, dies sicher zu wissen. Im Vergleich zur Klientel von »Soteria« sind die Klienten von »Crossing Place« älter (32 vs. 21 Jahre), gehören häufiger Minoritäten an und haben ausgedehntere Erfahrungen mit Klinikaufenthalten (4,5 vs. keine Klinikaufnahmen). Vergleichende Basisdaten beider Einrichtungen sind in Tabelle 9.4 aufgelistet. Auch wenn die Merkmale der Klientenpopulation von Crossing Place nicht so genau bekannt sind wie die der Soteria-Patienten, kann doch die erstere Gruppe als »Veteranen« (»chronisch«) und die zweite als neuerkrankt (»akut«) bezeichnet werden.

Tabelle 9.4: Demographische Daten der Patienten

	Soteria (N = 30)	*Crossing Place* (N = 155)
Alter	21	32
Familienstand: ledig	100 %	96 %
(Schul)Ausbildung	13 Jahre	12 Jahre
Irgendeine Berufstätigkeit vor Aufnahme	73 %	47 %
Diagnose	nur Schizophrenien	62 % Schizophrenien 26 % Affekt. Psychosen 17 % nicht psychotisch
Frühere Klinikaufnahmen:		
Anteil an Klientel	3 %	92 %
Mittelwert	1	4,5
Wochen in Klinik im vergangenen Jahr	0	8
Dauer des ersten Aufenthaltes	166 Tage	32 Tage
Neuroleptische Behandlung während des ersten Aufenthaltes	8 %	96 %

In der Außendarstellung ist »Crossing Place« konventionell und war »Soteria« unkonventionell. Trotz dieses großen Unterschiedes waren innerhalb der Häuser die tatsächlichen persönlichen Beziehungen in ihrer Ungezwungenheit, Direktheit, Ehrlichkeit und ihrem Mangel an professionellem Jargon ähnlich. Diese Ähnlichkeiten sind teilweise darauf zurückzuführen, daß keine der beiden Einrichtungen ihrer Klientel die übliche Patientenrolle zuschreibt. Beide Einrichtungen setzen als Mitarbeiter

Paare (Frau/Mann) ein, die in Schichten von 24 oder 48 Stunden arbeiten.

Die Forschungsförderung von »Soteria« betrachtete die Aufenthaltsdauer als eine abhängige Untersuchungsvariable. Dies erlaubte es, sie entsprechend den klinischen Bedürfnissen der neuerkrankten Patienten zu variieren. Die Dauer des ersten Aufenthaltes lag im Mittel bei knapp über fünf Monaten. Der Vertrag von »Crossing Place« enthält Standards für die Aufenthaltsdauer (ein bis zwei Monate). Daher müssen die Mitarbeiter von »Crossing Place« von Anfang an darauf achten, was die Klienten erreichen können, damit sie das Leben in der Gemeinde so schnell wie möglich wieder aufnehmen können. Diese Ausrichtung auf persönliche Verantwortung ist eine Technik, die »Woodley House« erfolgreich über viele Jahre angewandt hat. In »Soteria« wurden solche Fragen gewöhnlich nicht vor Abklingen der akuten psychotischen Phase gestellt – im allgemeinen also erst vier oder sechs Wochen nach Aufnahme. Diese Spanne überschreitet die durchschnittliche Aufenthaltsdauer in »Crossing Place« (32 Tage).

Zum Teil wird die kürzere durchschnittliche Aufenthaltsdauer in »Crossing Place« durch den nahezu routinemäßigen Einsatz von Neuroleptika zur Kontrolle der krassesten Symptome ihrer Klientel ermöglicht. In »Soteria« wurden Neuroleptika nie während der ersten sechs Wochen des Aufenthalts und selten danach gegeben. Die zeitliche Beschränkung gebietet auch, daß »Crossing Place« eine formalisiertere soziale Struktur hat als »Soteria«. Das heißt, wenn die therapeutischen Ziele schnell identifiziert sind, muß eine gut organisierte soziale Struktur vorhanden sein, um diese unverzüglich verfolgen zu können.

Die beiden Konsiliarpsychiater von »Crossing Place« begutachten jeden Klienten bei der Aufnahme, und jeder verbringt eine Stunde pro Woche mit den Mitarbeitern, um den Fortschritt jedes Klienten zu überprüfen, sich besonders schwierigen Fragen zuzuwenden und um die Konsensbildung in bezug auf anfängliche und revidierte Behandlungspläne zu unterstützen. »Soteria« hatte eine Vielzahl von Besprechungen, aber im Durchschnitt eine Klienten-Mitarbeiter-Sitzung pro Woche. Die Rolle der Konsiliarpsychiater war in »Soteria« randständiger als in »Crossing Place«. Sie waren in der Regel nicht in die Therapieplanung eingebunden, und es gab keine relgelmäßigen Therapiebesprechungen.

Insgesamt ist »Crossing Place« im Vergleich zu Soteria organisierter, strukturierter und mehr an praktischen Zielen orientiert. Die Erwartungen der Mitarbeiter von »Crossing Place« sind gewöhnlich positiv, aber viel begrenzter als die der Mitarbeiter von »Soteria«. In »Crossing Place« redeten Mitarbeiter häufig um die Psychose *herum*, während in »Soteria« die Erfahrungen des Klienten mit der akuten Psychose ein wesentliches Gesprächsthema zwischen Mitarbeitern und Klienten war. In »Crossing Place« hat die Verabreichung von Neuroleptika psychotische Episoden begrenzt. Die unmittelbaren sozialen Probleme von »Crossing Place«-Klienten (bedingt dadurch, daß sie »System-Veteranen« sind und aus Unterschicht- und Minoritätenfamilien stammen) müssen schnell angegangen werden: kein Geld, kein Ort zum Leben, niemanden zum Reden. Nacktes Überleben ist oft das Thema. Bei »Soteria«-Klienten, die aus finanziell weniger benachteiligten Familien stammten, gab es diese Probleme zuweilen, aber sie waren viel weniger drängend. Nacktes Überleben war im allgemeinen nicht das Problem.

Die Mitarbeiter von »Crossing Place« verwenden viel Zeit darauf, andere Teile der gemeindepsychiatrischen Versorgung weiterhin zu beteiligen, die Bedürfnisse des Klienten anzugehen. Da die Klienten auch vielen anderen »Spielern« im System bekannt sind, kann es eine tagesfüllende Aufgabe sein, mit jedem Kontakt aufzunehmen, der eine Rolle im Leben eines Klienten spielt. Im Gegensatz dazu hatten die »Soteria«-Klienten, da sie neu im System waren, keine solche Gruppe von beteiligten psychiatrischen Mitarbeitern. Während des Aufenthaltes in »Crossing Place« setzen die Klienten ihre Teilnahme an Programmen anderer Institutionen fort. In »Soteria« hatten nur der Leiter des Projektes und der Leiter des Hauses mit der übrigen psychiatrischen Versorgung zu tun. In Crossing Place verhandelt jeder Mitarbeiter mit dem übrigen System. Der Leiter des Hauses kontrolliert diesen Prozeß und führt das Haus. Aufgrund der kürzeren Aufenthaltsdauer, der Konzentration auf unmittelbare praktische Problemlösungen und der Abwesenheit der meisten Klienten vom Haus tagsüber ist von der Tendenz her »Crossing Place« gefühlsmäßig durchweg weniger intim als »Soteria«. Individuelle Beziehungen zwischen Mitarbeitern und Klienten können in »Crossing Place«, insbesondere bei zurückkehrenden Klienten, sehr intim sein, aber es ist leichter, nach »Crossing Place« zu kommen und wieder zu gehen ohne die Erfahrung einer wesentlichen Beziehung, als dies in »Soteria« der Fall war.

Ein Angebot von »Crossing Place«, das besonders erwähnt werden soll, ist der Abend mit ehemaligen Bewohnern. Er beruht z. T. auf den Erfahrungen von »Soteria«, entstand aber auch aus einer besonderen Betonung der Ehemaligen-Beteiligung in »Crossing Place« und »Woodley House«. Ein Kunst-Therapeut moderiert das Treffen, zu dem ehemalige und derzeitige Klienten eingeladen sind. Die Beteiligung schwankt beträchtlich, aber der feste Zeitpunkt, der Ort und die Art der Aktivität erleichtert denen die Rückkehr sehr, die sonst vielleicht nicht sicher wären, ob sie »wirklich« willkommen sind. Der Abend bietet soziale Kontakte, einen Ort, um Freunde zu finden, und eine Chance, neue Leute kennenzulernen. Kunst scheint ein ideales Medium zu sein, um das sich ein Treffen von Lang-Zeit-Klienten zentrieren kann. Fast jeder kann malen, und die kritischen Kommentare von anderen können leicht mit der Bemerkung »Ich habe noch nie gemalt« abgewendet werden. Auch wenn ein großes informelles soziales Netzwerk von Klienten um »Soteria« vorhanden war, hatte das Haus nie eine formelle Regelung für ehemalige Bewohner. Auch dieser Unterschied zwischen den Einrichtungen läßt sich wohl am besten durch die unterschiedliche Klientel erklären.

Beide, »Soteria« und »Crossing Place«, setzten nicht-ausgebildete Paraprofessionelle (Laien) als Mitarbeiter ein. Auch wenn einige Mitarbeiter tatsächlich einen College- bzw. Universitätsabschluß haben, ist dies für ihren Einsatz nicht erforderlich. Unabhängig von Zeugnissen suchen diese Einrichtungen Mitarbeiter mit Interesse, Engagement und Begeisterung für die Arbeit, die sie erwarten. Die Kehrseite dieser Praxis ist, daß für sie oftmals keine Karriereleiter zur Verfügung steht. Zusätzliche Probleme beim Einsatz von nicht-ausgebildeten Paraprofessionellen bestehen in der generell niedrigen Vergütung und der mangelnden Wertschätzung durch die professionelle Psychiatrie. Daher ist Mitarbeiterfluktuation gewöhnlich eine Folge der Rückkehr zur Ausbildung, um einen College-Abschluß, am häufigsten in Sozialpädagogik, zu machen.

Je genauer die Arbeitsrealität beschrieben wird, desto weniger wird es unserer Erfahrung nach ein Mißverhältnis zwischen Arbeit und Person geben. In unseren Anzeigen und Arbeitsbeschreibungen machen wir daher gern sehr deutlich, was genau von den Mitarbeitern erwartet wird. Unsere Meinung ist, daß der *Prozeß der Selbstelektion der primär bestimmende Faktor für die Qualität der Mitarbeiter* ist. Die erforderlichen Werte und Einstellungen gehen ihrer Anstellung voraus; der Rahmen der Einrichtung dient nur dazu, sie zu verstärken und zu erweitern.

Die Arbeitsbeschreibung sollte so inhaltsvoll sein, daß sie den Bewerbern die Möglichkeit gibt, die wesentlichen Tätigkeiten, die Teil ihrer Arbeit sein werden, problemlos zu erkennen. Diese beinhalten:

- *Beurteilen der Klienten.* Von den Mitarbeitern wird erwartet, die Stärken und Schwächen eines jeden Klienten mit Betonung der entwicklungsfähigen Bereiche ihrer Stärken zu bewerten. Die Aufgabe besteht darin, zu achten und im Lebenszusammenhang zu *verstehen*, was im Klienten vor sich geht. Die Psychopathologie wird berücksichtigt, aber auf eine Art und Weise, die die Aufmerksamkeit auf Gesundheit, positive Werte und eine Normalisierung der Lebensbewältigung lenkt. Diese Art der Beurteilung schließt andere Elemente der Zukunftsplanung ein, *da in diesen Übergangseinrichtungen der Prozeß der Entlassung mit der Aufnahme beginnt.*
- *Beziehungen, »Sein mit«.* Von den Mitarbeitern wird erwartet, daß sie eine maßvolle Beziehung zu den meisten Klienten herstellen und eine enge Beziehung zu wenigen Klienten aufbauen. Von den Beziehungen wird erwartet, daß sie auf gleichwertiger Basis beruhen, brüderlich, nicht ausbeutend, aufmerksam, aber nicht aufdringlich, warm, hegend, unterstützend und aufgeschlossen sind. Von den Mitarbeitern wird weder erwartet, daß sie jeden mögen, noch daß sie enge Beziehungen zu den meisten Klienten haben. Von ihnen wird nicht erwartet, daß sie sich selbst als Psychotherapeuten betrachten, auch nicht bei den Klienten, mit denen sie enge Beziehungen aufbauen. Ruhige, aufmerksame, nicht fordernde Unterstützung ist sehr hoch angesehen.
- *Fürsprecher sein / Stärken.* Mitarbeiter werden mit Klienten an *deren* Zielen arbeiten. Spezialisten oder andere außerhalb der Einrichtung werden nach Bedarf beteiligt. Die Ziele der Klienten haben immer Vorrang, auch dann, wenn sie von den Mitarbeitern ungewöhnliche Wege fordern. Wenn notwendig, beglei-

ten die Mitarbeiter die Klienten zum Sozialamt, Arbeitsamt, Wohnungsamt sowie zu Freizeiteinrichtungen. Ihr Ziel angesichts der Klientenziele ist es, den Prozeß der Normalisierung und Reintegration in die Gesellschaft zu erleichtern. Sie sollen sich selbst als Angestellte der Klienten betrachten und diese als »Chef« behandeln, soweit ihre Wünsche in irgendeiner Weise vernünftig sind. Auch anscheinend unvernünftigen Wünschen (soweit sie nicht irgend jemanden gefährden) sollte nachgegangen werden. Die Mitarbeiter sollen sich nicht als diejenigen betrachten, die unbedingt wissen, was das »Beste« für den Klienten ist. Ein wirklich unvernünftiger Wunsch wird wahrscheinlich vom sozialen Umfeld auch als solcher behandelt werden. Daher müssen Mitarbeiter sich nicht dafür verantwortllich fühlen, diese »Realität« zu definieren. Auch müssen sie nicht unbedingt versuchen, die Klienten vor den Auswirkungen der Verfolgung ihrer Wünsche zu schützen (wenn kein wirkliches Risiko eines ernsten Schadens besteht). Würde man dies tun, würde der Klient der Erfahrung beraubt, »in vivo« zu lernen.

Grundsätzlich sollten Mitarbeiter fähig sein, sich flexibel und umsichtig in die Lage des Klienten zu versetzen. Diese Fähigkeit ermöglicht es ihnen, verschiedene Wünsche, Bedürfnisse und Ziele des Klienten zu akzeptieren, ohne eine vorher festgelegte, mitarbeiterorientierte, hierarchische Skala über deren Wichtigkeit oder »Richtigkeit«. Daher versuchen wir Mitarbeiter mit einer engen Bindung an eine bestimmte psychiatrische Ideologie – psychoanalytisch, verhaltenstherapeutisch oder was sonst noch – *nicht* anzustellen. Nach unserer Erfahrung behindert das Festhalten an einer bestimmten Theorie die Fähigkeit des Mitarbeiters, unmittelbar und flexibel zu reagieren.

Zur Veranschaulichung folgen drei Auszüge von Mitarbeiter-Patienten-Interaktionen aus dem Behandlungsmanual von »Soteria« (»Soteria: A Manual«, 1972, zu beziehen über Loren M. Mosher). Dieses Manual versucht, Handlungsleitlinien und Fallbeispiele zur Verfügung zu stellen aus dem Umgang von »Soteria«-Mitarbeitern mit verschiedenen schwierigen Verhaltensweisen und psychischen Zuständen ohne Isolierung, Zwangsmaßnahmen oder Medikation. Die Hauptthemen umfassen: Aggression, Rückzug, Regression, Sexualität, Beziehungen, schlechten Einfluß und Abschied.

Das erste Beispiel veranschaulicht den Verlauf einer Reihe von Interaktionen in Bezug auf das Glaubenssystem einer jungen Frau, an dem sie festhielt, das aber nicht übereinstimmend zu bestätigen war. Für einen Mitarbeiter ist es keineswegs selten, wochenlang hintereinander ganze Schichten mit einem Bewohner zu verbringen und oftmals in demselben Raum mit ihm zu schlafen.

Lange Zeit war meine Schicht Montag bis Mittwoch. Ich hatte die ganze Zeit mit Hope verbracht, wenn sie nicht schlief. Über lange Zeit schlief sie nachts überhaupt nicht und so betrachteten wir jeden Morgen den Sonnenaufgang und unterhielten uns. Hope war eine »allnigther»[21] – eine der berühmten »all-nigthers«.

Anfangs war sie vom Teufel besessen, aber nach einer Weile sprach sie nicht so viel darüber, da sie wußte, daß die Leute versuchen würden, ihr das auszureden. Als sie dann wirklich zu glauben begann, daß es etwas in ihr außer dem Teufel gibt, und je mehr sie Dinge allmählich selbst herausfang, gab sie oft freche Antworten, wobei sie tatsächlich viel Müll herausbrachte. Sie brauchte einen Resonanzboden. Sie wurde plötzlich immer vernünftiger. Sie sprach davon, daß sie tatsächlich wüßte, daß sie nicht der Teufel sei, doch im Inneren fühle sie sich so schrecklich. Manchmal stritt ich mit ihr darüber. Sie sprach davon, daß sie der Teufel sei. Dann fanden wir gemeinsam solche Begebenheiten, die bestätigen konnten, daß jeder der Teufel sei oder daß sie nicht der Teufel sei. Als ihr nach einer Weile tatsächlich bewußt wurde, daß niemand im Hause glaubte, daß sie der Teufel wäre, wurde sie auf eine Art stocksauer. Sie gab sich tatsächlich große Mühe, es zu beweisen. Manchmal wurde ich auf sie ärgerlich, wenn sie fortfuhr nachzuweisen, daß sie der Teufel sei. Ich sprach mit ihr über ihre Anteile, die nicht der Teufel waren.

Das nächste Beispiel ist aus dem Abschnitt des Manuals über Regression:

Ich hatte drei Stunden Schlaf und auch die waren unterbrochen worden. Bei Sara zu schlafen und auf sie aufzupassen, ist für eine gute Erholung nicht besonders förderlich. Ich schlief auf dem Boden an der Tür, so daß ich aufwachen würde, wenn sie versuchen sollte, wegzugehen. Sie wachte um 6 Uhr auf und verlangte nach Essen. Ich stand auf und begann, ihr Frühstück zuzubereiten. Sie saß am Tisch und wartete immer unge-

21 jemand, der die ganze Nacht aktiv ist (der Übers.)

duldiger; sie urinierte dann auf die Bank, auf der sie saß. Ich nahm sie in das Badezimmer und wechselte ihre Hosen. Dann gingen wir zurück in die Küche. Ich fütterte sie am Tisch. Als sie fertig war, saß sie für ungefähr zwei Minuten still. Dann schaute sie mich mit ängstlicher Miene an und fragte, welcher Tag es sei. Ich antwortete ihr, es wäre Sonntag, und sie sagte: »Nein, ich meine, welcher Tag ist es *wirklich*. *Du* weißt, was ich meine!« Ich sagte ihr, daß es Sonntag, der 5. September sei. Ich wußte, es war Saras Geburtstag, aber aus irgendeinem Grund wollte ich mich nicht damit beschäftigen. Ich war müde, ich war traurig – es war Saras 16. Geburtstag – »Sweet 16«. Es war Saras besonderer Tag, der Anlaß zum Feiern geboten hätte, und da saß Sara in Soteria, sich selbst beschmutzend, mit einer schrecklichen Angst, zu sterben, allein zu sein und mit anderen zusammen sein, mit Angst vor Spinnen, vor Geräuschen, Angst geliebt, aber auch nicht geliebt zu werden. Herzlichen Glückwunsch, Sara – es war so gottverdammt traurig.

Jedenfalls als ich ihr das Datum sagte, war sie wie gelähmt. Sie saß völlig still da und starrte mich an. Dann kam die Veränderung – Furcht, Angst, Freude, Klein-Mädchen-Vergnügen, Kummer und Schmerz blitzten in Sekunden über ihr Gesicht. Dann fing sie an zu weingen, ein langsames, trauriges und schmerzliches Weinen. Und dann sagte sie: »Es ist mein Geburtstag, sage ›Herzlichen Glückwunsch‹ zu mir.« Und ich tat es. Dann stand sie auf, kam zu mir herüber und setzte sich hin. Sie nahm meine Hand in ihre Hände und sagte: »Halte mich«. Ich hielt sie, und sie weinte einige Minuten. Dann setzte sie sich auf und sagte: »Gib mir ein Geschenk. Gib mir etwas. Gib mir irgend etwas. Gib mir etwas, das Du nicht mehr haben willst. Gib mir etwas, das Du haßt. Gib mir eben irgend etwas von Dir, und ich werde es immer lieben.« Ich sagte ihr, daß sie im Laufe des Tages Geburtstagsgeschenke bekommen würde – daß wir sie nicht vergessen hatten.

Ich trug an diesem Morgen ein T-Shirt, eines, das Sara gefiel. Sie fragte mich dann, ob ich ihr Shirt tragen wollte und ob sie meines tragen könnte, nur für den Geburtstag. Kein anderer im Hause war wach – es war früh und es war Saras Geburtstag – so wechselten wir die Shirts.

Als ich mein Shirt auszog, starrte Sara auf meinen Busen und schien für einige Sekungen zu erstarren. Ich kann nicht einmal für mich den Ausdruck beschreiben, der auf ihrem Gesicht war, daher werde ich es an dieser Stelle auch nicht versuchen. Sie fiel mit geschlossenen Augen an meine Brust. Sie war ganz schlaff. Unter ihrem Gewicht fiel ich beinahe um. Ihr Gesicht lag an meiner Brust, sie bewegte es etwas und begann an meiner Brust zu saugen. Für einen kurzen Moment geriet ich in Panik, fürchtete gebissen zu werden und wollte zurückweichen. Aber dieses Gefühl ging sehr schnell vorbei, da ich überhaupt nicht zurückwich. Ich schätze, es war instinktiv, es fühlte sich eben für mich alles so *richtig* an. Ohne über passende therapeutische Schritte oder Worte nachzudenken, hielt ich sie, knuddelte sie, säugte sie, gurrte zu ihr – alles sehr ungezwungen und natürlich – und es hörte auf.

Sara rückte von mir weg und sagte: »Ich bin nicht Dein Baby, Du bist meines.« Sie überging es dann und fuhr fort, den Rest des Tages zu gestalten. Es war ein kleines Ereignis, ein stilles, aber ein sehr wichtiges. Es war ein Ereignis von der Art, die unser Haus für mich und für meine Leute, die dort leben, zu einem besonderen und überaus guten Ort machen.

Regression, solange sie nicht künstlich herbeigeführt wird, ist erlaubt und wird toleriert, wenn sie spontan auftritt. Die Mitarbeiter haben das Gefühl, daß sie oft ein wichtiger Schritt zur Reintegration ist.

Der letzte Auszug ist ein wunderbares Beispiel für das Konzept des »Sein mit« sowohl in physischer als auch psychologischer Hinsicht:

Während wir uns unterhielten, erzählte er fortwährend davon, daß sein Vater Howard HUGHES[22] sei. Zu diesem Zeitpunkt lag er auf seinem Bett, und ich saß, glaube ich, direkt neben ihm auf dem Boden. Er sprach davon, daß er herausfinden müsse, wo sein »Lear Jet«[23] geparkt sei. Ich fragte ihn, warum er es haben wollte, und er sagte, er müsse zurück nach Nevada, um seine Mutter zu besuchen. Er sagte, sein Rücken täte ihm sehr weh, und ich gab ihm eine Rückenmassage. Er erzählte mehr von seiner Mutter. Er wollte seine Mutter sehen und sie hierher bringen. Er fing an, etwas zu weinen. Dies dauerte fast eine Stunde. Danach sagte er, daß es seinem Rücken besser ginge. Er sagte, er könne damit warten, seine Mutter zu besuchen, aber er wollte immer noch seinen »Lear Jet« finden. Er dachte, daß es auf der Zufahrt geparkt sei. So gingen wir hinaus auf die Zufahrt, und es war nicht dort. Er sagte, es müsse am Flughafen sein. Wir kamen zurück in das Haus und gingen wieder in sein Zimmer. Er erzählte von Dingen, die sich während des Krieges zwischen ihm und Harly Bird abgespielt hätten. Und dann wollte ich einen Kaffee, und wir gingen hinüber zu Spivey's (ein nahegelegenes Restaurant). Ich kaufte ihm einen Hamburger. Er erzählte mir alles von der Zeit, als er ein Kind war – von der Kindheit, die er gehabt habe, vom Zeitungsaustragen und von der Schule. Ungefähr alle zwei oder drei Minuten mußte er innehal-

---

22 Im Flugzeug 1976 umgekommener U.S.amerikanischer Industrieller, Filmproduzent, Erfinder und Flugzeugkonstrukteur (Anm. d. Übers.)

23 Flugzeugtyp (Anm. d. Übers.)

ten und lachen und sagte: »Es ist albern von mir, Dir das zu erzählen; Du bist mein Vater; Du weißt dies alles bereits«. Auf dem Rückweg bleib er stehen und sagte: »Das war wirklich nett. Ich wußte, Du würdest mich eines Abends zum Essen einladen, Vater. Und jetzt haben wir es getan.« Als wir zum Haus zurückkamen, begann er zu erzählen, daß die Venusmenschen heute abend vorbeikommen und ihn besuchen würden. Er sagte: »Ich kann sie jetzt kommen sehen. Sie werden auf uns warten«. Dann gingen wir an der Verkehrsampel über die Straße, da er die Sonne zur gleichen Zeit mit der Venus sehen mußte, und die Sonne ging soeben auf der anderen Seite auf. Und er mußte zwischen ihnen sein, damit die Venusmenschen ihn finden könnten. So warteten wir dort für ungefähr eine halbe Stunde oder 45 Minuten, und er glaubte schließlich, daß sie heute wohl nicht kommen würden. Es begann hell zu werden, und die Venus verschwand vom Himmel, und sie waren noch nicht erschienen, so daß er dachte, daß sie nicht kommen würden. Wir kehrten zu seinem Zimmer zurück, und es war zu diesem Zeitpunkt wohl 5.30 oder 6 Uhr am Morgen. Er erzählte von diesem Gürtel, den Harly Bird ihm gegeben hatte und der es ihm gestattete, durch Raum und Zeit zu gehen. Es war ein Sicherheitsgurt für den »Lear Jet«. Irgendwann um diese Zeit fiel er in Schlaf, und ich auch.

Wir hoffen, daß diese Beispiele die besondere Art des außergewöhnlichen Umgangs mit dem Wahnsinn vermitteln, der sich im »Soteria House« entwickelt hat. Diese Beschreibungen sollten mit Dr. Holly WILSON's Darstellungen des Behandlungsprozesses auf der Station verglichen werden, wohin die Klienten der Vergleichsgruppen geschickt wurden (Kapitel 4, S. 66 ff.).

Ein systematischer wissenschaftlicher Vergleich des »Soteria« und des »Crossing Place« Behandlungsmilieus hat stattgefunden. Die »Community Oriented Programm Environment Scale« (COPES) von MOOS (1974, 1975), ein Fragebogen aus 100 ja/nein-Fragen zur Wahrnehmung ihrer sozialen Umgebung, wurde Mitarbeitern und Klienten beider Einrichtungen in regelmäßigen Intervallen vorgelegt. Der Fragebogen enthält sowohl »reale« (z. B. »Wie siehst Du es?«) und »ideale« (z. B. »Wie möchtest Du, daß es ist?«) Fragen.

Obgleich »reale« und »ideale« Daten von Mitarbeitern und Klienten gesammelt wurden, sollen hier nur die »realen« Daten der Mitarbeiter dargestellt werden (siehe Abb. 9.1).

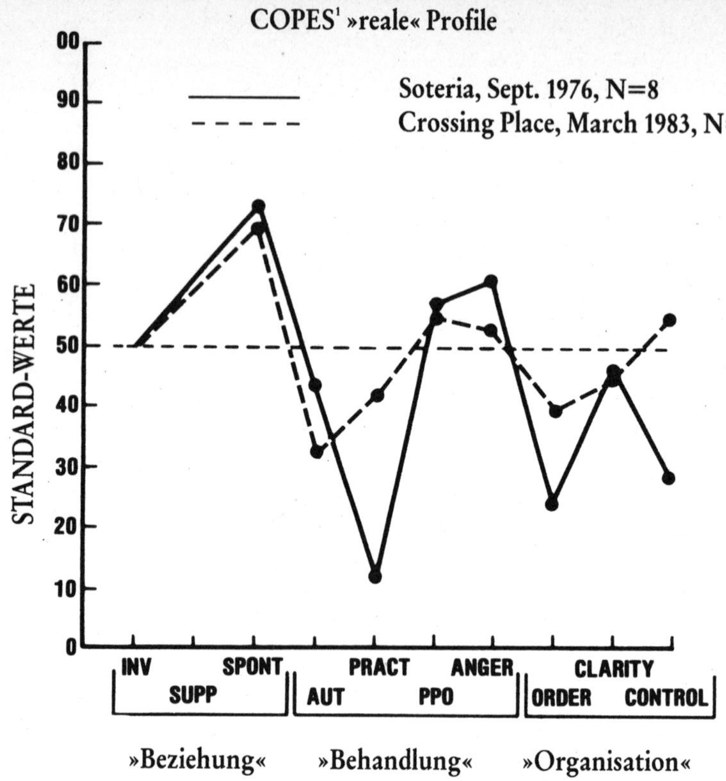

Abbildung 9.1: Vergleich der Profile: Mitarbeiter von Soteria und Crossing Place

Nach diesen Daten schätzen Mitarbeiter von »Crossing Place« ihr Milieu in der »praktischen Ausrichtung« (PRACT) mit drei und in den Skalen »Ordnung und Organisation« (ORDER) und »Kontrolle durch die Mitarbeiter« (CONTROL) mit zwei Standardabweichungen höher ein als die Mitarbeiter von »Soteria«. Beide Einrichtungen liegen bezüglich »Autonomie« (AUT), »praktische Ausrichtung« (PRACT), »Ordnung und Organisation« (ORDER) eine oder mehr Standardabweichungen unter der Norm anderer gemeindepsychiatrischer Einrichtungen. Sie liegen eine oder mehr Standardabweichungen höher in den drei Psychotherapievariablen – »Beteiligung« (INV), »Unterstützung« (SUPP)

1 Community Oriented Program Environment Scale

und »Spontanität« (SPONT) – und in den Behandlungsvariablen »wahrgenommene persönliche Problemorientierung« (PPO) und »Toleranz des Personals gegenüber Ärger« (ANGER). Die Gesamtform der zwei Profile zeigt beinahe eine Punkt-für-Punkt-Übereinstimmung für sechs Variablen und ähnliche Profilverläufe für die anderen vier. Die Übereinstimmung zwischen klinisch deskriptiven und standardisierten gemessenen Beurteilungsergebnissen ist bemerkenswert und befriedigend (MOSHER u. a., 1986).

Die beiden Einrichtungen stimmen bezüglich der klinischen Beschreibung wie auch der systematischen Bewertung mit den oben dargelegten, aus der Literatur abgeleiteten, Beschreibungen eines wirksamen therapeutischen Milieus für akute Klienten und »Veteranen« gut überein.

Allgemeine Daten über die Ergebnisse des »Soteria«-Projektes nach zwei Jahren sind in den Tabellen 9.5 und 9.6 zusammengefaßt. Als überraschendes Ergebnis, das nicht in den Tabellen enthalten ist, fand sich, daß in »Soteria« behandelte Klienten während der ersten sechs Behandlungswochen eine Symptomreduktion in einem Ausmaß erlebten, die der mit Neuroleptika behandelten Kontrollgruppe vergleichbar war. Dies traf sowohl für die 1972–76er als auch für die 1976–80er Patientenkohorte zu (MOSHER u. a., 1988). Die Klienten in der »Soteria«-Kontrollgruppe wurden alle für durchschnittlich 28 Tage mit Neuroleptika auf einer 30-Betten-Station in einem kommunalen Krankenhaus behandelt, das als Ausbildungsstätte einer nahegelegenen »University Medical School« diente. 43 % von den Klienten der Kontrollgruppe wurden während des Zwei-Jahres-Katamnesezeitraums medikamentös weiterbehandelt.

Tabelle 9.5: Ergebnisse des Soteria Projektes
Nutzung von Hilfsangeboten nach Enlassung, kumuliert für den Zwei-Jahres-Erhebungszeitraum

Variable	*Experimental-gruppe*	*Kontroll-gruppe*	*P****
Wiederaufnahmen*			
N	30	33	
Wiederaufn. insges.	28	37	n. s.
N wiederaufgen. Pers.	16	22	
% von N	53	67 %	
Neuroleptische Behandlung			
N	23	23	
kontinuierlich	4 %	43 %	.00001
intermittierend**	30 %	52 %	
gelegentlich	9 %	4 %	
nie	57 %	0 %	
Sonstige Kontakte mit der Psychiatrie			
N	22	22	
irgendein Kontakt	59 %	100 %	.0007
Ambulante Therapie	45 %	100 %	.0001
Tages-/Nachtklinik	19 %	41 %	.04
Tage in Tages-/Nachtkliniken	110	1215	

* Umfaßt Wiederaufnahmen sowohl in andere psychiatrische Krankenhäuser als auch in originale Behandlungseinrichtungen
** Mindestens zwei Wochen mit kontinuierlicher Medikation
*** Probabilität: Die Wahrscheinlichkeit, daß Unterschiede zwischen beiden Gruppen auf Zufall beruhen – »n. s.« bedeutet in diesem Zusammenhang, das die Unterschiede lt. Statistik auf Zufallswahrscheinlichkeit beruhen und nicht auf wirkliche Unterschiede der Populationen schließen lassen; »05« heißt z.B., daß die Ergebnisse zu 95% Wahrscheinlichkeit nicht durch Zufall bedingt sind.

Aus: Mosher und Menn 1978

Trotz geringen Neuroleptikagebrauches (57 % erhielten überhaupt keine Neuroleptika, und nur 4 % wurden mit ihnen durchgehend während des zweijährigen Untersuchungszeitraumes behandelt) wurden die Patienten der Experimentalgruppe seltener wiederaufgenommen, konnten häufiger das Elternhaus verlassen,

Tabelle 9.6: Ergebnisse des Soteria Projektes
Psychosoziale Anpassung vor Aufnahme und nach zwei Jahren

Variable	*Experimental-gruppe*	*Kontroll-gruppe*	*p (s. Tab. 9.5 ***)*
Arbeitssituation vor Aufnahme			
N	36	28	
Vollzeitarbeit*	64 %	64 %	n. s.
Teilzeitarbeit	19 %	21 %	
arbeitet nicht	17 %	14 %	
nach zwei Jahren			
N	25	29	
Vollzeitarbeit	32 %	28 %	n. s.
Teilzeitarbeit	44 %	52 %	
arbeitet nicht	24 %	21 %	
Beschäftigungsniveau**	2.71 + .56	2.33 + .49	.05
Lebenssituation vor Aufnahme			
N	37	39	
Mit Eltern/Verwandten	68 %	62 %	n. s.
unabhängig	30 %	36 %	
Pension/Heim o. ä.	3 %	3 %	
nach zwei Jahren			
N	33	30	
Mit Eltern/Verwandten	33 %	37 %	.02
unabhängig	58 %	33 %	
Pension/Heim o. ä.	0 %	23 %	
Soteria/Krankenhaus (Wiederaufnahme)	9 %	7 %	
Freundschaften***	1.95 + .59	1.56 + .92	n. s.

* inkl. Patienten, die ganztags zur Schule gehen
** Wert von 2 bedeutet »gesunken«, 3 = »gleiche Stufe«, 4 = »gestiegen«
*** ein Wert von 0 bedeutet »keine« und ein Wert von 3 »viele«
Aus: Mosher und Menn 1978

um alleine oder mit Gleichaltrigen zu leben, und hatten qualifiziertere Arbeitstätigkeiten im Vergleich zur Kontrollgruppe. Die se Daten – vor allem die oben genannten Ergebnisse bezüglich der Psychopathologie nach einem Sechs- Wochen-Zeitraum – stützen unsere Behauptung, daß alle ersterkrankten Psychotiker den Versuch einer rein psychosozialen Intervention verdienen, wenn ein geeignetes therapeutisches Milieu bereitgestellt werden kann.

Auf der Basis von zwölf Jahren Erfahrung, einigen hundert Klienten im »Soteria«-Projekt, zehn Jahren Erfahrung und über 500 Klienten in »Crossing Place« haben wir eruiert, was wir für die neun grundlegenden therapeutischen »Ingredienzien« dieser speziellen sozialen Milieus halten. Sie sind:

- Positive Erwartungen bezogen auf Genesung und Lernen an der Psychose.
- Flexibilität hinsichtlich Rollen, Beziehungen und Antworten.
- Akzeptanz der Selbsterfahrungen psychotischer Personen als real – auch wenn sie nicht übereinstimmend bestätigt werden können.
- Die erste Aufgabe der Mitarbeiter ist es, *mit* dem gestörten Klienten *zu sein*; es ist besonders zu erwähnen, daß die Mitarbeiter nicht irgend etwas *tun* müssen.
- Normalisierung der Psychoseerfahrung, indem sie in den Lebenszusammenhang eingeordnet, ein positiver Bezugsrahmen hergestellt und sich in der Alltagssprache auf sie bezogen wird.
- Toleranz gegenüber Extremen menschlichen Verhaltens, ohne dies kontrollieren zu müssen, es sei denn, es besteht eine unmittelbare Gefahr.
- Eine ausreichende Verweildauer (ein bis drei Monate) für die Entwicklung von Ersatzfamilienbeziehungen, die eine Imitation von und Identifikation mit positiven Merkmalen von Mitarbeitern und anderen Klienten gestatten.
- Ausreichend Kontakt mit positiv bewerteten Rollenmodellen zwecks Identifikation, Experimentieren und Internalisierung von Problemlösungsstrategien, die ein neues Gefühl von Wirksamkeit, Können und Kompetenz vermitteln.
- Nach der Entlassung: ein leicht erreichbares, an Gleichaltrigen orientiertes, soziales Netzwerk, mit dem der Kontakt während des Aufenthaltes begonnen wurde.

Der Leser wird feststellen, daß die meisten Punkte bereits früher in Kapitel sieben beschrieben wurden.

Übergangseinrichtungen

Wohnen in einer Übergangseinrichtung bedeutet eine klare Abweichung von einer normalen Lebensgestaltung und ist deshalb nicht optimal *normalisierend*. Übergangseinrichtungen sollten auf eine Weise gestaltet sein, die klar und konsequent die Botschaft »dies ist ein temporäres Arrangement« vermittelt. Im Gegensatz zu dem, was wir sowohl für die Alternativen zur Krankenhausbehandlung als auch für das unterstützte unbefristete Wohnen propagieren, sollten Übergangsheime unserer Meinung nach etwas institutionell sein. Sie sollten eine soziale Struktur haben, die eingebettet in eine unterstützendes Milieu, Unabhängigkeit erwartet, fördert und verstärkt. Diese Struktur wird, als gewünschter Effekt, die Förderung von Unabhängigkeit nur dann entfalten, wenn sie eng mit unterstützten Dauerwohnplätzen verbunden ist. Wiederholte Trennungen von Freunden und der Familie sowie Instabilität im Wohnbereich gehen bekanntlich mit erhöhten Raten psychiatrischer Störungen einher. Aus diesen Gründen sollte die Stoßkraft von Übergangseinrichtungen dahin gehen, Klienten dabei zu helfen, Wohnformen ohne zeitliche Befristung zu schaffen und stabile soziale Netzwerke zu gründen.

Welche »institutionellen« Charakteristika sollten solche Einrichtungen haben?

- Sie sollten mehr Personen aufnehmen als eine größere Familie. 15 bis 25 Klienten ist daher eine gute Zahl für solche Einrichtungen.
- Die Regeln der Einrichtung sollten das erwünschte, auf Unabhängigkeit ausgerichtete Verhalten spezifizieren:
  – Die Aufenthaltsdauer ist zu begrenzen.
  – Es sollte wenige Einzelzimmer geben, und die Klienten sollten nur minimalen Einfluß bei der Auswahl der Zimmergenossen haben.
  – Tagesaktivitäten außerhalb des Hauses sind zu verlangen. Regelmäßiger Schulbesuch oder bezahlte Arbeit sollten eine niedrigere Miete zur Folge haben.
  – Therapie hat außerhalb der Einrichtung stattzufinden.
  – Als Training und Praxisvorbereitung für ihr eigenes Wohnen sollten die Bewohner in die Alltagsverrichtungen des Hauses einbezogen werden.

– Die Anwesenheit bei den klienten-geleiteten Hausversammlungen, die sich auf die Aufteilung der Hausarbeit und die Planung von sozialen, kulturellen und Freizeitaktivitäten konzentrieren, sollte verlangt werden.

- Die Einrichtung sollte eine relativ geringe Personalausstattung haben, so daß die Mitarbeiter sich auf die Unterstützung der Klientengruppe in der Weise konzentrieren müssen, daß diese ein Netzwerk gegenseitiger Hilfe und Unterstützung entwikkeln. Zuerst sollte jeder Mitarbeiter an die Frage denken: »Wie kann ich ein Gruppengefühl fördern?« Im Idealfall unterstützen Klienten sich gegenseitig, anstatt sich an die Mitarbeiter zu wenden. Einzelne Mitglieder der entstehenden Netzwerke können dabei unterstützt werden, gemeinsam in die angeschlossenen Wohnprojekte zu ziehen.
- Das Setting sollte von den Mitarbeitern so betrachtet werden, *als ob* es ein Studentenwohnheim wäre (und sollte so an die Klienten vermittelt werden). Die »Manager« (keine Betreuer oder Therapeuten) des Wohnheims sollten dort ab 16 Uhr sein, über Nacht bleiben und das Haus am Morgen verlassen, wie dies auch von den Klienten erwartet wird.

Die Regeln sollen dem »Eingewöhnen« und der Abhängigkeit, die es zu fördern neigt, vorbeugen. Dies soll mit der Entlassung verbundene Probleme möglichst klein halten. Dies zweckbestimmte soziale Milieu zielt auf die Einschränkung von Freiheit innerhalb des Hauses zugunsten der Förderung von Außenautonomie. Die zeitlich nicht befristeten Wohnformen sollen im Vergleich dazu sehr attraktiv gestaltet werden. Die Einrichtung sollte für diejenigen, die es benötigen, ein individuelles Training in den Bereichen Kochen, Saubermachen, Wäsche und persönliche Pflege anbieten. Dieses Training kann bei Übergang in neue Wohnungen fortgesetzt werden.

Übergangswohnheime mit einer Größe von 15 bis 25 Betten können vor Ort (wenn Platz vorhanden ist) auch für eine Reihe allgemeiner Gesundheitsaktivitäten – Aerobic, Yoga, Meditation, Sexualberatung, etc. – sorgen. Die Literatur enthält zahlreiche spezifische Modelle solcher Einrichtungen (BUDSON 1978; BUDSON, MEEHAN and BARCLAY 1974; COULTON, FITCH und HOLLAND 1985; GLASSCOTE, CUMMING, RUTMAN, SUSSEX und GLASSMAN 1971; GOLOMB und KOCSIS 1988; JANSEN 1970; LANDY und GREENBLATT 1965; LOWENSTEIN 1981; PARKS und PILISUK 1984;

Pratt, Luszcz und Brown 1980; Purnell, Sachson und Wallace 1982; Rausch und Rausch 1968; Rothwell und Doniger 1966; Spivak 1974; Task Force on Cummunity Mental Health Program Components, 1975). Oben haben wir versucht, flexible Leitlinien zur Verfügung zu stellen, die den jeweiligen örtlichen Bedingungen angepaßt werden können.

Ein Einzugsgebiet von 100 000 Personen wird etwa 50 Plätze in Übergangseinrichtungen benötigen. Ihr Tagessatz sollte etwa 30 $ pro Klient betragen.

Unterstütztes Wohnen

Es gibt eine Vielzahl von strukturellen Faktoren in den Vereinigten Staaten, die die Einbeziehung von passablem und erschwinglichem Wohnraum zu einem kritischen Element in einem erfolgreichen gemeindepsychiatrischen Versorgungssystem werden lassen:

- Aufgrund ihrer fortschreitenden Aufspaltung und häufigen Zerrüttung als Folge von Scheidung, Wiederverheiratung und fehlenden Vätern ist die amerikanische Familie heute keine zuverlässige Quelle von Wohnraum für ihre erwachsenen Kinder oder die Generation der Großeltern. In den Vereinigten Staaten leben weniger als die Hälfte der psychiatrischen Klienten in der Gemeinde mit ihren Familien zusammen. Dagegen leben in Italien 80 % dieser Klienten mit ihren Familien.
- Die Politisierung des Obdachlosenproblems hat zusätzlich Öl in das Feuer »unverantwortlicher Deinstitutionalisierung« gegossen, das die Psychiatrie-Politik und die Einrichtungen umgibt. Diese Zuschreibung hat das öffentliche Vertrauen in eine gemeindepsychiatrische Versorgung weiter untergraben und zu einem Ruf nach Rückkehr zur institutionellen Versorgung geführt. Gemeindepsychiatrische Versorgungssysteme müssen fähig werden, in ihre Einrichtungen jene Obdachlosen aufzunehmen, die wirklich gestört und störend sind und eine Dauerunterkunft suchen. Dies ist nicht nur human, sondern auch eine gute Öffentlichkeitsarbeit für die Gemeindepsychiatrie. Es lohnt sich in diesem Zusammenhang darauf hinzuweisen, daß die Schließung der großen psychiatrischen Institutionen in Italien vor ungefähr zehn Jahren nicht zu einem substantiellen Anstieg der Obdachlosenzahl in diesem Land

geführt hat. Diese interkulturelle Differenz ist möglicherweise der Stärke der italienischen Großfamilie und dem Versorgungssystem zuzuschreiben, das eher auf *Prävention* von Institutionalisierung als auf die Deinstitutionalisierung ausgerichtet ist.

- Die Nutzer des öffentlichen Gesundheitswesen sind nahezu »per definitionem« arm. Sozialhilfeempfänger, die ungefähr 350 $ im Monat (der aktuelle Betrag in Washington DC) erhalten, können sich in den meisten Stadtgebieten keine Wohnung leisten. Durch fortwährendes Suchen nach Wohnraum kann ein gemeindepsychiatrisches Versorgungssystem günstige Angebote finden, Mieten aushandeln, die Bezahlung und die Instandhaltung gegenüber dem Eigentümer garantieren und als Vermittler von Hausgenossen für die Klientel dienen. Die Mitarbeiter können auch für ihre Nutzer die notwendige Fachkenntnis für den Zugang zum öffentlich geförderten Wohnungsprogramm entwickeln. Es gibt natürlich auch andere Wege, die Verfügbarkeit von Wohnraum für Nutzer des gemeindepsychiatrischen Versorgungssystems sicherzustellen. Die Bereitstellung eines gewissen Prozentsatzes von Wohnungen im öffentlich geförderten Wohnungsbau ist in der Tat in vielen Aspekten eine normalisierende Option und sollte – wenn machbar – genutzt werden. Es gibt viele Wege, um Wohnraum zu beschaffen; alle sollten versucht werden.

Wir schätzen, daß in den Vereinigten Staaten bezogen auf ein Einzugsgebiet von 100 000 Einwohnern für die kommunale psychiatrische Versorgung im Durchschnitt ungefähr 200 unterstützte *Plätze* (Betten) für selbständiges Wohnen benötigt werden. Die Klienten sollten nicht mehr als ungefähr ein Drittel ihrer Einkünfte für Wohnen ausgeben müssen. Die Wohnprojekte könnten eine bescheidene Beratungsgebühr (z. B. 20 $ im Monat) auf die Miete erheben, damit das Projekt sich selber tragen kann. Auf diese Weise (unter der Annahme, daß die Klienten die Miete auf die eine oder andere Art aufbringen können) kommt man zu einem ökonomischen Wohnprojekt; nach den Vorlaufkosten werden die Kosten für sechs oder sieben Vollzeitbetreuer für 100 Plätze ungefähr 1500 $ pro Platz und Jahr betragen.

Entsprechend dem Prinzip der Normalisierung sollten unserer Meinung nach die von der Psychiatrie entwickelten Wohnformen in der Gemeinde (Wohngemeinschaften, Wohnungen, »Fairweather Lodges«) als *dauerhaft* bezeichnet werden. Damit soll Sicherheit, Stabilität, Vorhersagbarkeit und »Besitzrechte« im Leben der Nutzer gefördert werden. Menschen, die eine Wohnung suchen und keine Klienten des psychiatrischen Systems sind, unterliegen normalerweise (vorausgesetzt, der Mietvertrag wird eingehalten) keinen willkürlichen Begrenzungen der Aufenthaltsdauer oder müssen ihre gemieteten Wohnungen nicht für andere räumen, die auch einen Ort zum Leben benötigen. Wir glauben daher, daß es für ein Wohnprojekt – *soweit machbar* – am besten ist, den Klienten klipp und klar zu sagen, daß der Mietvertrag auf die dort wohnenden Klienten übertragen wird, wenn sie dort bleiben wollen. Es sollte auch klar sein, daß sie jederzeit gehen können, um eine Wohnung ihrer eigenen Wahl zu finden. Diese Politik entspricht weitgehend dem, was normale Bürger in der Rolle von »Mietern« erleben. Dies bedeutet, daß psychiatrische Versorgungsangebote kontinuierlich nach Ersatzwohnungen suchen müssen. Dennoch räumen wir auch ein, daß die Überlassung eines Mietvertrages an eine Gruppe von Klienten wahrscheinlich nicht die typische Praxis ist. Wenn Gruppierungen zumindest zum Teil aufgrund der Erfordernisse des Wohnprojektes als eine drei-, vier- oder fünf-Personen-Gruppe gebildet wurden, ist es eben zu schwierig, untereinander so zu harmonisieren, daß man dann auch zusammenbleibt.

So werden in der *Praxis* viele Plätze in unterstützten Wohnprojekten Übergangsplätze sein und somit im Verbund bleiben. Der wesentliche Punkt ist: Wenn Klienten wissen, daß es keine *programmatische* Barriere gibt, ihren Wohnplatz zu einem »zu Hause« zu machen, wird sie dies ermutigen, sich so darum zu kümmern, als ob es ihr eigenes wäre. So wird eine wichtige Normalisierungserwartung durch die Politik der Wohnprojekte gefördert. Kreative Mitarbeiter werden versuchen, »Kuppler« für Wohnungen zu sein; wenn z. B. Nutzer Freunde in der Gruppe finden, sollten Mitarbeiter deren Bemühungen fördern, gemeinsam einzuziehen und möglicherweise den Mietvertrag zu übernehmen.

Die meisten Experten in der Gemeindepsychiatrie stimmen überein, daß die Ghettoisierung psychisch Kranker in Wohnungen einer Gemeinde nur eine andere Form der Aussonderung von der sogenannten normalen Gesellschaft ist. Daher wird normalerweise empfohlen, daß Wohnungen für Klienten in der Gemeinde verstreut liegen und nur der kleinere Teil von Wohneinheiten in einem Wohnhaus an sie vermietet werden sollte. Wir stimmen dem voll zu. Dennoch: ist die Beschränkung des Personenkreises, der für eine Wohnung in Frage kommt, auf psychisch Kranke nicht auch eine Form der Aussonderung? Wir empfehlen, daß gemeindepsychiatrische Wohnprojekte versuchen, ihre Plätze auch für Personen zur Verfügung zu stellen, die nichts mit dem psychiatrischen Versorgungssystem zu tun haben und eine Wohnung brauchen. Auch wenn es verwaltungstechnisch etwas schwierig ist, hat die Mischung aus Psychiatrie-Klienten und »normalen« Bürgern in Wohnhäusern einige Vorteile:

- Sie setzt den Prozeß der Aufhebung der Aussonderung sogenannter psychisch Kranker fort.
- Für eine »normale« Person liefert sie unmittelbare tägliche Erfahrungen mit einer Person, die das Etikett »psychisch krank« trägt und umgekehrt.
- Die »Normalen« bieten Rollenmodelle, die die Klienten imitieren und mit denen sie sich identifizieren können und von denen sie verschiedene Bewältigungsstrategien lernen können. Die Nutzer ermöglichen den »Normalen« den Zugang zu Lebenserfahrungen, die sie wahrscheinlich nie gehabt haben.
- Sie stellt Wohnraum zur Verfügung, den sich einige der »Normalen« vielleicht nicht hätten leisten können.

Wo können solche Menschen gefunden werden? Studenten und Personen, die beim Wohnungsamt auf Wartelisten stehen, fallen einem sofort ein. Über Zeitungsannoncen können Personen mit geringem Einkommen geworben werden.

Die Umsetzung einer solchen Mischung kann sich wegen bürokratischer und administrativer Hindernisse als schwierig erweisen, aber sie wirft ein Schlaglicht auf das fortdauernde Problem der Aussonderung psychisch Kranker auch in einer guten gemeindepsychiatrischen Versorgung. Man muß sich diesem Problem widmen um Klienten wirklich in die Gemeinde integrieren zu können.

Wir möchten unsere oft gebrauchte Analogie des Smørgåsbordes auf die verschiedenen Typen von Lebensformen anwenden, die in Wohnprojekten möglich sind. Das auf unbefristetes Wohnen ausgerichtete Smørgåsbord sollte entlang zweier Kontinua breit variieren: Typ der Wohnform (Wohngemeinschaft, Wohnung, Fairweather Lodge) und Ausmaß an zwischenmenschlicher

Unterstützung durch das psychiatrische Versorgungssystem. Wir bevorzugen den Begriff »unterstütztes« unabhängiges Wohnen gegenüber dem allgemein verwendeten »beaufsichtigt«, da er einen gewissen Beiklang kindlicher Abhängigkeit hat. Dies steht in Einklang mit dem Prinzip der Normalisierung: jeder benötigt Unterstützung, wohingegen nur sehr spezielle Gruppen wie Kinder eine Beaufsichtigung brauchen. Keine Gruppe sollte größer sein als eine große Familie, d. h. sechs bis acht Personen. Wenn möglich sollte die Gruppe entscheiden, ob sie gemischtgeschlechtlich leben möchte oder nicht.

Im Idealfall sollte die Unterstützung im Bereich Wohnen flexibel für alle Lebensformen zu Verfügung stehen, so daß sie *bei Bedarf zu den Klienten gebracht* wird einschließlich derer, die zu Hause bei ihren Familien wohnen. Diese Organisationsform kann einzelnen Wohneinheiten Unabhängigkeit von der Unterstützung durch das psychiatrische Versorgungssystem ermöglichen – eine sehr begrüßenswerte Entwicklung, wenn sie eintritt. Muß man in eine neue Wohnsituation, wenn man mehr Unterstützung benötigt, so kommt zur bereits erlebten Belastung noch der Streß des Wechselns hinzu; aus klinischer Sicht ist es daher sinnvoll, die Unterstützung zum Klienten zu bringen, um diesem Streß vorzubeugen. Wenn im Wohnbereich eine ausreichende Unterstützung nicht arrangiert werden kann, oder wenn die Familie, die Haus- oder die Wohnungsmitbewohner sich nicht mehr in der Lage fühlen, die Krise länger auszuhalten, ist eine Verlegung in eine Alternative zum Krankenhaus oder in eine andere mit Personal gut ausgestattete Übergangseinrichtung gerechtfertigt. Eine interessante Möglichkeit zur Strukturierung eines Betreuungsangebotes ist die Verwendung einer Wohnung als Standort für die Mitarbeiter. Sie kann bei Bedarf auch für eine vorübergehende entlastende Betreuung genutzt werden.

Wir räumen ein, daß ein umfassender Wohnverbund Dauerwohnplätze mit einer 24-Stunden-Aufsicht und -Betreuung vor Ort einschließen muß. Pflegefamilien, Hauspflege, Verpflegung und Betreuung, Pensionen mit Einzelzimmern und Pflegeheime sind zur Betreuung einer Untergruppe der Population erforderlich. Unterstützung durch die Mitarbeiter sollte für die Klienten und die Betreuer bei Bedarf verfügbar sein. Wir haben diese Settings nicht besonders hervorgehoben, da wir es für besser halten, die Ziele im Hinblick auf das Maß an Unabhängigkeit, das Klienten in der Gemeinde aufrechterhalten können, eher ein bißchen höher als zu niedrig anzusetzen. Klienten sollten allerdings frei sein, etwas von ihrer Freiheit und Autonomie gegen eine zuverlässige Betreuung vor Ort einzutauschen, wenn sie dies so wollen.

Verschiedene Angebote an Unterstützung und Interventionen sollten in einem Wohnprojekt verfügbar sein – Familiengespräche, Hausversammlungen, Treffen einzelner Wohnungen oder mehrerer Wohngruppen. Auf Kochen, Saubermachen, Waschen und persönliches Erscheinungsbild ausgerichtete Trainingsstunden sollten bei Bedarf im Wohnbereich angeboten werden – im allgemeinen für Klienten, die neu im Wohnverbund sind. Das, was Klienten in einem anderen Milieu gelernt haben, ist nicht notwendigerweise auf das neue Milieu übertragbar. Mitarbeiter sollten sich selbst generell als Berater von *Haushalten* (d. h. der Lebensgemeinschaft) und nicht von Individuen begreifen. Diese Einstellung trägt dazu bei, das Gemeinschaftsgefühl, die Selbsthilfe und Unabhängigkeit der Individuen zu fördern. Die Mitarbeiter sollten ihre Bemühungen auf die Unterstützung der Klienten ausrichten, so daß diese lernen, ihre wohnungsbezogenen Angelegenheiten selbst zu lösen. Dazu muß ein Zugang geöffnet und gefördert werden, der Probleme auf der Ebene anzugehen versucht, auf der sie auftreten. Z. B. sollte ein Problem zwischen zwei Zimmergenossen in einem Treffen mit ihnen (vorausgesetzt, daß sie bereits versucht haben, es alleine zu lösen) unter *Ausschluß* von anderen Bewohnern derselben Wohnung behandelt werden, wenn diese nicht *unmittelbar* in das Problem verwickelt sind.

Wenn die Planer von Wohnprojekten die oben beschriebenen Grundsätze der Normalisierung und der Erhaltung von persönlicher Stärke im Auge behalten, sollte sich die Konzeption logisch aus diesen ergeben. Hält man sich daran, wird das Wohnprojekt den häufig gemachten Fehler vermeiden, kleine totale Institutionen in der Gemeinde zu schaffen. Wir werden z. B. häufig gefragt, welche Regeln es bezüglich Sex und Alkohol in den Wohnungen geben sollte. Unsere Antwort ist, daß die Klienten in jeder Wohnung *soweit wie möglich* selbst jedwede notwendige Regel aufstellen sollten. Wir empfehlen, daß die Mitarbeiter diese Angelegenheiten aus dem Blickwinkel ihrer eigenen Erfahrungen im Zusammenleben betrachten. Von außen eingeführte Vorschriften sollten auf das absolute Minimum beschränkt sein, das für das Funktionieren des Projektes notwendig ist. Die allgemeinen gesellschaftlichen

Ansichten zum jeweiligen Problem sollten als Richtlinien für die Entwicklung von Regeln in der jeweiligen Einrichtung dienen. D. h. die Gesellschaft gestattet den Alkoholkonsum, und daher sollte ein Wohnprojekt kein *generelles* Alkoholverbot haben. Allerdings sollten einzelne Wohneinheiten in ihrer Entscheidung frei sein, keinen Alkohol zuzulassen. Wenn eine Wohnung ein Problem mit Alkohol zu haben scheint, das auch nach einer Reihe von Beratungen durch die Mitarbeiter nicht gelöst wird, kann auch von außen (von den Mitarbeitern) ein befristetes Alkoholverbot ausgesprochen werden. Hingegen sind wir der Meinung, daß Wohnprojekte des psychiatrischen Versorungssystems in ihren Einrichtungen eine explizite Regel gegen illegale Drogen haben sollten.

Die Mitarbeiter sollten daran denken, daß Regeln leichter aufgestellt als wieder abgeschafft werden. Betrachtet man weiterhin die Realität hinsichtlich der Stundenzahl, die Mitarbeiter für das unterstützte Wohnen zur Verfügung haben, so sind die Möglichkeiten begrenzt, auferlegte Vorschriften auch durchzusetzen. Z. B. sagte ein Mitarbeiter in einer Diskussion über eine Regel gegen Sex in den Wohnungen sarkastisch: »Ja, sie machen keinen Sex im Haus zwischen 16 und 20 Uhr – wenn wir da sind!«

Viele Klienten in diesen Wohnungen haben lange Erfahrungen mit Institutionen. Ein großer Teil ihrer Anpassungsschwierigkeiten an die Gemeinschaft wird von ihrer Erwartung herrühren, daß sie dann total versorgt werden, wenn sie sie sich an eine Reihe institutioneller Regeln halten, die ihr Verhalten steuern. Ein gutes Wohnprojekt in der Gemeinde sollte diese institutionelle Erfahrung in seinen Wohnungen nicht wiederholen. Dies heißt nicht, daß man von Klienten mit einer langen Erfahrung in Institutionen erwarten kann, daß sie selbstbestimmt handeln und sich angemessen an Diskussionen innerhalb der Wohngruppe beteiligen. Gleichwohl sollten dies übergreifende und langfristige Ziele sein, die in partnerschaftlichen Beziehungen zwischen Mitarbeitern und Nutzern verfolgt werden. Deinstitutionalisierung sollte ein aktiver Prozeß sein – nicht ein Zustand, der bestimmt ist durch die Tatsache, daß Klienten nicht länger in der Klinik sind. Da das bei den Klienten klar ersichtliche Ausmaß an Institutionalisierung breit schwankt, bedarf es Erfahrung und eines ausgeprägten klinischen Scharfsinns, um auf dem immer wieder sich verändernden schmalen Grat zwischen zu hoher Erwartung und zu geringer Anforderung an den Klienten gehen zu können.

Glücklicherweise benötigen unterstützte Projekte selbständigen Wohnens im allgemeinen keine spezielle Genehmigung, wodurch sie die Aufmerksamkeit der Kommune auf sich zögen. Wegen der Zahl der Bewohner (d. h. 10–15) sind Übergangswohnheime im allgemeinen nicht so günstig. Der Widerstand der Kommune gegenüber solchen Einrichtungen ist eine Realität. Notwendig ist Geduld, kräftige Unterstützung durch offizielle Stellen, gute Rechtsberatung, ein diplomatischer Umgang mit der Kommune, sowie verantwortungsbewußte beruhigende Versicherungen durch das Wohnprojekt.

Diskriminierende Zonen-Regelungen sind durch die Gerichte übereinstimmend außer Kraft gesetzt worden. Daher halten die am häufigsten zur Unterstützung des Bürgerprotestes genutzten rechtlichen Begründungen einer gerichtlichen Überprüfung gewöhnlich nicht stand. Darüber hinaus deuten die Ergebnisse der Studie zur Umsetzung der Willobrook-Entscheidung[24] an, daß die Ängste der Bürger unbegründet waren und schnell verstummten, als die Wohngruppen in der Kommune eingerichtet und belegt waren (Rothman 1980). Wenn Projekte daher ruhig und beständig Druck ausüben, werden sie irgendwann den Widerstand überwinden. Sind sie erst einmal vorhanden, können sie allmählich mit einer eher neutralen oder sogar positiven Haltung der Kommune rechnen. Dieser Prozeß geht leichter voran, wenn der Träger einen guten Ruf hat, wenn er etwas tut, das tatsächlich den Wert des Gebäudes verbessert (d. h. Reparaturen, Renovierung), und wenn die Mitarbeiter sensibel für die Bedürfnisse der Nachbarn sind. Zeit scheint wieder einmal eine nützliche Medizin zu sein, diesmal für den Umgang mit dem Widerstand der Kommune gegenüber psychiatrischen Klienten, die in ihrer Mitte leben.

Es gibt eine Fülle an Wohnmodellen für psychisch Kranke (Arce und Vergare 1985b; Carling 1984; Carpenter 1978; Chien und Cole 1973; Cournos 1987; Fairweather u. a. 1969; Goldmeir, Shore und Mannino 1977; Hodgman und Stein 1966; Kresky, Maeda und Rothwell 1976; Mannino, Ott und Shore 1977; Meddars und Colman 1985; Murphy, Engelsmann und Tcheng-Laroche 1976; Orndoff 1975; Randolph, Lanx und Carling 1988; Segal, Baumohl und Moyles 1980;

24 Eine gerichtliche Grundsatzentscheidung gegen die Diskriminierung von Wohnprojekten psychisch Kranker

SINNETT und SACHSON 1970; SOLOMON und DAVIS 1984; WEINMAN, KLEINER, YU und TILLSON 1974). Bedauerlicherweise sind sie (zumindest aus unserer Sicht) allzuoft als »Übergangs-« und als »beaufsichtigte« Einrichtungen konzipiert. Wir glauben, daß die Bezeichnung *Dauerwohnplätze* – auch wenn wir davon ausgehen, daß die meisten tatsächlich als Übergang benutzt werden – im Hinblick auf die erzeugten Erwartungen zu bevorzugen ist. Leser, die an der täglichen Arbeit sowie administrativen und organisatorischen Fragen interessiert sind, können diese Informationen in den genannten Publikationen finden. Vielerorts werden bürokratische Bestimmungen die Einhaltung der oben genannten Leitlinien erschweren. Gleichwohl setzen sie ziemlich ideale Richtlinien, an denen die Wirklichkeit laufender Projekte gemessen werden kann.

Das Problem der Obdachlosigkeit

Es kennzeichnet unsere Zeit, daß ein Kapitel in einem Buch über Gemeindepsychiatrie sich mit einem Problem befaßt, das in Wirklichkeit *kein* psychiatrisches ist. In der Psychiatrie Tätige wie wir sind ziemlich sensibel gegenüber dem Umfeld, in dem wir arbeiten. Diejenigen, die das Problem der Obdachlosigkeit in den Zuständigkeitsbereich der Psychiatrie verweisen wollen, sind sehr zahlreich. Die Psychiatrie scheint darauf mit einer Kombination von Schuld und Einwilligung zu reagieren. Psychiater werden geworben, sich für die Arbeit im Obdach zur Verfügung zu stellen. Ärzte in psychiatrischer Weiterbildung werden dort ausgebildet. Diese furchtbaren inhumanen Institutionen sind wie Pilze aus dem Boden geschossen. Professionelle jeder Art sind dort tätig. Die ganze Aktivität und Rhetorik in bezug auf das Problem scheint vor allem dazu zu dienen der folgenden Frage und noch mehr deren Beantwortung auszuweichen: *Wie kann eine scheinbar zivilisierte, äußerst wohlhabende Gesellschaft wie die unsrige zulassen, daß zwischen zwei und vier Millionen ihrer Bürger obdachlos sind? Wo liegen die eigentlichen Ursachen hierfür und, wie können wir als Gesellschaft uns diesen zuwenden?* Europäer empfinden diese Situation als unerklärlich und unglaublich[25]. Bücher (z. B. LAMB 1984) sind darüber geschrieben worden, die

25 ... oder muß man heute schon sagen – *empfanden*? (Anm. d. Übers.)

Forschung macht rasche Fortschritte, aber als fundamentales politisches und soziales Thema bleibt es weitgehend unberücksichtigt. Der Mangel an akzeptablem und erschwinglichem Wohnraum ist noch nicht als bedeutendes innenpolitisches Thema in die politische Öffentlichkeit gedrungen.

Trotz allem, was man uns erzählt: psychische Erkrankungen verursachen keine Obdachlosigkeit. Daß viele Obdachlose »psychisch krank« sind, ist überhaupt nicht erstaunlich. Es gibt wahrscheinlich keine demoralisierendere Erfahrung als die doppelte Belastung durch Arbeits- und Wohnungslosigkeit. Viele derer, die (zum Mindestlohn) arbeiten, können sich keine Wohnung in den teuren städtischen Gebieten wie New York City, Boston, Washington, Los Angeles etc. leisten. Tatsächlich haben ungefähr 20 % (die Schätzungen gehen weit auseinander) von Bewohnern eines Obdachs eine reguläre Arbeit. Die meisten Sozialhilfeempfänger können sich ebenfalls keine ordentliche Wohnung in diesen Stadtgebieten leisten. Psychisch krank oder nicht, diese Gruppen sind alle den gleichen entwertenden und entmenschlichenden Bedingungen in den neuen städtischen Armenhäusern ausgesetzt – den Obdachlosenasylen.

Es gibt heute die Meinung, daß die meisten Obdachlosen deinstituionalisierte Psychiatrie-Patienten sind. Wir wollen diese Aussage überprüfen. Ungefähr 400 000 Patienten wurden zwischen 1960 und 1980 enthospitalisiert (Goldman u. a. 1983). Ungefähr die Hälfte ging nach Hause, um mit ihren Familien zu leben. Es gibt also ein Maximum von 200 000, die als Obdachlose überhaupt in Frage kommen. Tatsächlich ist die maximale Größe wahrscheinlich geringer als 100 000, da die meisten Enthospitalisierten der Dekade 1960–70 geriatrische Patienten waren, die in Pflegeheime verlegt wurden. Neuere Studien haben ergeben, daß zwischen zehn und 20 % der Obdach-Bewohner enthospitalisierte Personen sind (Struening 1986; Susser und Struening 1987). Die Schätzungen der Zahl psychisch Kranker im Obdach variieren sehr, aber 30–40 % scheint ungefähr zu stimmen (Lamb 1984). Die Schätzungen der Obdachlosenzahlen für das Jahr 1984 schwankt zwischen zwei und vier Millionen (Lamb 1984). Woher kamen sie alle? Es gibt keine einfache Antwort.

Unserer Analyse zufolge ist Obdachlosigkeit zunächst ein ökonomisches Problem – nicht genügend Geld, um eine Wohnung zu bezahlen. Welche Gruppen in unserer Gesellschaft haben am wenigsten Geld? Die Sozialhilfeempfänger, die arbeitenden Armen und die Arbeitslosen (die sich offenbar zu einem gewissen Ausmaß überschneiden). Welche dieser Gruppen ist gleichzeitig mit der Entdeckung des Obdachlosenproblems im Winter 1981–82 dramatisch gewachsen? Zwischen 1980 und 1983 stieg die Arbeitslosigkeit von ungefähr 7,5 % auf 10,5 %. Dies entspricht ungefähr drei Millionen Menschen.

Neben diesen drei Millionen neuen Armen, die zur Gruppe der potentiell Obdachlosen hinzukamen, waren andere Faktoren wirksam:

- Der Anstieg der Mieten in der Dekade 1970–80 überstieg bei weitem den Anstieg der Löhne und Sozialhilfeleistungen für die arbeitenden Armen und die Sozialhilfeempfänger.
- Die REAGAN-Regierung kürzte die Unterstützung für den sozialen Wohnungsbau und für subventionierte Wohnungsförderungsprogramme.
- Als Folge der schnell steigenden Mieten und der des Einzuges wohlhabender Schichten (die Zahl der Pensionseinzelzimmer verringerte sich in New York City zwischen 1973 und 1980 um 60 %) bewegten sich die Wohnungsmieten außerhalb der Reichweite eines wachsenden großen Teils dieser Gruppen. Die ökonomischen Bedingungen des sozialen Umfeldes zwangen sie in die Obdachlosigkeit.

Als die Kohorte der neuen Armen, d. h. drei Millionen zusätzliche Bezieher von Arbeitslosengeld (die erst richtig arm wurden, als ihr Arbeitslosengeld nach sechs Monaten oder einem Jahr auslief), zu der bereits vorhandenen Gruppe hinzukam, stieg die Obdachlosigkeit dramatisch an. Es wäre nicht verwunderlich, wenn ein beträchtlicher Teil möglicherweise durch das Zusammenwirken zweier Stressoren – Erwerbslosigkeit und Obdachlosigkeit – psychisch *erkrankte*.

Ausgehend von dieser Analyse müßte die Lösung des Problems direkt angegangen werden: Entweder wird diesen Menschen genügend Geld zur Verfügung gestellt, damit sie sich Wohnraum auf dem freien Markt besorgen können, oder es wird ein Wohngeldprogramm in Verbindung mit Ankauf und Renovierung von Häusern entwickelt, für die das Wohngeld verwendet werden kann. Mit jedem Barackenplatz in Obdachlosenasylen in New

York City, zu 20 000 $/Jahr, und Hotelunterkünften für Familien zu über 300 000 $/Jahr macht so ein Konzept in ökonomischer und humanitärer Hinsicht Sinn.

Auch wenn ein Bundesgesetz (das »McKINNEY«-Gesetz) verabschiedet wurde, das eine Problemlösung versuchen soll: Es gibt kein wirkliches Bewußtsein nationaler Dringlichkeit bezüglich Wohnungsbau, -renovierung sowie finanzieller Förderung von ausreichend Wohnraum, um allen Amerikanern den Zugang zu anständigem, erschwinglichem und dauerhaftem Wohnraum zu garantieren. Dieses Gesetz hat eine fatale Eigenschaft; es trennt Projekte für wohnungslose psychisch Kranke von solchen für Menschen ohne psychische Erkrankung. Es identifiziert und sondert eine Untergruppe von Wohnungslosen aus. Dadurch wird nicht nur die Aufmerksamkeit von dem größeren Problem abgelenkt (so daß es nicht ernsthaft angegangen wird), sondern es erweist diesen Menschen auch einen schlechten Dienst.

Wohnraumbeschaffungsprogramme werden sich natürlich nicht mit den fatalen Folgen von Obdachlosigkeit beschäftigen:

- Anhaltende Demoralisierung, bis Menschen so hoffnungslos werden, daß sie jegliche Motivation zur Arbeit verlieren – besonders für Niedriglohnarbeitsplätze, die es ihnen nicht ermöglichen, aus dem Systems »Obdach« herauszukommen.
- Eine neue Form von Institutionalismus, die des Obdachlosenasyl-Institutionalismus (ein interessantes Oxymoron): Diese Form ist der Situation in traditionellen totalen Institutionen vergleichbar: eine Gruppe ohne jegliche Alternative – die Obdachlosen – ist gezwungen, sich einer anderen – den Anbietern des Obdachs – zu unterwerfen, um die grundlegenden Lebensnotwendigkeiten zu erhalten. Viele der »neuen« Obdachlosen sind bis jetzt schon fünf oder mehr Jahre auf der Straße. Viele sind vom System Obdach abhängig geworden und sträuben sich, es zu verlassen.
- Infolge von Unterernährung, Unterkühlung, Erfahrung von endemischer Gewalt, Notzucht, Drogenmißbrauch etc. im Obdach haben viele der Obdachlosen schwerwiegende medizinische und psychologische Schäden.

Die kurzsichtige Sozialpolitik, die einen tiefen Riß im Gefüge der Gesellschaft mit einem Stich hier und da (d. h. Obdachlosenasyle) zusammenzunähen versucht, hat fatalerweise eine neue Gruppe mehr oder weniger dauerhaft demoralisierter und entrechteter Amerikaner geschaffen. Das System Obdach entwickelt sich zu einem dauerhaften Bereich neuer Institutionen, die weiter Klienten anwerben müssen, um ihre Existenz zu sichern. Eine Heirat zwischen Institution und Klientel wurde zementiert, weil die Politik versäumte, das Problem langfristig zu lösen.

Eine gute Gemeindepsychiatrie sollte über genügend erschwinglichen Wohnraum und Maßnahmen verfügen, um einen Teil der Obdachlosen aufzunehmen – jene mit den schwerwiegendsten psychischen Problemen, die *bereit* sind, »aus der Kälte hereinzukommen«. Die Fähigkeit kommunaler Programme, flexibel und innovativ zu reagieren, kann gemessen werden an der Zahl von Obdachlosen, die sie in Wohn- und Betreuungsprojekten unterbringt und an den Anreizen, die sie für sie schafft. Das heutige Problem mit den Obdachlosen besteht darin, daß viele von ihnen – einige sind schwer gestört, aber es gibt viele, für die dies nicht zutrifft – sich auf eine *Karriere* als Obdachlose eingerichtet haben. Sie sind wahrscheinlich nicht bereit, an einem Prozeß der Reintegration in die Gesellschaft teilzunehmen, da sie die Subkultur der Obdachlosen als fürsorglicher empfinden als die übrige Gesellschaft. Um diesen Karriereweg zu unterbrechen, müssen innovative Ansätze entwickelt werden, die diese Menschen und ihre Familien wieder an die allgemeine Gesellschaft heranführen. Anreize zu entwickeln, die tatsächlich ihre Aufmerksamkeit erregen, ist viel verlangt.[26]

Tages- und Abendangebote

Aus der Literatur wissen wir, daß nur 20-25% aller aus psychiatrischen Krankenhäusern Entlassenen eine Arbeit auf dem freien Arbeitsmarkt finden (ANTHONY und DION 1986). Daher fehlt der Mehrheit der Psychiatrie-Klientel die mit Arbeit verbundene ordnende, strukturierende und mit Erwartung verbundene Tagesge-

26 Leser, die zusätzliche Informationen über Projekte für obdachlose psychisch Kranke wünschen, sollten sich mit CHAMP in Verbindung setzen, c/o Macro Systems, Silver Spring, Maryland; siehe auch, GOLDMAN und MORRISSEY 1985; LEVONE 1984; LEVINE, LEZAK and GOLDMAN 1986.

staltung. Ihnen fehlt auch die positive Bestätigung aus einer erfolgreich abgeschlossenen Arbeit.

Gemeindeintegrierte Tages- und Abendangebote sollten auf die Bereitstellung eines zweckbestimmten sozialen Milieus ausgerichtet sein, das auf die Defizite dieser Klientel im Bereich zwischenmenschlicher und instrumenteller Kompetenzen abzielt und konkrete berufliche und soziale Erfolgserlebnisse im Rahmen einer unterstützenden Gruppe ermöglichen. Optimalerweise stammen diese Erfolgserlebnisse vom Erlernen fehlender bzw. defizienter Fähigkeiten und von einem flexiblen Eingehen der Angebote auf die individuellen Bedürfnisse der Klienten. Die Erwartungen sollten sein, mit entsprechendem Training und Unterstützung den Übergang zu einem normaleren Leben (einschließlich Arbeitsplatz) in der Gemeinde zu bewältigen.

Als Alternative zur Klinikbehandlung ohne gleichzeitiges Wohnangebot sollten Tagesangebote auch solche Klienten versorgen können, die entweder nicht bereit oder nicht fähig sind, sich an einem organisierten, strukturierten Gruppenangebot zu beteiligen. D. h., akut gestörte Patienten, die das Angebot als Alternative nutzen, empfinden das Milieu eines großen, gut organisierten psychosozialen Rehabilitationszentrums oder einer Tagesklinik oft als überstimulierend, verwirrend und überwältigend. Dies trifft auch für einige der Klienten zu, die gerade erst aus einer intensiv betreuten Wohnform (d. h. Klinik oder deren Alternative) entlassen wurden. Sie bleiben weg oder erscheinen nur unregelmäßig. Für diese Klienten sollte ein einfaches, zwangloses und niedrigschwelliges Milieu mit geringerer Intensität und geringeren Anforderungen angeboten werden. Ein solches Milieu erfordert einen geräuschgedämmten Raum mit weichen, bequemen Möbeln und die Möglichkeit von einfacheren Aktivitäten wie künstlerische Betätigung, Kartenspiele, Damespiel, Videofilme, Ausflüge in die Umgebung und ähnliches. Die soziale Interaktion sollte meist nur zwischen zwei oder drei Personen stattfinden. Mitarbeiter sollten geduldig, unaufdringlich und nicht fordernd sein. Kleine Gruppen können organisiert werden, die über Sport, Fernsehserien, den Videofilm etc. diskutieren. Wir betonen diesen Bedarf früh in diesem Kapitel, da sich unserer Erfahrung nach Tagesangebote oftmals nicht um die speziellen Bedürfnisse dieser Klienten-Untergruppe kümmern. Dies führt zu einer überflüssigen Nutzung der teuersten Komponente des Systems – der intensiv betreuten Wohnformen (d. h. meist Klinik).

Zwei verschiedene Typen von Tageseinrichtungen haben sich in den vergangenen drei Jahrzehnten ausgebreitet und dominieren das Feld: Tageskliniken und psychosoziale Rehabilitationszentren, die auf dem Fountain House-Modell beruhen. Für beide ist nachgewiesen, daß sie vollstationäre Aufenthalte verkürzen und die Rückfallrate ehemals hospitalisierter Patienten verringern (auf 10% pro Jahr im Vergleich zu einer erwarteten Rate von 40%) (ANTHONY, BUELL, SHARRATT und ALTHOFF 1972; BEARD, MALAMUD und ROSSMANN 1978; BOND, WITHERIDGE, SETZE und DINCIN 1985; DINCIN und WITHERIDGE 1982; MALAMUD 1985). Tageskliniken haben sich zusätzlich als wirksame Alternative einer vollstationären Behandlung bei ausgewählten Klienten erwiesen – im allgemeinen solche mit Familien, die sich kümmern müssen (GLASSCOTE, KRAFT, GLASSMAN und JEPSON 1969; HERZ, ENDICOTT, SPITZER und MESNIKOFF 1971; WASHBURN, VANICELLI, LONGABAUGH und SCHEFF 1976; WILDER, LEVIN und ZWERLING 1966; ZWERLING und WILDER 1964). Beide scheinen ein ideales Milieu für die Anwendung von Familien-Interventionsprogrammen und für die Entwicklung individueller sozialer Fähigkeiten zu bieten, die sich jüngst als sehr wirksam in der Reduktion der Rückfallraten sowie der Förderung der Eingliederung in die Gemeinde erwiesen haben (BELLACK, TURNER, HERSEN und LUBER 1984; FALLOON u. a. 1982; HOGARTY u. a. 1986; LEFF u. a. 1982).

Wenn auch Tageskliniken und psychosoziale Rehabilitationszentren aus unterschiedlichen »Kulturen« (medizinisch vs. rehabilitativ) hervorgingen, so dient das ihnen eigene soziale Umfeld doch den grundlegenden Milieufunktionen, die wir im Kapitel über alternative Wohnformen beschrieben haben. Die meisten Tageskliniken sind das, was der Name nahelegt: eine Acht-Stunden/Tag-Klinik mit vorwiegend medizinischem Personal. Sie konzentrieren sich darauf, spezifische Behandlungsmethoden (Medikation; Einzel-, Gruppen- und Familientherapie) im Rahmen eines hochorganisierten und strukturierten Programms anzubieten. Die übliche medizinische Hierarchie kann gemildert sein, aber Ärzte sind im allgemeinen die Leiter. Psychosoziale Rehabilitationszentren sind mehr praktisch und bodenständig ausgerichtet, während Tageskliniken sich eher auf die Lösung persönlicher Probleme konzentrieren. Tageskliniken sind kleiner – 20-40 Plätze versus 75-150 in Rehabilitationseinrichtungen. Psychosoziale Rehabilitationszentren haben häufig eigene Wohnprojekte, Tageskliniken nicht. Tageskliniken nehmen im allgemeinen Patienten, bei denen Familien beteiligt sind, psychosoziale Rehabilitationszentren hingegen Personen aus jeder Lebensform.

Vorangetrieben durch eine wichtige Ausbildungsförderung des NIMH, die aktive Beteiligung an der Entwicklung des NIMH »Community Support Program« (CSP)[27] und durch die Entwicklung zweier Zentren zur Rehabilitation psychisch Kranker (an der Boston University und am Albert Einstein College of Medicine in Bronx) haben sich psychosoziale Rehabilitationseinrichtungen schnell verbreitet. Zur Zeit gibt es etwa 300 »Vereinshäuser«, die von ungefähr 25 000 Klienten in den USA besucht werden. Aus diesem Grunde drucken wir den klassischen Artikel über das zur Zeit auf diesem Gebiet führende Modellprojekt zur psychosozialen Rehabilitation, das Fountain House, ab. Dieses oder eine seiner Varianten sollten in einem Smørgåsbord gemeindeintegrierter Dienste enthalten sein.

Aufgrund der medizinischen/psychiatrischen/individuell psychopathologischen Ausrichtung von Tageskliniken sind wir zwiespältig, ob wir eine Integration in ein Gemeindesystem empfehlen sollen. Wenn sie zu Tagesstätten umgestaltet werden und auf Interventionen in der Familie, im sozialen Netzwerk und im System ausgerichtet werden, können sie ein nützliches zusätzliches Element in einem Gemeindesystem sein. Dies gilt besonders dann, wenn sie nicht im Krankenhaus oder auf dessen Gelände liegen. Tageskliniken werden oft etabliert, weil sie in ihrer Orientierung, Personalausstattung und ihrem Programmangebot genügend medizinisch ausgerichtet sind, um eine Finanzierung durch Krankenversicherungen beanspruchen zu können. Den Autoren erscheint dies als ein Beispiel dafür, wie man »im Kleinen sparsam, im Großen verschwenderisch« sein kann. Sie kosten im allgemeinen 100-150 $ pro Tag im Vergleich zu 20-30 $ pro Klient und Tag in psychosozialen Rehabilitationszentren. Leider gibt es keine Studien mit einer Zufallszuteilung, die die Ergebnisse psychosozialer Rehabilitationszentren mit denen von Tageskliniken vergleichen. Bevor diese Frage empirisch gelöst wird, empfehlen wir Projektplanern die billigere Option. Wir vermuten, daß Tageskli-

---

27 Staatlich gefördertes Programm zum Auf- und Ausbau gemeindepsychiatrischer Dienste für chronisch Kranke (siehe MOSHER 1986 für eine ausführliche Beschreibung)

niken *möglicherweise* für die Behandlung einer Untergruppe von Klienten am besten geeignet sind: depressive Menschen aus der Mittel- und Oberschicht mit festen Beschäftigungsverhältnissen als Hausfrauen oder Angestellte und nur befristetem Verlust von sozialer Kompetenz. Für diese Gruppe mag etwas, das »Klinik« genannt wird, eher legitim und akzeptabel sein als ein Rehabilitationszentrum, ein Begriff, den sie eher mit schweren körperlichen Behinderungen in Verbindung bringen.

Wir schätzen, daß ein Einzugsgebiet von 100 000 Personen ungefähr 100 Plätze in tagesstrukturierenden Angeboten benötigt. Dies ist nur eine grobe Schätzung, die in Regionen mit einer großen Zahl von Psychiatrie-»Veteranen« modifiziert werden muß.

Das Modellprojekt »Fountain Hause«[28]

Das Modellprojekt Fountain House ist eine soziale Erfindung zur Rehabilitation von schwer gestörten psychiatrischen Patienten in der Gemeinde. Das Fountain House selber ist eine zweckbestimmte Gemeinschaft zur Schaffung eines stärkenden Milieus, das durch psychische Erkrankung beruflich oder sozial behinderten Menschen helfen kann, die Fähigkeiten für ein beruflich produktives und sozial befriedigendes Leben zurückzugewinnen. Fountain House vermittelt jedem Menschen, der sich entschließt, an seinen Angeboten teilzunehmen, vier äußerst wichtige Botschaften:

1. Fountain House ist ein Verein, und wie in allen Vereinen gehört er jenen, die daran teilhaben und ihn mit Leben erfüllen. Wie in allen Vereinen werden die Teilnehmer am Angebot des Fountain House als Mitglieder bezeichnet und sind es auch. Das Konzept der Mitgliedschaft wird als ein fundamentales Element des Modells Fountain House betrachtet. Mitgliedschaft wird im Gegensatz zum Patienten- oder Klientenstatus als eine Bezeichnung angesehen, die zu weitaus mehr berechtigt; sie schafft ein Zugehörigkeitsgefühl, v. a. zu einer

28 Aus: Beard J. H., Propst, R., und Malamud, T. J. (1982). The Fountain House Model of Psychiatric Rehabilitation. Psychosocial Rehabilitation Journal, 5, 1, 47-53. Abdruck mit Genehmigung

lebendigen und wichtigen Gemeinschaft, zu der man einen wesentlichen Beitrag liefern und in der man mit anderen Mitgliedern in all jenen Aktivitäten zusammenarbeiten kann, die das Angebot des Vereinshauses ausmachen.

2. Allen Mitgliedern wird tagtäglich das Gefühl vermittelt, daß ihre Anwesenheit erwartet wird, daß jemand sie tatsächlich jeden Morgen im Vereinshaus erwartet und daß ihr Kommen für jemanden, ja für jeden, der am Angebot teilnimmt, von Bedeutung ist. Jeden Morgen wird jedes Mitglied an der Tür von den Mitarbeitern und anderen Vereinsmitgliedern begrüßt, und jedem Mitglied wird das Gefühl vermittelt, daß sein Besuch im Vereinshaus willkommen ist.

3. Alle Programmelemente sind so gestaltet, daß jedes Mitglied seine Mitwirkung als erwünscht erlebt. Jedes Programmteil ist von der Intention her so konzipiert, daß es ohne die Kooperation der Mitglieder nicht funktioniert; tatsächlich würde das ganze Programmangebot ohne die Mitarbeit der Mitglieder zusammenbrechen. Jeder Teil des Angebotes wird von den Mitgliedern gemeinsam an der Seite von Mitarbeitern ausgeübt; die Mitarbeiter werden Mitglieder nie um Tätigkeiten bitten, die sie nicht auch selber ausführen.

   Ein Klima zu schaffen, in dem jeder Teilnehmer das Gefühl hat, erwünscht zu sein, ist das dritte geplante Element im Fountain House-Modell. Dies steht in krassem und radikalem Gegensatz zur Atmosphäre in traditionelleren Tagesangeboten, wo fast insgesamt die Einstellung vorherrscht, daß Menschen nicht dorthin kommen, weil sie erwünscht sind, sondern weil sie die von der Einrichtung angebotenen Dienste benötigen.

4. Die bewußte Konzeption des Modells vermittelt jedem Mitglied das Gefühl, als Mitwirkender *erwünscht* zu sein. Daraus folgt die Intention, jedem Mitglied das Gefühl zu vermitteln, *gebraucht* zu werden. Bürotätigkeit, Essenseinkauf und -zubereitung, Ausflüge, die Instandhaltung und jede andere ständige Tätigkeit im Vereinshaus werden in gemeinsamer Arbeit von Mitarbeitern und Mitgliedern erledigt. Fountain House entspricht damit dem grundlegenden menschlichen Bedürfnis, gebraucht zu werden und sich als wichtiges Mitglied einer sinnvollen Gruppe zu fühlen; gleichzeitig wird jedem Mitglied das Gefühl vermittelt, daß es an allem beteiligt

ist. Gegenseitige Unterstützung und gemeinsame Sorge für Wohlergehen, Erfolg und Anerkennung eines jeden Mitgliedes ist das Kernstück des Fountain House Konzeptes und liegt allem, was getan wird, zugrunde, damit jedes Mitglied sich im Haus gebraucht fühlt.

Diese vier Botschaften also: Mitgliedschaft, erwartet zu werden, erwünscht zu sein und gebraucht zu werden, bilden das Herzstück des Fountain House-Modells.

Zusätzlich ist das Projekt von vier grundlegenden und eng miteinander verknüpften Überzeugungen durchdrungen:

1. Dem Glaube an die potentielle Produktivität des schwerstbehinderten psychiatrischen Klienten.
2. Der Überzeugung, daß Arbeit, vor allem die Chance zum Erstreben und Erlangen einer Erwerbstätigkeit, eine äußerst fruchtbare und reintegrierende Kraft im Leben eines jeden Menschen ist; daß Arbeit deshalb ein zentraler Bestandteil des Fountain House-Modells sein muß und allen Aktivitäten, die den Lebensnerv des Vereinshauses ausmachen, zugrundeliegt, diese durchdringen und erfüllen muß. Daher werden nicht nur alle Tätigkeiten des Hauses von Mitgliedern Seite an Seite mit den Mitarbeitern ausgeführt, sondern es wird auch keine Gelegenheit ausgelassen, um jegliche im Vereinshaus entstehende Arbeit in einen potentiell produktiven Beitrag der Mitglieder zu verwandeln. Solch eine Beteiligung an der Arbeit des Vereinshauses ist eine hervorragende Vorbereitung für und Quelle wachsenden Vertrauens in die Fähigkeit eines jeden Mitgliedes, eine Erwerbstätigkeit auf dem allgemeinen Arbeitsmarkt aufzunehmen. Zur weiteren Unterstützung dieser tiefverankerten Überzeugung garantiert das Fountain House jedem Mitglied die Möglichkeit einer Arbeit im Handel und in der Industrie auf tariflich entlohnten, nicht subventionierten Arbeitsplätzen (s. a. das befristete Beschäftigungsprogramm weiter unten). Fountain House betrachtet diese Garantie als Bestandteil des mit jedem Mitglied abgeschlossenen sozialen Vertrages.
3. Parallel zur Bedeutung von Arbeit und der Chance zu arbeiten ist die Überzeugung, daß Frauen und Männer Möglichkeiten zum geselligen Zusammensein haben müssen. Das Vereinshaus bietet einen Ort für sozialen Austausch, Entspannung und

sozialen Rückhalt an Abenden, Wochenenden und vor allem an Feiertagen, sieben Tage die Woche und 365 Tage im Jahr.

4. Schließlich ist das Fountain House davon überzeugt, daß ein solches Projekt dann unvollkommen ist, wenn es zwar eine Bandbreite beruflicher Betätigungsfelder und ein reiches Angebot von sozialen und Freizeitaktivitäten vorhält, aber die Lebensumstände der Mitglieder vernachlässigt. Folglich beinhaltet das Fountain House-Modell den Aufbau eines Wohnprojektes, das für jedes Mitglied eine adäquate Wohnung sicherstellt, die freundlich und erschwinglich ist und eine unterstützende Gemeinschaft bietet.

Bestandteile des Projektes

Die folgenden Bestandteile des Angebotes im Fountain-House-Projekt ergeben sich natürlich und logisch aus den oben beschriebenen zugrundeliegenden Vorstellungen:

- das vorberufliche Tagesangebot
- Arbeitstrainingsstellen (ATS)
- das Abend- und Wochenendangebot (sieben Tag in der Woche)
- das Wohnprojekt
- das aktiv-nachgehende Angebot
- der Secondhandshop
- die Vereinszeitung
- der Name des Vereinshauses
- Medikation, psychiatrische Beratung, Gesundheit
- Bewertung und Verantwortlichkeit für das Vereinshaus

Vorberufliches Tagesangebot

Das Fountain-House geht davon aus, daß jedes Mitglied unabhängig vom Grad der Behinderung einen wichtigen Beitrag zum Vereinshaus leisten kann und von anderen entsprechend geschätzt und gewürdigt wird. Jeder hat Fähigkeiten und Talente, die – sind sie entdeckt und genutzt – jeden Tag des Lebens lohnend werden lassen. Fountain House glaubt, daß dieser Prozeß eine neue und nährende Grundlage für die Zukunft bietet.

Der psychisch Kranke, der in die Kommune zurückkehrt, begegnet beim Bemühen um Arbeit außerordentlichen Schwierigkeiten. Bei Einstellungsgesprächen in der Industrie betrachtet man frühere psychiatrische Klinikaufenthalte nicht mit Wohlwollen. Dem psychisch Kranken fehlt oft das Selbstvertrauen in seine Fähigkeiten, einen Arbeitsplatz auszufüllen, und er besitzt im allgemeinen nicht die Arbeitsreferenzen, die für eine Anstellung erforderlich sind. Das vorberufliche Tagesangebot des Fountain House bietet den Mitgliedern zahlreiche Möglichkeiten, berufliche Fertigkeiten und Fähigkeiten zurückzugewinnen.

Alle Aktivitäten des Tagesangebotes werden in gemeinsamer Arbeit von Mitgliedern und Mitarbeitern durchgeführt. Was ein jeder tut, ist für den Betrieb des Vereinshauses notwendig. Indem Mitarbeiter Seite an Seite mit den Mitgliedern arbeiten, bekommen sie Kenntnis von den beruflichen und sozialen Fähigkeiten jedes einzelnen Mitgliedes, das wiederum beginnt, die Fähigkeiten und Talente der Mitarbeiter zu entdecken. Die kann zu einer größeren sozialen Wirksamkeit und einer sinnvolleren Tätigkeit führen.

Mit dem Entwurf eines Angebotes, bei dem Mitarbeiter und Mitglieder zusammen arbeiten, hat das Fountain House eine wesentliche Veränderung in der Rolle der Mitarbeiter gegenüber der ihnen in anderen traditionelleren Tagesangeboten zugewiesenen Rolle bewirkt. Die Rollenveränderung erfordert eine Einstellungsänderung seitens der Mitarbeiter, insbesondere das Mitarbeiter lernen, die Mitglieder zu schätzen und deren Beitrag zu respektieren. In traditionelleren Tagesangeboten respektieren und schätzen die Patienten häufig die Mitarbeiter, aber die Mitarbeiter haben selten die nötige Erfahrung, um ihre Patienten zu schätzen und zu respektieren.

Mitglieder erleben es als hilfreich, mit den Mitarbeitern und anderen Mitgliedern in der Snackbar, der Küche und dem Speiseraum zusammenzuarbeiten, anderen Mitgliedern das Essen zu servieren, den Bereich sauber und die Geräte in Ordnung zu halten und die Speisekarte zu planen. Andere finden eine sinnvolle Tätigkeit im Bürobereich, sie bedienen die Telefonzentrale, helfen bei der Herausgabe einer Tageszeitung oder einer Monatszeitschrift, indem sie Schreibmaschinenkenntnisse einbringen oder wichtige Büroarbeiten erledigen. Es gibt auch Mitglieder, die im künstlerischen oder fotografischen Bereich talentiert sind und deren Fähigkeiten im Tagesprogramm des Fountain House weiterentwickelt werden können. Diejenigen, die spezielle akademische Kenntnisse haben, können diese nutzen, um andere Mitglieder zu unterrichten. Andere wiederum finden im Secondhandshop ein Betätigungsfeld, wo sie beim Sortieren und Auszeichnen der Waren sowie weiteren Ladentätigkeiten helfen, aber auch als Verkäufer arbeiten und lernen können, die Kasse zu bedienen.

Sofern es der Ausbildungsstand oder das Interesse der Mitglieder erlaubt, können sie bei den Forschungsaktivitäten, aber auch den Ausbildungsangeboten mitarbeiten, vor allem auch bei der Begrüßung der Mitglieder an der Tür, der Orientierungshilfe für neue Mitglieder und als Führer für die vielen Besucher.

Die Mitglieder werden in einer äußerst wichtigen Funktion einbezogen, indem sie andere Mitglieder, die zu Hause oder im Krankenhaus sind, besuchen, denen nachgehen, die aus welchem Grund auch immer, nicht mehr in das Vereinshaus kommen. Die Mitglieder unterstützen sich auch gegenseitig bei der Bearbeitung ihrer Probleme mit Sozialhilfe- oder Versicherungsbestimmungen.

Wie in anderen Vereinshäusern betrachten die Mitglieder des Fountain House ihre tägliche Teilnahme am Beschäftigungsangebot als einen »natürlichen Prozeß«, der für das Wachstum und das Wohlbefinden aller Menschen grundlegend ist. Sie sind Mitglieder eines Vereins und bieten ihre Hilfe und Unterstützung freiwillig an. Sie sehen sich nicht als Teilnehmer eines formellen Rehabilitationsprozesses, in dem etwas mit ihnen gemacht wird. Das Ziel besteht darin, eine Grundlage für bessere Arbeitsgewohnheiten, größere soziale Fähigkeiten und eine positivere Zukunftsperspektive zu schaffen. Viele stellen fest, daß es für sie – auch wenn sie als behindert gelten – viele Möglichkeiten gibt, konstruktiv und nützlich zu sein und gebraucht zu werden. Mit der Zeit kann dieses neu entdeckte Selbstbewußtsein in einen lohnenderen und nichtbehindernden Lebensstil verwandelt werden, frei von finanzieller Abhängigkeit und festgeschriebenem Patientenstatus.

Kurz gesagt, das Beschäftigungsangebot bietet eine Bandbreite von Vereinshaustätigkeiten, die erledigt werden müssen und die, wenn sie eine Zeit lang einigermaßen gut ausgeführt werden, nicht nur für die einzelnen Mitglieder persönlich lohnend sind, sondern ihnen in einem sehr fundamentalen Sinn Selbstvertrauen und Selbstbewußtsein geben, eine Arbeit oder eine einfache Tätigkeit in der Arbeitswelt erfolgreich alleine bewältigen zu können. Die Arbeitstrainingsstellen garantieren allen Mitgliedern des Fountain House diese Möglichkeiten.

Arbeitstrainingsstellen (ATS)
Die erfolgreiche Teilnahme am Beschäftigungsangebot ermuntert viele Mitglieder zu einer unabhängigen Anstellung in der Kommune. Da sie allerdings oftmals erhebliche berufliche Mißerfolge erlebt haben, fehlen ihnen Selbstvertrauen und notwendige Zeugnisse, und sie sind kennzeichnenderweise nicht in der Lage, sich selbst einen Arbeitsplatz zu besorgen. Die Arbeitstrainingsstellen des Fountain House ermöglichen Mitgliedern die Arbeit auf Arbeitsstellen, die andere Mitglieder vorher besetzt hatten und die die Industrie speziell für das Fountain House zur Verfügung stellt, um die Anpassung an die Arbeitswelt für die in beruflicher Hinsicht Behinderten zu erleichtern.

Die Arbeitstrainingsstellen haben folgende wesentliche Merkmale:

- Alle Arbeitsplätze für psychisch schwer Behinderte befinden sich in normalen Betrieben (von großen nationalen Konzernen bis zu kleinen Firmen mit nur wenigen Mitarbeitern).
- Alle Arbeitsplätze beinhalten einfache Tätigkeiten, die nur wenig Einarbeitung und Fachkenntnis erfordern.
- Alle Arbeitgeber zahlen für jede Arbeitsstelle den Tariflohn (vom einfachen Grundlohn bis zu einem erheblich darüber liegenden Lohn).
- Fast alle Arbeitsplätze sind Halbtagsstellen, so daß eine Vollzeitstelle zwei Mitgliedern zur Verfügung steht. Allerdings gibt es unter den ATS einige wenige Vollzeitstellen.
- Die meisten Tätigkeiten werden von *einem* Mitglied im Beisein anderer Arbeiter oder Angestellten ausgeführt. Für einige Tätigkeiten jedoch teilt sich eine Gruppe von sechs, acht oder sogar zehn Personen aus einer gemeindeintegrierten Rehabilitationseinrichtung die Verantwortung. In diesem Fall stehen die Mitglieder auf der Arbeit primär untereinander in Kontakt.
- Alle Arbeitsplätze, die Einzel- wie auch die Gruppenarbeitsplätze, sind befristet und als »Übergang« konzipiert. Sie bieten Arbeit für einen Zeitraum von mindestens drei bis zu neun Monaten oder einem Jahr an.
- ATS garantieren behinderten Mitgliedern die Chance, eine befristete, einfache Beschäftigung über eine Reihe von verschiedenen ATS zu erhalten oder eine solche Tätigkeit irgend-

wann als eine Brücke oder einen Schritt zu einer unabhängigen Vollzeitanstellung zu nutzen.

- Die Arbeitsstelle bleibt nur erhalten, wenn das einzelne Mitglied die Arbeitsanforderungen des Arbeitgebers erfüllt. Seitens des Arbeitgebers erfolgt keine Anpassung oder Verringerung der Standards.
- Mißerfolge auf einer Arbeitstrainingsstelle werden für die meisten behinderten Mitglieder als legitime und wichtige Erfahrung in ihrem Bemühen um eine erfolgreiche berufliche Integration gewertet. Fountain House vertritt die Auffassung, daß die Möglichkeit, am Arbeitsplatz zu scheitern, Teil des gesamten Lernprozesses »Arbeit« ist und daß – auch wenn der schmerzhafte Stich eines Mißerfolgserlebnisses Mitgliedern nicht völlig erspart werden kann – ein solches keine Katastrophe sein muß, die es wäre, wenn es auch von den Mitarbeitern als größerer Fehlschlag gewertet würde. Indem den Mitgliedern das Recht zu einem Mißerfolg eingeräumt wird, sichern die Arbeitstrainingsstellen gleichzeitig dem Arbeitgeber einen Arbeitnehmer. Bei der Einrichtung von ATS erklärt sich das Fountain House gegenüber den Arbeitgebern bereit, ein anderes Mitglied oder einen Mitarbeiter zur Erledigung der Arbeit zu stellen, wenn das Mitglied nicht am Arbeitsplatz erscheint. Unabhängig vom Auf und Ab des einzelnen kann sich der Arbeitgeber darauf verlassen, daß die dem Fountain House übertragene Tätigkeit jeden Tag erledigt wird.
- Im Arbeitsleben normaler und nicht-behinderter Personen kommt ein Mißerfolg oder ein Ausscheiden aus einem einfachen Arbeitsverhältnis häufig vor, und die ATS-Arbeitgeber betonen, daß die Fluktuationsrate der psychisch Behinderten auf den Arbeitstrainingsstellen im allgemeinen nicht größer als die normaler und nicht-behinderter Arbeitnehmer ist.
- Neue ATS in Betrieben werden immer zuerst von Mitarbeitern für einige Stunden, wenn nötig auch länger, besetzt, damit eine genaue Einschätzung der zu erfüllenden Anforderungen erfolgen und dann die Arbeit von den einzelnen Mitgliedern erfolgreich erledigt werden kann. Mitarbeiter, die neue ATS beginnen, können auch das Arbeitsumfeld und dessen Vereinbarkeit mit den Bedürfnissen des Behinderten bewerten.
- Die direkte Vertrautheit mit dem Umfeld des Arbeitsplatzes gibt den Mitarbeitern unmittelbaren Zugang zur Arbeitsstelle,

wann immer Probleme auftreten, die eine sofortige Bewertung und Einschätzung der Leistungen des Mitgliedes erfordern.

- Alle ATS werden vom Arbeitgeber an das Fountain House vergeben. Der Auswahlprozeß zu deren Besetzung liegt beim Fountain House und den einzelnen Mitgliedern, denen es dient.
- Der Arbeitgeber erhält keinerlei Subventionen auf den Lohn, den er dem Mitglied auf einer ATS zahlt.
- Die einzigartige Zusammenarbeit oder »Rehabilitations-Partnerschaft« zwischen Unternehmen und Fountain House ist kein Wohltätigkeitsakt seitens des Arbeitgebers. Es ist eine Vereinbarung zum gegenseitigen Nutzen von Arbeitgeber und Mitglied, das nach einer höheren, lohnenderen Stufe der Arbeitstätigkeit durch die Angebote von ATS strebt.
- Die ATS bieten eine einzigartige Gelegenheit, den Bewertungsprozeß der Arbeitsfähigkeit und der Arbeitsanpassung zu bereichern und zu erweitern. Die Einschätzung erfolgt mittels gesicherter Arbeitsplätze in einem normalen Arbeitsumfeld, welches so nur der freie Arbeitsmarkt bieten kann, und nicht durch Bewertungen, die nur auf der früheren Bewährung in der Arbeitswelt, der Leistung in beschützten Einrichtungen oder auf persönlichen Gesprächen und psychologischen Tests beruhen.
- In ATS geht man davon aus, daß eine Vorgeschichte beruflicher Schwierigkeiten oder Behinderungen kein Indiz für die Unfähigkeit eines Mitglieds sein muß, den geringen Anforderungen einer einfachen Tätigkeit zu genügen, die innerhalb eines unterstützenden, umfassenden Angebotes eines gemeindeintegrierten Vereinshauses stattfindet.
- ATS beseitigen oder umgehen Barrieren, die typischerweise Chancen der Arbeitsplatzsuche und -sicherung psychisch Kranker verhindern oder verringern:
  - Die Vorgeschichte psychiatrischer Klinikbehandlungen verstellt dem Mitglied nicht die Chance, sich einen einfachen Arbeitsplatz zu sichern.
  - Der Dauer früherer Klinikaufenthalte, die häufig 20 oder 30 oder mehr Jahre betragen kann, wird keinerlei Beachtung geschenkt.
  - Die Zahl psychiatrischer Klinikaufenthalte ist unbedeutend für die Möglichkeit eines Mitgliedes, eine ATS anzunehmen.

– Fehlende Berufserfahrung, eine extrem schlechte Arbeitsanpassung oder fehlende bzw. sehr schlechte Zeugnisse sind keine Hinderungsgründe für eine Arbeit auf ATS.
– Die Unfähigkeit, ein Vorstellungsgespräch zu bestehen, wird nicht als erheblich für eine Arbeit auf einer ATS angesehen.
– Eine ATS ist eine Chance, die allen Mitgliedern des Vereinshauses garantiert wird. Das behinderte Mitglied muß daher nicht ausreichend motiviert sein, sich eine eigenständige Arbeit zu suchen. Im ATS-Programm ist man der Auffassung, daß die Fähigkeit eines Mitgliedes zur produktiven Ausfüllung einer ATS nicht notwendigerweise mit dessen Motivation für eine eigenständige Arbeitsuche korreliert.

Das Vorhandensein garantierter einfacher Teilzeitarbeitsmöglichkeiten innerhalb eines rehabilitativen Milieus vermittelt den Mitgliedern, daß psychische Krankheit nicht als einzige oder ursprüngliche Erklärung für eine Behinderung im beruflichen Bereich anzusehen ist. Psychische Erkrankung ist eher eine persönliche Erfahrung, die in kennzeichnender Weise die Mitglieder von normalen Gelegenheiten abhielt, die wirkliche Arbeitswelt zu erfahren und Fähigkeiten zu entwickeln, produktiv zu arbeiten und Arbeitsanforderungen zu entsprechen.

Das Angebot von Arbeitstrainingsstellen wurde als eine rehabilitative Funktion der normalen Arbeitswelt entwickelt. Auch wenn die ATS auf die Bedürfnisse der schwerer behinderten psychisch Kranken ausgerichtet sind, waren sie von Anfang an in das Arbeitsleben integriert, statt die reale Arbeitswelt – allerdings eindeutig getrennt und abgegrenzt davon – zu simulieren, wie es bei den Beschützten Werkstätten der Fall ist.

Das Abend- und Wochenendangebot

Eine Hauptschwierigkeit des schwerer behinderten psychisch Kranken ist seine Unfähigkeit, mit anderen in der Kommune sozial zurechtzukommen. Aus der Klinik entlassene psychisch Kranke finden im allgemeinen wenig Gelegenheit zu erfolgreichem sozialem Austausch und bleiben in der Kommune einsam und isoliert. Diese Isolation ist eine der entscheidenden Variablen für die Unfähigkeit vieler entlassener Patienten, ein Leben in der Kommune aufrecht zu erhalten, und führt oft zurück in die Klinik.

Die vom Fountain House abends, an Wochenenden und an Feiertagen angebotenen Freizeitaktivitäten sollen die Bedürfnisse der Mitglieder nach Gesellschaft und sozialen Kontakten befriedigen. Die Mitglieder von Fountain House können: mit anderen zusammen sein, an künstlerischen Aktivitäten, Fotografie, Schach und anderen Spielen, Theaterspiel und Chor teilnehmen – in der Tat ein breites und abwechslungsreiches Angebot. Zusätzlich erhalten Mitglieder die Gelegenheit zur Teilnahme an Außenaktivitäten wie Bowling, Film, Ausflugstouren, Theater und Sportveranstaltungen, die von freiwilligen Helfern geleitet werden.

Wir betonen, daß alle Freizeitaktivitäten von Fountain House am Abend, an den Wochenenden und an Feiertagen angeboten werden, nicht jedoch während üblicher Arbeitszeiten, wie das bei anderen psychiatrischen Tagesangeboten oft der Fall ist. Sie werden speziell an Abenden, Wochenenden und an Feiertagen durchgeführt, weil dies die Zeiten sind, zu denen alle anderen Menschen an sozialen und Freizeitaktivitäten teilnehmen können. Fountain House betrachtet es als kontraproduktiv für die Reintegration und den Erfolg eines psychisch Kranken in der Kommune, wenn er an Freizeitaktivitäten zu normalen Arbeitzeiten teilnähme.

Das Abend- und Wochenendangebot läßt die Mitglieder langfristig Kontakt mit dem Vereinshaus halten, nachdem sie eine Vollzeitstelle gefunden haben. Dies ist von grundlegender Bedeutung für ihre Integration in die Kommune. Ein solcher Kontakt läßt Mitglieder weiterhin von den stützenden Beziehungen, die sich im Fountain House entwickelt haben, wie auch von den spezifischen Angeboten wie Ausbildungs- und Beschäftigungsprogrammen profitieren. Mitglieder sollen wissen, daß sie bei ihren Bemühungen, eine bessere Arbeit zu finden oder ihre Ausbildungsziele zu verfolgen, Unterstützung und Ermutigung finden können.

Das Abendangebot hilft Mitgliedern auch bei Schwierigkeiten, wie z. B. dem Verlust eines Arbeitsplatzes oder einem Krankheitsrückfall. Durch das Abendangebot werden Mitarbeiter und Mitglieder solcher Probleme gewahr und können dem Mitglied, das in Schwierigkeiten ist, helfen: beim Weg zur Ambulanz zwecks Änderung der Medikation oder bei der Aufnahme in eine Klinik oder der Wiederaufnahme in die Ganztagsteilnahme am Tagesangebot des Fountain House.

Es hat sich gezeigt, daß die Zwanglosigkeit und Offenheit des Abend- und Wochenendangebotes auch den Mitgliedern, die aus dem einen oder anderen Grund für eine Weile das Angebot nicht mehr wahrgenommen haben oder die zwischenzeitlich wieder in eine Klinik aufgenommen wurden, die Rückkehr in das Rehabilitationsangebot erleichtert.

Das Wohnprojekt
Viele psychisch Kranke verfügen nicht über eigene Geldmittel, wenn sie in die Kommune entlassen werden. Ihre einzige Unterstützung besteht häufig aus einem sehr kleinen Einkommen aus öffentlichen Mitteln. Dies erschwert die Beschaffung von angemessenem Wohnraum sehr. In der Vergangenheit bestand als einzige Alternative die Unterkunft in einem Pensionszimmer, eine erbärmliche und unerwünschte Alternative. In jüngster Zeit wurden entlassene Patienten in anderen Einrichtungen wie Pflegefamilien, kommunalen Wohnungen und Übergangswohnheimen untergebracht.

Bemüht, weniger institutionalisierte und normalere Wohnalternativen anzubieten, begann das Fountain House vor einigen Jahren mit der Anmietung preiswerter Wohnungen, um sie zwei oder drei Mitgliedern, die zusammen leben, zur Verfügung zu stellen. Man ging davon aus, daß das Fountain House nicht nur viel attraktivere Wohnungen besorgen und mit an den Secondhandshop geleisteten Spenden möblieren könnte, sondern daß Mitglieder, die zusammen leben, sich auch gegenseitig Unterstützung, Trost und Verständnis geben könnten. Alle Wohnungen haben Kochgelegenheiten, so daß Mitglieder ihre eigenen Mahlzeiten kochen können. Die Mitglieder zahlen einen angemessenen Anteil der Miete und der Unterhaltskosten.

Auch wenn die Mietverträge anfangs von Fountain House selber abgeschlossen werden, ist es für Mitglieder durchaus möglich, den Mietvertrag zu übernehmen, sobald sie sich stabilisiert haben und eine Anstellung in der Kommune haben. Die Wohnungen sind in der unmittelbaren Umgebung von New York City gelegen, viele von ihnen befinden sich direkt gegenüber oder in unmittelbarer Nachbarschaft des Vereinshauses.

Die Wohnungen dienen weiteren wichtigen Zwecken. Die Bewohner beherbergen oft ein neues Mitglied, das sich noch in der Klinik befindet und interessiert ist, die Wohnmöglichkeiten des Fountain House und die Aktivitäten des Vereins näher kennenzulernen. Mit Unterstützung des Personals und anderer Mitglieder können die Bewohner notwendige lebenspraktische Fähigkeiten, wie Haushaltsführung, Kochen, Wirtschaften und mit dem Zimmernachbarn auskommen erlernen oder wieder erlernen.

Im Gegensatz zu fast allen anderen Wohnprojekten für psychisch Kranke in der Kommune ist das Wohnen in einer Wohnung des Fountain House zeitlich nicht befristet; Fountain House sieht nicht vor, daß eines seiner Angebote von Mitgliedern als befristet wahrgenommen oder ihnen als befristet offeriert werden sollte. Ganz im Gegenteil ist Fountain House der Meinung, daß Mitglieder dasselbe Recht haben, Unabhängigkeit nach ihrem eigenen Tempo anzustreben, wie alle Menschen, die in einer Familie aufwachsen, und daß sie bei erfolgreichem Wachstum die gleiche Chance haben, Unabhängigkeit und Trennung von der Vereinsfamilie zu erreichen, wie der Heranwachsende von seiner Familie. Genau wie in der Familie, wo es keine befristete Mitgliedschaft gibt, existiert auch keine zeitliche Begrenzung für irgendeines der Angebote des Fountain House einschließlich des Wohnprojektes.

In einer Wohnung des Fountain House zu wohnen, geht solange mit einer kontinuierlichen aktiven Beteiligung an den Aktivitäten des Vereinshauses einher, wie eine solche Beteiligung die Anpassung des Mitgliedes fördert. Denen, die eine Wohnung benötigen, ohne gleichzeitig um Mitgliedschaft für das gesamte Programm des Fountain House zu ersuchen, bietet Fountain House keine Wohnung.

Aktiv-nachgehendes Angebot

Oftmals kommt ein Mitglied nicht mehr ins Fountain House, und es ist unklar, warum er oder sie sich so verhält. Ein anderes Mal muß ein Mitglied wieder in die Klinik aufgenommen werden. In beiden Fällen hält es Fountain House für wichtig, daß das Vereinshaus sich bemüht, ihm nachzugehen, um ihm zu vermitteln, daß es von den anderen Mitgliedern und den Mitarbeitern vermißt wird, und um zu erfahren, ob das Vereinshaus dem Mitglied in irgendeiner Weise helfen kann.

Beide – Mitarbeiter und Mitglieder – beteiligen sich an diesem wichtigen Nachgehen. Im Fountain House ist man zunehmend der Meinung, daß Mitglieder für dies aktive Nachgehen besonders geeignet sind. Es sind oft Mitglieder, die zuerst bemerken, daß jemand nicht mehr kommt; es sind oft andere Mitglieder, die erkennen, daß jemand wieder aus dem Gleichgewicht gerät und einer Beratung, einer Veränderung der Medikation oder sogar einer kurzen Wiederaufnahme in einer Klinik bedarf. Man hat auch gelernt, daß Mitglieder stolz darauf sind, daß sie den anderen Mitgliedern wirksam nachgehen können.

Das aktive Nachgehen soll den Mitgliedern wichtige Botschaften vermitteln – nicht etwa, daß sie in das Vereinshaus zurückkommen müssen, sondern daß man sich um sie sorgt, sie vermißt, wenn sie nicht kommen, und daß Fountain House versuchen wird, ihnen jedmögliche Unterstützung, die sie benötigen, zur Verfügung zu stellen.

Der Secondhandshop

Vor vielen Jahren begannen Menschen, die sich für die Angebote des Fountain House interessierten, dort anzurufen oder schriftlich anzufragen, und erklärten sich bereit, Sachen zu spenden, von denen sie glaubten, daß diese für das Fountain House von Wert seien. Zahlreiche Anfragen kamen von Menschen, die das Wohnprojekt des Fountain House kannten und die dafür Möbel spenden wollten. Als Reaktion auf diese großzügigen Angebote richtete Fountain House einen Seconhandshop ein, der verschiedenen Zielen dienen sollte. Als erstes ermöglicht das Geschäft den Verkauf von Sachspenden gleichermaßen an Bewohner der Kommune und an Mitglieder des Fountain Houses zu zumutbaren Preisen. Der Erlös aus diesen Verkäufen verwandelt Sachspenden in Geldspenden für die Angebote des Fountain House. Zweitens bietet der Betrieb des Secondhandshops für Mitglieder viele Erfahrungen im Arbeitsbereich: Lagerarbeiten, Klassifizierung, Sortieren und Auszeichnen der Waren, ansprechendes Auslegen der Waren im Laden, die Begegnung mit dem Kunden als Verkäufer wie auch als Kassierer. Die freiwillige Mitarbeit im Secondhandshop hat besonders bei älteren Mitgliedern Anklang gefunden und war gut für sie.

Im Laufe der Jahre ist der Secondhandshop sowohl im Hinblick auf die Menge als auch die Vielfalt der gespendeten und anschließend zum Verkauf angebotenen Waren gewachsen. Möbel, Kleidung, Schmuck und Geschenkartikel sind im Angebot. Der Erlös aus Barverkäufen trägt wesentlich zum gesamten Haushalt des Fountain House bei. Die Bemühungen um Sachspenden von Warenhäusern und Einzelhandel, Fabriken und Privatpersonen hat zu einer verstärkten öffentlichen Beachtung der Angebote und in einigen Fällen unmittelbar zu einer aktiven und unschätzbaren Mitarbeit einzelner im Fountain House geführt. Aus allen diesen Gründen ist der Secondhandshop zu einer bedeutsamen Komponente des Fountain House-Modells geworden.

Vereinszeitung
Vor einigen Jahren entstand das Bedürfnis nach einem Medium, um Mitglieder des Fountain House auf dort verfügbare Angebote und aktuelle Neuigkeiten über Mitglieder und Mitarbeiter aufmerksam zu machen. Eine Vereinszeitung wurde gegründet, die von Anfang an ein gemeinsames Unternehmen von Mitarbeitern und Mitgliedern war. Die Zeitung trägt dazu bei, Mitglieder näher zusammenzubringen; sie bietet eine Vielzahl von Arbeitsfeldern im vorberuflichen Tagesangebot und dient auch als wichtiges Kommunikationsinstrument, das Mitarbeiter und Mitglieder anderer Vereine über die Aktivitäten des Fountain House informiert.

Mitglieder können in den Artikeln, die sie ohne Einschränkungen publizieren können, ihre Meinung über die Angebote des Fountain House, ihre Erfahrungen im Haus und Erfolge wie Mißerfolge frei äußern. Dieses hilft den Mitgliedern, die die Artikel schreiben wie auch denen, die sie lesen, deutlich zu erleben, daß sie einen Beitrag als Beteiligte leisten und an der Verantwortung für den Verein teilhaben, den sie und die Mitarbeiter mit Leben füllen und dem sie zum Blühen verhelfen.

Der Name des Vereinshauses
Das Fountain House ist der Auffassung, daß eine der bedeutsamsten Handlungen eines Vereins die eigene Namensgebung ist. Wenn wie in vielen Fällen der Verein Bestandteil eines größeren gemeindepsychiatrischen Konsortiums, wie z. B. eines Gemeindepsychiatrischen Zentrums ist, ist es entscheidend, daß das Vereinshaus eine eigene Identität in einem eigenen Gebäude außerhalb des Zentrums erhält. So steht der Name des Vereins nicht nur für die eigene Identität, sondern auch für die Unabhängigkeit seines Angebots. Der Name kann auch das Gefühl, welches das Angebot vermitteln soll, widerspiegeln. Z. B. legt der Name »Grüne Tür« einen angenehmen Ort nahe; traditionellere Namen von Einrichtungen sind oftmals nicht so vielsagend.

Medikamente, psychiatrische Beratung und Gesundheit

Fountain House spielt eine wichtige Rolle, indem es den Mitgliedern hilft, sich an die verordnete Medikation zu halten, und sicherstellt, daß sie die erforderliche psychiatrische Betreuung erhalten. Die meisten Mitglieder sehen Medikamente als notwendig und hilfreich für ihre Integration an und tragen wesentlich dazu bei, diese Einstellung auch bei anderen Mitgliedern zu verstärken. Mitarbeiter und Mitglieder merken, wenn jemand offenbar einen Rückfall erleidet und helfen ihm oft dabei, eine Ambulanz oder eine Klinik aufzusuchen. In Notfällen ist psychiatrische Beratung im Fountain House auch auf Teilzeit-Basis verfügbar.

Mitglieder und Mitarbeiter unterstützen andere Mitglieder bei der Nutzung von Einrichtungen des öffentlichen Gesundheitsdienstes. Dies ist besonders wichtig für Mitglieder, die nicht über die finanziellen und persönlichen Ressourcen verfügen, um sich solche Hilfe von alleine zu sichern. In dieser wichtigen Hinsicht spielt das Fountain House eine entscheidende Rolle als Familie, indem es Mitglieder zu der Betreuung ermuntert, auf die sie einen Anspruch haben und die sie benötigen.

Bewertung und Verantwortlichkeit für den Verein

Fountain House hält kontinuierliche Anstrengungen zur Bewertung der Wirksamkeit seiner Angebote für zwingend notwendig. Diese Auffassung wird von anderen verantwortungsbewußten gemeinde-integrierten Tagesangeboten für chronisch kranke Patienten geteilt. Bezeichnenderweise wurde jedoch die Notwendigkeit der Bewertung durch das Bedürfnis der Mitarbeiter gerechtfertigt, die Wirksamkeit der Angebote zu kennen. Fountain House ist der Meinung, daß dieses zentrale Argument für die Bewertung auch das Recht und das Bedürfnis der Mitglieder zu wissen, zu welchen Erfolgen und Mißerfolgen im Leben der Mitglieder ein jedes Angebot des Fountain House beiträgt, einschließen muß.

In diesem Standpunkt sieht sich das Fountain House in Übereinstimmung mit der aufkommenden Auffassung in der Medizin, daß der Patient das Recht hat, seine Temperatur, seinen Puls und seine Diagnose zu kennen, und daß dieses Wissens für sich schon positiv zur Genesung beiträgt. Fountain House – in dieser Analogie wie im Familienleben – ist überzeugt, daß die Beteiligung der Mitglieder an allen Aspekten des Vereinslebens den gleichen gesundheitsfördernden Einfluß hat, d. h., sie trägt dazu bei, den Mitgliedern zu einem hohen Maß an Selbstvertrauen und Produktivität zu verhelfen.

Fountain House sieht es als natürlich und wünschenswert an, daß Mitglieder selbst wesentlich in die Verfahren zur Bewertung der Angebote einbezogen werden. Das derzeitige Hauptauswertungsprogramm (The Categories of Community Adjustment Study) von Fountain House und anderen Vereinshäusern, wird daher – mit Unterstützung und Anleitung durch die Mitarbeiter – zu einem sehr großen Anteil von Mitgliedern des Fountain House durchgeführt.

Aus unserer Sicht eignen sich Rehabilitationsangebote wie das Fountain House besonders gut für Menschen mit beträchtlichen institutionellen Vorerfahrungen, die dabei sind, die Klinik zu verlassen oder diese vor kurzem verlassen haben. Das umfassende Angebot und das beständige und sanfte Ziehen in Richtung einer Reintegration in die Kommune ist die beste Form verantwortungsbewußter Deinstitutionalisierung. Mögliche Probleme solcher Projekte liegen in ihrer Größenordnung, die zur Ausbildung von Hierarchien einlädt, und in ihrer zuweilen doktrinären Festlegung auf das Fountain House-Modell. Auch scheinen sie sich im Alltag dem genetisch-biologisch-chronisch-Krankheitsmodell von gestörtem und störendem Verhalten, das unter den heutigen biologischen Psychiatern und den Mitgliedern der »Alliance for the Mentally Ill« so in Mode ist, verdingt zu haben. Diese Ideologie läuft dem Bemühen des Projektes um eine wirkliche Integration der Klienten in die Gemeinde zuwider und beunruhigt uns etwas.

Berufliche Rehabilitation

Befristete Arbeitsplätze sind seit vielen Jahren ein Kennzeichen des Fountain House-Modells. Diese Art bezahlten in-vivo Arbeitstrainings führt eindeutig eher zur Normalisierung als traditionellere Ansätze, die sich auf beschützte Werkstätten und Arbeitsplatzvorbereitung konzentrieren. In den Vereinigten Staaten gibt es zur Zeit 148 Arbeitstrainingsstellenprojekte (ATS) mit insgesamt 850 Arbeitgebern, die über 2000 Arbeitsplätze anbieten und einen Ertrag von über neun Millionen Dollar bringen. Das Forschungsteam des Fountain House hat vor kurzem die Ergebnisse der ATS-Projekte untersucht:

- Nach Antritt einer Arbeitstrainingsstelle steigt der Anteil der unabhängig Beschäftigten stetig von 11% am Ende des ersten Jahres auf 40% nach dreieinhalb Jahren. Studien berichten ansonsten lediglich Beschäftigungsraten von 10-20% für vergleichbare Populationen.
- Diejenigen, die *vor* Aufnahme in die Studie die längste Zeit im Fountain House verbracht hatten, zeigten auch die höchsten Raten unabhängiger Beschäftigung: 66%.
- Die Dauer der Beschäftigung auf Arbeitstrainingsstellen stand in signifikanter Beziehung zur Sicherung einer nachfolgenden unabhängigen Beschäftigung.
- Die Stichprobe der Studie ist repräsentativ für die Zielpopulation – in Bezug auf Arbeitstätigkeit schwer behinderter chronischer Psychiatrie-Patienten. Zusätzlich konnten zwischen denen mit und ohne unabhängiger Beschäftigung keine signifikanten Differenzen bezüglich deskriptiver Ausgangsmerkmale gefunden werden.
- Wiederaufnahmen in psychiatrische Kliniken nach Beginn des Arbeitstrainings waren selten (2 bis 4%) und von kurzer Dauer (eine durchschnittliche Aufenthaltsdauer von nur 26 Tagen). Beide Ergebnisse bedeuten eine erhebliche Veränderung der Verhaltensmuster der Stichprobe im Vergleich zur Vorgeschichte (Fountain House 1985).

Seit kurzem richtet man sich im Bereich der Rehabilitation vermehrt auf »Unterstützte Beschäftigung« aus. Diese Bewegung entstand in den frühen 80er Jahren unter Fürsprechern und Anbietern für geistig Behinderte. Der amerikanische Kongreß verabschiedete nach intensiver Einflußnahme vieler Interessenverbände Mitte der 80er Jahre zahlreiche Ergänzungen zum »Rehabilitationsgesetz« von 1973, das Angebote unterstützter Beschäftigung für Personen mit schweren psychischen Gesundheitsproblemen vorschrieb. Unterstützte Beschäftigung ist deswegen von Interesse, weil sie sich trotz Überschneidungen von befristeter Beschäftigung in verschiedenen, eher normalisierenden Aspekten unterscheidet (ANTHONY und BLANCH 1987):

- Die Auszubildenden werden an der Suche nach den eigenen Arbeitsplätzen, die ihren Interessen, Fähigkeiten, Karrierevorstellungen, Neigungen und Abneigungen entsprechen, beteiligt. *Daher sind auch andere als Niedriglohn-Arbeitsplätze möglich.*
- Die Stellen werden über den üblichen Bewerbungsweg gesucht (Arbeitstrainingsstellen werden im allgemeinen den Projekten angeboten). Der Unterschied zwischen Arbeitskomplexität und Arbeits*streß* wird in diesem Prozeß berücksichtigt.
- Stigmatisierung wird als Realität anerkannt, und Versuche unternommen, sie zu umgehen. Das heißt z. B., die Unterstützung des Arbeitnehmers erfolgt möglicherweise nicht am Ort der Arbeit, und der Arbeitgeber weiß vielleicht nicht, daß sein Angestellter eine Psychiatrie-Vergangenheit hat. Unterstützung und ein streßarmes Milieu außerhalb der Arbeitszeit wird als entscheidend angesehen.
- Die Arbeitsplätze sind unbefristet und bieten hoffentlich berufliche Aufstiegsmöglichkeiten.

Für Leser, die mehr Information wünschen: die gesamte Oktoberausgabe der *»Psychosocial Rehabilitation«* von 1987 ist dem unterstützten Arbeiten gewidmet.

Eine kurze Bemerkung zu einigen anderen arbeitsorientierten Rehabilitationsangeboten in der Kommune ist gerechtfertigt:
Das »Fairweather Lodge«-Projekt (FAIRWEATHER u. a. 1969) ist ein Modell, das Wohnen und Arbeit verbindet. Es ist ein Angebot, das in den Vereinigten Staaten vielfach nachgeahmt worden ist. Wie immer gibt es lokale Unterschiede, aber der grundlegende Ansatz besteht in der Gründung einer Lebensgemeinschaft von

Psychiatrie-Klienten, die ihre Dienstleistungen auch auf dem freien Markt anbieten (Instandhaltung, Gartenarbeit etc.).

In Italien ist die Kooperative eine häufige Form des von Klienten betriebenen Gewerbes. Prototypische Tätigkeiten einer Kooperative sind Putzen, Gartenarbeit und Arbeit in Restaurants, die sowohl Psychiatrie-Klienten als auch die Allgemeinheit beköstigen. Wohnen ist im allgemeinen nicht Teil der Vereinbarung.

Das Zentrum für psychiatrische Rehabilitation in Boston unter Leitung von William ANTHONY (Ph.D.) hat vor kurzem ein neues arbeitsbezogenes Ausbildungsprojekt entwickelt, das innovativ und vielversprechend ist. Der Prospekt beschreibt es wie folgt:

WAS IST UNTER EINEM PROJEKT ZUR ENTWICKLUNG EINER BERUFLICHEN PERSPEKTIVE ZU VERSTEHEN?
Ein Projekt zur Entwicklung einer beruflichen Perspektive ist ein innovatives Rehabilitationsangebot, das junge Erwachsene mit seelischen Behinderungen lehrt, wie man eine berufliche Karriereplanung entwickelt und umsetzt. Die Schüler nehmen am Unterricht auf einem Universitätsgelände teil, um neue Fähigkeiten zu erwerben, die sie in die Lage versetzen, sich für einen Beruf oder für eine zusätzliche Ausbildung oder eine Schulung, die zu einem Beruf führten, zu entscheiden. Mit Unterstützung der Mitarbeiter und durch andere Mittel wird den Auszubildenden geholfen, die notwendigen Schritte zu tun, um ihre Patientenrolle zu der eines Schülers oder Arbeitnehmers zu verändern.
Die Schüler lernen, wie sie ein Profil ihrer selbst als Arbeitnehmer entwickeln können und dann diese Profile mit den Berufen abzustimmen. Sie entwickeln kurzfristige und langfristige Ziele, um dann mit dem Prozeß der Aneignung der Berufe ihrer Wahl zu beginnen.

Wir haben oben die beschützten Werkstätten aus verschiedenen Gründen nur nebenbei erwähnt:

- Diese traditionellen Arbeitsangebote sind wohlbekannt und werden bereits umfassend genutzt (BENNETT und WING 1963; BLACK 1970; WADSWORTH, WELLS und SCOTT 1962; WANSBROUGH und MILES 1968).
- Sie haben meist keinen Übergangscharakter (in der Praxis, wenn nicht auch in der Theorie). Sie schaffen daher mehr Abhängigkeiten und halten diese aufrecht, als uns lieb ist.
- Sie verletzen unser Prinzip der Normalisierung. Wir möchten ihre Inanspruchnahme auf ein Minimum beschränken.

Das Problem des Anreizes

Trotz umfassender Erfahrungen mit Arbeitsprojekten bleibt der Bereich des Leistungsanreizes ein großes Problem. Zur Zeit verdienen die meisten Klienten, die erfolgreich eine einfache Arbeitsstelle erlangen, nicht genügend, damit es sich für sie lohnt, von der Sozialhilfe wegzukommen. Mit der Psychiatrie verbundene befristete Arbeitsplatzangebote bilden die Klienten (wenn sie erfolgreich sind) im Grunde dazu aus, Teil der arbeitenden Armen zu werden. Ob dies auch für Projekte des unterstützten Arbeitens zutrifft, muß abgewartet werden. Dieser Gedanke beginnt erst jetzt, sich richtig durchzusetzen. In vieler Hinsicht sind die arbeitenden Armen die am meisten benachteiligte Gruppe der amerikanischen Gesellschaft; sie können sich normalerweise keine anständige Wohnung leisten, sind nicht krankenversichert und haben Arbeitsplätze ohne Aufstiegsmöglichkeiten. Die Hauptbelohnung für erfolgreiche Patienten ist die Befriedigung, die aus der Bewältigung derArbeitsaufgabe entsteht – jedoch um den Preis erheblicher Sicherheit, wenn sie ihre Sozialhilfeleistungen aufgeben.

Unterstützte Arbeit und befristete Arbeitsplätze sind eindeutig vorzuziehen gegenüber beschützten Werkstätten, »Beschäftigung« in Tagesangeboten, Langzeit-Beschäftigungen zur Unterstützung von Vereinen oder freiwilliger Arbeit ohne Aussicht, irgendwann entlohnt zu werden. Allerdings haben sie immer noch nicht das oben beschriebene Rätsel des Leistungsanreizes gelöst. Notwendig erscheinen jetzt eine Vielzahl von experimentellen Projekten, die Klienten in die Lage versetzen aus dem Kreislauf von Sozialhilfe-Armut-Abhängigkeit mit wirklich entlohnter Arbeit herauszukommen. Leider müssen solche Projekte innerhalb des heutigen Wohlfahrtssystems der Vereinigten Staaten arbeiten. Es sind dies Rahmenbedingungen, die es Klienten so erschweren, aus der Reihe der Armen und Abhängigen herauszutreten. Wir würden gerne eine Lösung für dieses schwerwiegende Problem anbieten, aber wir haben keine. Wir hoffen daß durch Erkennen und Anerkennen des Problems ein Problemlösungsprozeß eingeleitet wird.

10 Mehr Macht den Menschen: Die Mitarbeiter

Qualität von Mitarbeitern, eine vernünftige Verwaltung vorausgesetzt, ist vermutlich der bedeutsamste Einzelfaktor, um eine gute Einrichtung zu schaffen. Die Mitarbeiter-Charakteristika, die wir vorstellen, sind speziell für Ärzte entwickelt worden, die in der Gemeindepsychiatrie arbeiten. Ein vergleichbares Auswahlverfahren kann für Teams von gemeindepsychiatrischen Einrichtungen der Erwachsenen-, der Kinder- und Jugendlichen-Psychiatrie, der Beratung und Behandlung Abhängigkeitskranker und jeweils angeschlossene Wohnprojekte angewandt werden.

Uns scheint es unklug, dem heute üblichen Trend folgend, hochspezialisierte Berater und Behandler mit geringer Reichweite und geringer Beweglichkeit in der Aufgabenstellung auszubilden. Ein Beispiel: Menschen, die speziell für die Behandlung Alkoholkranker ausgebildet sind, aber kaum Umgang mit anderen Klienten haben, können sehr unsicher und beklommen werden, wenn sie psychotisch Kranke betreuen müssen. Mitarbeiter, die hauptsächlich gelernt haben mit »Veteranen« des psychiatrischen Systems umzugehen, werden sich einigermaßen wacklig fühlen, wenn der Veteran ein gleichzeitiges Mißbrauchsproblem hat. Noch ist zumindest in den städtischen Gebieten der USA bei den Langzeit-Klienten der Mittel-Mißbrauch weit verbreitet – zumindest während der ersten Tage eines jeden Monats, nachdem die Sozialhilfe ausgezahlt ist.

Die sogenannten »Doppel-Diagnostizierten« (psychische Erkrankung und Mittel-Mißbrauch) kommen in beiden Behandlungssystemen zu kurz. Dafür mangelt es in den Kliniken wohl in erster Linie an der Breite der Ausbildung und an Erfahrung. Es sollte nur *ein System* geben, in dem umfassend ausgebildet und erfahrene klinische Generalisten arbeiten. Dies könnte die Zahl der Klienten, die nicht »passen« oder die sich nicht »eignen« auf ein Minimum reduzieren und würde eine wesentliche Verbesserung gegenüber der derzeitigen Situation in den meisten Einrichtungen bedeuten. In unserem problem- und bedürfnisorientierten Ansatz sollten dieselben Ärzte mit Mittelmißbrauch, Depressionen und Psychosen umgehen können, zumal sie häufig oder fortgesetzt bei denselben Klienten vorkommen.

Nach unseren Erfahrungen gibt es keine zwingenden Verknüpfungen zwischen wünschenswerten Einstellungen und Werthaltungen und spezifischen, für die Psychiatrie erforderlichen akademischen Graden. Einige der Eigenschaften guter Mitarbeiter, wie z. B. Aufgeschlossenheit, Flexibilität und Toleranz, korrelieren gelegentlich sogar negativ mit der Art der formalen Ausbildung, die jemand erhält. Dies trifft besonders für Personen zu, die in Institutionen mit nur einer einzigen theoretischen Ausrichtung ausgebildet werden. Wir empfehlen ein Ausleseverfahren für die Einstellung von Mitarbeitern, das sich mehr an Fähigkeiten als an akademischen Graden orientiert.

Ein unglücklicher Ausschnitt der Wirklichkeit ist die Ausrichtung der Bezahlung an der Ausbildung (d. h. an der Art des akademischen Grades) und somit an der Erfahrung, die sich daraus ergibt. Zeit, die ausgefüllt wird mit der Pflege eines kranken Verwandten oder Freundes, mit freiwilliger Arbeit in der Gemeinde, durch den Zuwachs persönlicher Kraft, indem man sich nachdenkliche Selbstdisziplin auferlegt (z. B. Kampfsportarten oder Psychotherapie), wird üblicherweise auch nicht mit einem höheren Gehalt entlohnt. Um eine große Anzahl von Bewerbern zu sammeln, in der angemessen ausgebildete und erfahrene Menschen enthalten sind, empfehlen wir, ein weites Bewerbungsnetz zu spannen, das den Ausbildungs- und Erfahrungshintergrund als Kriterien enthält. Dann kann die Auswahl aus einer Gruppe von Bewerbern stattfinden, die *formal* zwar einen gleichen Abschluß haben, wo aber ausschlaggebend die *informelle* Erfahrung und die Persönlichkeitscharakteristika sind, wie sie erfahrene Mitarbeiter haben. Ein entsprechend großes Anzeigennetz trägt auch dazu bei, daß eine den lokalen Gesichtspunkten angemessene Mischung der sozioökonomischen Herkunft, der Rasse, der ethnischen Zugehörigkeit und Religion in der Menge der Bewerber enthalten ist.

Wir empfehlen, daß so viele Mitglieder des künftigen Teams wie möglich die Bewerber befragen. Zusätzlich sollten der für das

Team zuständige Personalleiter, der klinische Vorgesetzte und der klinische Direktor der Einrichtung alle in Frage kommenden Kandidaten sehen. Falls irgend möglich sollte auch ein Repräsentant der Nutzergruppe, die in der Einrichtung betreut wird, an dem Entscheidungsprozeß beteiligt sein. Die endgültige Entscheidung sollte von den unmittelbaren Teammitgliedern und dem klinischen Vorgesetzten einvernehmlich getroffen werden. Vertreten der klinische Direktor oder der Sprecher der Nutzer eine starke Gegenmeinung und ist eine Einigung in mehreren Gesprächen nicht erzielt, dann sollte die Stimme des Teams ausschlaggebend sein. Hier ist festzuhalten, daß dieses Vorgehen die Regeln horizontaler Autorität und Verantwortung ebenso berücksichtigt wie die Macht der Mitarbeiter (Rose 1985) und den von der Einrichtung unabhängigen Einfluß, den wir schon beschrieben haben.

Die Mitarbeiter des gemeindepsychiatrischen Zentrums sollten auch auf der angeschlossenen 10-Betten-Station in dem Allgemeinkrankenhaus arbeiten. Das dient der stärkeren Kontinuität von Personen und Behandlungen zwischen ambulanten und stationären Diensten. Dennoch wird es wichtig sein, zusätzliche Mitarbeiter, vor allem Krankenpflegepersonen, zur Verfügung zu stellen, um den Personalanforderungen stationärer Einrichtungen gerecht zu werden. Deren Aufgabe sind die Kontinuität des Milieus und die Freistellung der anderen, damit auch sie ambulanten Verpflichtungen nachkommen können. Wohnalternativen zur Hospitalisierung, sowie Wohnprojekte müssen ihre eigenen Mitarbeiter haben, wobei die Koordination (im Sinne von case management) bei dem Team des gemeindepsychiatrischen Zentrums liegt. Die Mitarbeiter gemeindepsychiatrischer Zentren, deren Stammarbeitsplatz die zentrale Einrichtung ist, müssen die Flexibelsten sein und am meisten in Zusammenhängen denken. Ihre Aufgabenbeschreibung enthält Tätigkeiten in den Bereichen Krisendiagnostik und Krisenintervention stationär und ambulant, case management, Lang- und Kurzzeitpsychotherapie sowohl im Büro als an anderen Orten. Sie sichern das unveräußerliche Element der Kontinuität von Personen für die Klientel. Zusätzlich sollten einige der Teammitarbeiter eines gemeindepsychiatrischen Zentrums ausreichend Erfahrung mit Einzel-, Gruppen- und Familientherapie haben, um die therapeutischen Aktivitäten der weniger Erfahrenen supervidieren zu können. Diese »Wiederbelebungs«-Gruppe der Mitarbeiter braucht viel Unterstützung und

Ermutigung durch Kontakt mit Kollegen, Fallsupervisionen, Seminare, problem-orientierte Gruppen, berufsbegleitende Fortbildungsgruppen u. ä.

Obwohl die meisten klinischen Supervisoren akademische Grade und ausgedehnte Erfahrung haben, spricht eigentlich nichts dafür, daß Personen ohne akademischen Abschluß von diesen Positionen ausgeschlossen sein sollten. Unglücklicherweise sind gemeindepsychiatrische Einrichtungen meist in kommunale oder staatliche Personalverwaltungen eingebunden, von denen Menschen allein mit Erfahrung und Fähigkeit nicht zugelassen werden, obwohl sie für Supervisionsaufgaben gut geeignet sind. Für hochmotivierte, erfahrene und kompetente Nichtprofessionelle kann eine fehlende Aufstiegsleiter sehr entmutigend sein. Falls solche Aufstiegsleitern überhaupt nicht gefunden werden, empfehlen wir praxisorientierte Ausbildungsgänge im gemeindepsychiatrischen Zentrum, die zu einem fortgeschrittenen Abschluß führen.

Auswahl

Erfahrungen in den Soteria- und Crossing-Place-Einrichtungen (Hirschfeld, Matthews, Mosher und Menn 1977) Literatur über die Charakteristika wirksamer Psychotherapeuten (Mosher, Reifman und Menn 1977, Rogers, 1957; Vandenbos und Karon 1971; Newton 1973; Schaffer 1982, 198 a, 198 b; Strupp, Hadley und Gomes-Schwartz 1977) und Beratertätigkeit in einem großen Fächer gemeindepsychiatrischer Einrichtungen versetzen uns in die Lage, Persönlichkeitseigenschaften und Lebenserfahrungen von möglichen Mitarbeitern herauszufiltern, deren Kenntnis Arbeitgebern eine scharfsichtige Auswahl erleichtern. Diese Eigenschaften und Lebenserfahrungen sind in den Tabellen eins, zwei und drei aufgeführt. Diese Hinweise können und sollen bei den Auswahlverfahren aller gemeindepsychiatrisch tätigen Mitarbeiter, auch der freiwilligen, angewandt werden. Doch sind sie Wegweiser, keine Rezepte! Sie müssen lokalen Auswahlverfahren und Arbeitsbedingungen angepaßt werden.

Die Selbstauswahl, die auf vollständiger und akkurater Beschreibung der Arbeit beruht, ist wahrscheinlich der bedeutsamste Einzelfaktor, wenn es um Mitarbeiterauslese für eine bestimmte

Einrichtung geht. Wir haben festgestellt, daß die guten Mitarbeiter die erforderlichen Wertmaßstäbe und Einstellungen meist mitbringen. Die Einrichtung ist nur der Ort, wo sie diese zur Geltung bringen.

Tabelle 10.1: Mitarbeiterauswahl in der Gemeindepsychiatrie – Wünschenswerte Persönlichkeitscharakteristika

1. Ausgebildetes Selbstgefühl, sicherer Umgang mit Ungewißheit
2. Aufgeschlossen, annehmend, nicht wertend
3. Geduldig und unaufdringlich
4. Praktisch veranlagt, lösungsorientiert
5. Beweglich, flexibel
6. Einfühlend, empathisch
7. Optimistisch und stützend
8. Freundliche Entschlossenheit
9. Heiter, humorvoll
10. Bescheiden
11. In Zusammenhängen denkend

Tabelle 10.2: Mitarbeiter-Auswahl: Bedeutsame Erfahrungen

1. Hatte mit wirklichen Lebensproblemen zu tun
2. Lebte mit Verrückten
3. Kampfsport (z. B. Judo)
4. Beteiligung m Gemeindeleben
5. Ausgebildet, Reaktionen wahrzunehmen und zu verstehen (dazu gehören Psychotherapie und Supervision)
6. Abhängigkeitserfahrung, Ex-User

Tabelle 10.3: Charakteristika, die gegen die Auswahl sprechen

1. Heil- und Rettungsphantasien
2. Beständige Verzerrung von Information
3. Pessimistische Haltung
4. Beutet Klienten für eigene Bedürfnisse aus
5. Überkontrollierend, bedürftig, etwas für andere zu tun
6. Mißtrauisch und gibt anderen die Schuld

Abschluß und Erfahrung sollten nicht die einzigen Auswahlkriterien für gemeindepsychiatrische Einrichtungen sein, weil die Auswahl nicht auf die Bewerber beschränkt sein sollte, die eine streng organisierte, übererklärend theoretische Methode der Entstehung und Behandlung von störendem und gestörtem Verhalten gelernt haben. Der Umgang mit einer verrückten Person aus einer phänomenologischen Haltung heraus (d. h. aufgeschlossen, akzeptierend, ohne vorgefaßte Meinung) ist leichter, wenn vorher Gelerntes nicht wieder verlernt werden muß. Es ist auch leichter, eine familien- oder netzwerkorientierte Haltung einzunehmen und sich praktisch nach ihr zu richten, wenn nicht vorher schon eine Defekttheorie gelernt wurde.

Künftige Mitarbeiter sollten daher nach ihren Gedanken über Natur und Behandlung von Verrückten gefragt werden. Offene, vorsichtige, nicht auf exklusiven Theorien fußende Meinungen stellen nach unserer Erfahrung keine Schwierigkeit dar. Im Gegensatz dazu mag doktrinäres Festhalten an *einer* Theorie – egal wie der Inhalt ist – leicht zu Schwierigkeiten in der Zusammenarbeit führen. Forschungsergebnisse über schadende Psychotherapeuten stützen unsere aus der Praxis gewonnenen Ansichten (GRUNDEBAUM 1986).

Die Charakteristika, die einen wahrscheinlich erfolgreichen Mitarbeiter beschreiben, sind in Tabelle 10.1 aufgelistet. Es ist sicher leichter, diese Eigenschaften zu benennen, als einen Leitfaden für Einstellungsgespräche zu entwickeln. Die Aufmerksamkeit für die Sprache und das Verhalten eines Bewerbers im Bewerbungsgespräch kann eine gute Einschätzung seines Selbstvertrauens ergeben (Punkt 1). Bittet man einen Bewerber um seine Meinung zu dem hypothetischen Fall einer Person mit strengem Glauben in einer ungewöhnlichen Religion, oder einem unorthodoxen Lebensstil, so erhält man häufig Informationen über seine Aufgeschlossenheit und über seine Fähigkeit, jemanden anzunehmen (Punkt 2). Geduld (Punkt 3) kann durch den Einblick in die persönliche Lebensgeschichte von Bewerbern eingeschätzt werden. Konnten sie berufliche oder familiäre Verpflichtungen tragen und die eigene Bedürfnisbefriedigung zugunsten der anderen zurückstellen? Diese Information kann man auch auf die Frage nach dem Einfühlungsvermögen (Punkt 6) beziehen, denn anderer Leute Bedürfnisbefriedigung bedarf der einfühlenden Identifizierung.

Punkt 4 – praxisnahe, bodenständige Lösungsorientierung

kann am leichtesten geklärt werden durch die Frage: Wie sehen Sie Ihre Beziehung zu den Klienten? Was könnte Ihre allgemeine Einstellung den Klienten gegenüber sein? Wir hören gerne einige Einfälle zu einem praktischen Problemlösungsversuch. Antworten wie »tja, diese Menschen haben wirklich Probleme, – vielleicht kann ich ihnen bei der Bewältigung helfen« oder »das Leben hat diesen Menschen ziemlich übel mitgespielt, – vielleicht kann ich dabei helfen, daß sie ihre Karten besser spielen« gelten als positive Auswahlkriterien. Auf die Abwahl von Bewerbern weisen Antworten, die auf eine psychotherapeutische Beziehungsgestaltung mit Klienten zielen, wie z. B. »Ich würde ihnen gern dabei helfen, sich darin zu verstehen, wie sie geworden sind, was sie sind«.

Einen Einblick in die Fähigkeit, in Zusammenhängen zu denken, erlaubt die Darstellung einer aus dem Zusammenhang gerissenen Fallgeschichte und die Bitte an die Kandidaten, eine Vorgehensweise oder eine Bewältigung des Problems zu erarbeiten. Dies geschieht, indem die Art und der Inhalt der zusätzlich erfragten Information eingeschätzt werden. Flexibilität (Punkt 5) kann dann vorausgesetzt werden, wenn es dem Kandidaten gelingt, eine weitere Problembewältigung zu erarbeiten, nachdem sein Gesprächspartner die zuerst erarbeitete willkürlich als unmöglich gekennzeichnet hat. Entschlossenheit (Punkt 8) erweist sich in der Behandlung eines Problems aus der Kindererziehung oder historischen Materials. Heiterkeit und der Sinn für Humor (Punkt 9) können beobachtet werden, wenn im Lauf des Gesprächs, nachdem die Beziehung gefestigt ist, immer mal wieder Witze eingeflochten werden.

Angeber (Punkt 10) werden ziemlich alles tun, um ihren potentiellen Arbeitgeber zu beeindrucken. Nach sehr viel Erfahrung mit charismatischen Therapeuten und dem Unheil, das sie anrichten können, sind wir zu der Ansicht gekommen, daß Humor und Bescheidenheit zwei unverzichtbare Charakteristika sind. Gute Mitarbeiter nehmen sich selbst selten zu ernst.

Die sechs relevanten Erfahrungsgrößen (Tabelle 10.2) sind erheblich leichter zu erfassen als die, die mit der Persönlichkeit zu tun haben. Man muß die Kandidaten nur nach ihrem Leben fragen und die Erlebnisbereiche im Kopf haben. Im Umgang mit Lebensproblemen gibt der durchschnittliche Amerikaner der Mittelklasse, wohnhaft im Vorort, gekennzeichnet durch intaktes Aufwachsen ohne Familienprobleme, üblicherweise keinen guten Mitarbeiter für gemeindepsychiatrische Einrichtungen ab.

In unserer ursprünglichen Gruppe der Soteria-Mitarbeiter fanden wir überraschenderweise eine Anzahl solcher, die unbeschädigte Kinder in »vulnerablen«, problembeladenen Familien waren. Sie waren oft die, die die Obhut übernahmen, und die gleichzeitig von den Erziehungsberechtigten (vor allem von dem problematischen Elternteil) neutral beurteilt wurden. Als Beispiel sei ein Mitarbeiter genannt, der in seiner vaterlosen Familie im Alter von neun Jahren Haushaltsvorstand war, während seine Mutter 18 Monate lang unfähig war, da sie an einer unerkannten und unbehandelten Psychose litt. Sein älterer Bruder, der Mutter näherstehend und durch deren Krankheit beeinträchtigt, wuchs mit erheblichen psychischen Schwierigkeiten auf, während unser Mitarbeiter sich zu einem außerordentlich fähigen Menschen entwickelte, der keine ernsthaften Schwierigkeiten hatte.

Jetzt halten wir Ausschau nach dieser Art, die Härten des Lebens zu überstehen, wenn wir mit Bewerbern sprechen. Wir vertrauen unserer Auswahl mehr, wenn wir so etwas im Lebenshintergrund entdecken können, obwohl uns klar ist, daß es das nicht immer gibt. Die durch einen psychologischen Test erfaßte Ich-Stärke bei den Soteria-Mitarbietern (Hirschfeld u. a. 1977) ist ebenfalls zu dem erfolgreichen Umgang mit schwierigen Lebensereignissen in Beziehung zu setzen. Diese Erfahrungen haben wohl auch ihren Anteil an Ansprechbarkeit, Beweglichkeit und Toleranz wie sie in der Gemeindepsychiatrie erforderlich sind. Wir haben erlebt, daß Mitarbeiter ohne solche Erfahrung es außerordentlich schwer hatten, längere Kontakte mit erstdiagnostizierten psychotischen Klienten, die ohne medikamentöse Behandlung blieben, aufzunehmen. Im »Crossing Place«, der Einrichtung für die Veteranen unter der Klientel, ist es leichter »am Ball zu bleiben« als in der Soteria, da das Ausmaß offensichtlicher Verrücktheit dort vor allem aufgrund des langen Medikamentengebrauchs sehr gering ist.

Die hier herausgearbeiteten Eigenschaften und Erfahrungen, sollten in dem Bewerbungsverfahren mit einem Körnchen Salz versehen werden. Sie sind hilfreich aber keineswegs exakt. Keinesfalls darf der Rahmen des Bewerbungsverfahrens vergessen werden. Eine Bewerbungssituation kann die schlechtesten Seiten mancher Menschen zum Vorschein bringen. Menschen, die ein klares und gutes Verständnis von der Arbeit haben, die sie aus wirklichem Interesse tun möchten, die in ihrem Leben schon Schwierigkeiten überwunden haben und die wir mögen, können unserer Ansicht nach wahrscheinlich gute Mitarbeiter werden. Die Erwartung, sie sollten und könnten in dem kurzen Einstellungsgespräch alle von uns gewünschten Persönlichkeitseigenschaften zeigen, ist wahrscheinlich unrealistisch. Diese kann man besser im Leben sehen, bei der Arbeit, mit der Zeit. In unseren heiteren Momenten können wir zugeben, daß Heilige, also solche, die alle diese wunderbaren Eigenschaften haben, sich nur dann verwirklichen, wenn sie tatsächlich Wunder vollbringen.

Ablehnung

Achtet man auf die Charakteristika, die in Tabelle 10.3 aufgeführt werden, will man also einen Negativkatalog, so ist folgendes zu beachten: Die Heils- und Retterphantasie (Punkt 1) kann aufgespürt werden durch die Frage nach den Gründen für die Arbeitswahl. Ritter, die bereit sind, ihre Lanze zu ergreifen und ihre Pferde zu besteigen, werden Geschichten erzählen, aus denen hervorgeht, wieviel ihnen daran liegt, zu einem besseren Leben der Klienten beizutragen. Wie auch immer, wir sind nach wie vor beeindruckt, wieviele Bewerber sich durch echten Altruismus auszeichnen – ein wirkliches Interesse, anderen zu helfen, aber ohne Heils- und Rettungsphantasien.

Informationsverzerrung (Punkt 2) kann erkannt werden, wenn der Bewerber dem Gesprächspartner das Verständnis der Arbeitsplatzbeschreibung verdeutlichen muß. Die letzten drei Merkmale können erfaßt werden, wenn Bewerber ihre größten Erfolge und ihre schlimmsten Niederlagen im Umgang mit Nutzern beschreiben. Die »Ja-aber«-Person ist leicht als Pessimist zu identifizieren (Punkt 3). Überbesorgnis äußert sich als »was aber, wenn« und weist auf einen rigiden, angstvollen moralisierenden Menschen, der kaum ein guter Mitarbeiter sein kann.

Die Aufrechterhaltung der Arbeitsbereitschaft

Burnout – das Symptom des Ausgebranntseins – ist eine Funktionsstörung der Seele und tritt offensichtlich sehr oft dort auf, wo

Menschen an Arbeitsplätzen mit sehr vielen sozialen Interaktionen unter Bedingungen chronischer Belastung und Anspannung arbeiten (MASLACH und JACKSON 1979). In der Literatur finden sich viele Beispiele auch aus der Nachbarschaft der Psychiatrie: in der Rehabilitation Tätige (EMENER 1979), Berater (WATKINS 1981), in der Psychiatrie Tätige (PINES und MASLACH 1978), Sozialarbeiter (BORLAND 1981), spezielle in der Gemeinde therapeutisch Tätige (FREUDENBERGER 1980, 1986) und Ärzte (BATTLE 1981). Offensichtlich sind die Bedingungen des Ausgebranntseins als Krankheiten in die gemeindepsychiatrischen Institutionen und Systeme eingebettet.

Nach unserer Erfahrung ist das Ausgebranntsein begleitet von mehreren depressionsähnlichen Symptomen: geringer Antrieb, Desinteresse, Reizbarkeit, Mißstimmung und körperliche Erkrankungen. Auch die Sicht auf die Patienten ist durch das Ausgebranntsein beeinflußt. Mitarbeiter sprechen über Klienten dann eher im Lichte von Hoffnungslosigkeit, Chronizität, der Unfähigkeit zur Zusammenarbeit usw. (siehe Tabelle 10.4). Ihre Symptome des Ausgebranntseins laufen, etwas weniger ausgeprägt, zu denen der Patienten parallel. Geringer Antrieb, Motivationsverlust, niedrige Selbstwertschätzung und ein Ausmaß an Hoffnungslosigkeit, das in eine große Entmutigung mündet, sind typische und unumgängliche Voraussetzungen, um Patient im öffentlichen Gesundheitswesen zu werden. Das Ausgebranntsein stammt, der herkömmlichen Sicht nach, zu einem überwiegenden Teil aus der Arbeit mit dieser schwierigen Gruppe von Menschen, aus dem Gefühl der Macht- und Hilflosigkeit und aus der alltäglichen Frustration. Dies sind sicher wichtige Faktoren, jedoch halten wir eine vollständigere Erklärung für erforderlich. Ausgebranntsein ist ein Produkt der Einrichtung, der Persönlichkeit der Mitarbeiter und der Klienten. Die bisherige Erklärung sieht den Ursprung hauptsächlich im Klienten. Wir gehen davon aus, daß das Ausgebranntsein in der von einer Einrichtung geschaffenen Entscheidungs- und Beziehungsstruktur wurzelt. Die entscheidende Frage ist, ob die Mitarbeiter sich ermächtigt sehen und verantwortlich fühlen für schnelle augenblicksrelevante Entscheidungen oder nicht (Tabelle 10.5). In welchem Maß diese Ermächtigung erfahren wird (und Ausgebranntsein verhindert) ist abhängig von der Größe der Institution, der Anzahl der Stufen in der organisatorischen Leiter und der Organisation der Arbeitsgruppe. Diese Variablen sind es, die Ausgebranntsein abbauen oder aufbauen, und zwar auf allen Einkommensstufen. Angemessene Bezahlung mag das Ausgebranntsein etwas mildern, wird es jedoch keinesfalls auflösen.

Tabelle 10.4: Ausgebranntsein der Mitarbeiter: Beschreibung

1. Kein Antrieb
2. Kein Interesse am Klienten
3. Klienten werden als hoffnungslos, chronisch, unmotiviert, nicht behandelbar, nicht zusammenarbeitend, agierend usw. gesehen
4. Hohe Fehlzeiten
5. Hohe Kündigungsrate, starke Fluktuation

Unterm Strich: Entmutigung

Tabelle 10.5: Ausgebranntsein der Mitarbeiter: Gründe

1. Die Einrichtung ist zu hierarchisch, keine Macht bei den Mitarbeitern
2. Zuviele von außen auferlegte Regeln, keine Autorität und Verantwortlichkeit vor Ort
3. Arbeitsgruppe zu groß und unzusammenhängend – es gibt kein »Team-Gefühl«
4. Zuviele Klienten, nicht in der Lage zu »verstehen«, Gefühl der Überflutung
5. Zuwenig Anregung – zuviel Routine

Unterm Strich: Entmutigung

Ein Beispiel: Bei der stationären Behandlung sind das große Krankenhaus und die kleinen kommunalen Einrichtungen zwei Enden des Hierarchie/Größe-Kontinuums. Zwanzig- bis Dreißig-Betten-Stationen in Allgemeinkrankenhäusern fallen ungefähr in die Mitte des Kontinuums. In der Hierarchie der Großkliniken hat das Personal mit dem niedrigsten Rang (Hilfen, Arbeiter) den unmittelbarsten Kontakt mit den Patienten und gleichzeitig am wenigsten Macht. Klinische Entscheidungen müssen von einer Reihe von mächtigen Personen getroffen werden: dem Pflegepersonal, der Stationsleitung, dem Abteilungsleiter, dem Verwaltungsleiter und (gelegentlich) der Krankenhausaufsicht. Hierarchien wie diese erzeugen die Lähmung auf der untersten Ebene der Mitarbeiter. Sie haben Angst, schnelle Entscheidungen zu treffen, da sie Fehler machen könnten, und sie übernehmen keine Verantwortung, weil man ihnen in der Folge die Fehler auch noch anlastet. Sie wollen von ganz oben eine Regel, die ihnen sagt, was sie tun sollen. Diese von außen auferlegten Behinderungen ihrer Entscheidungsfähigkeit in klinischen Situationen entsprechen ziemlich genau denen, die ihre Klienten im psychiatrischen System erfahren. Das Ergebnis ist ein ganz ähnlicher psychischer Zustand: gelernte Hilflosigkeit, Abhängigkeit, Entmutigung, ein Mangel an Motivation zur Beteiligung an Planungs- und Behandlungsprozessen.

Für verantwortliche Generalisten gemeindepsychiatrischer Zentren, die in das Zusammenspiel vieler Mit-Tätiger eingebettet sind, wird die Arbeitsorganisation darüber entscheiden, ob ausgebrannte Mitarbeiter häufig oder selten vorkommen. Gemeindepsychiatrische Zentren, in denen die Mitarbeiter, vernünftig bezahlt, in kleinen kollegialen Teams überschaubare Arbeit leisten und kostenfrei oder günstig Bildungs- und Sportmöglichkeiten nutzen können, werden weniger mit Ausgebranntsein zu tun haben, als andere, nicht derartig organisierte. Wie auch immer sie organisiert sein mögen, Einrichtungen der Gemeindepsychiatrie müssen immer ein wachsames Auge auf die manchmal subtile, aber immer gefährliche Gegenwart des Ausgebranntseins haben. Das Verständnis für den Ursprung hilft, es zu vermeiden und aktiv zu behandeln.

Bei der Prävention und der Behandlung des Ausgebranntseins (siehe Tabelle 10.6) ist immer folgendes zu berücksichtigen: Wenn den Bedürfnissen von Klienten begegnet werden soll, müssen die Mitarbeiter immer das Gefühl haben, es sei ein Reservoir von Energie vorhanden, aus dem sie schöpfen können. Die Bedürfnisse der Mitarbeiter haben ebenso viel Bedeutung wie die der Klienten. Will man vermeiden, daß Klienten ausgebeutet werden, daß Mitarbeiter ihre Laune an Klienten auslassen oder daß sie auf deren Bedürfnisse nicht eingehen, muß man den berechtigten Forderungen der Mitarbeiter in der Einrichtung konstant Aufmerksamkeit widmen. Die Beziehungen zwischen Vorgesetzten und Mitarbeitern sollten denen von Mitarbeitern und Klienten entsprechen. Die Regeln für die Behandlung des Ausgebranntseins folgen logischerweise den ursächlichen Faktoren, die in Tabelle 10.5 aufgelistet sind. Sie sind einfach und klar, mögen aber in größeren Einrichtungen mit schwerer gestörten oder störenden Klienten, schwer anwendbar sein. Die geforderten Grundsätze sind: kleine Arbeitsgruppen; minimale Hierarchie; Ermächtigung der Mitarbeiter; das Gefühl der Mitarbeiter, geschätzte Mitglieder eines Teams zu sein, auf deren Bedürfnisse von den Oberen eingegangen wird. Diese Bedingungen sind in großen hierarchischen Einheiten kaum vorzufinden. Gegenseitige Unterstützung, beratende Hilfe, ein Gefühl von Vertrauen und Dazugehörigkeit, das in kleinen kollegial arbeitenden Gruppen (sechs bis zehn Personen) entsteht, sollten auf keinen Fall unterschätzt werden. Um es zu wiederholen: Klein ist schön. Die Arbeitsgruppe ist in diesem Zusammenhang das soziale Netzwerk der Mitarbeiter. Sie bedarf der gleichen Aufmerksamkeit und Pflege wie das Netzwerk der Klienten.

Tabelle 10.6: Ausgebranntsein der Mitarbeiter: Prävention und Behandlung

A. Grundsätze
   1. Konkrete Leistungen verbessern die Arbeitsmoral
   2. Macht für die Mitarbeiter
   3. Die Mitarbeiter sollten sich als Mitglieder eines unterstützenden Teams fühlen
   4. Gruppenerfahrungen fördern gegenseitiges Vertrauen und Zusammenhalt
   5. Neue herausfordernde Lernprozesse ermöglichen

B. Spezifische Techniken
   1. Auf die Gruppe gerichtetes didaktisches Lernen (z. B. über Inzest, Abhängigkeit)
   2. Zwischenmenschliche Problemlösungsgruppe, Arbeitsplatzselbsthilfegruppe
   3. Regelmäßige Fallbesprechungen mit einem Berater
   4. Mitarbeiter-Teams lernen gemeinsam neue Techniken
   5. Supervision (in vivo, wenn möglich)
   6. Parties
   7. Freundschaften und Paarbildung

Was positiv geschehen kann, wenn die Mitarbeiter Macht erhalten und Entscheidungen treffen können, soll mit folgendem Beispiel aufgeführt werden:

Eine 30jährige Frau kam zum Crossing Place, nachdem sie an der Busstation aufgegriffen wurde, wo sie verwirrt und benommen herumgelaufen war. Als sie ankam, war sie immer noch benommen, unkommunikativ, fast kataton. Sie war in der Lage, zu berichten, daß sie aus einer Stadt des mittleren Westens stamme, und sie benannte Namen und Adresse. Ihre Familie (Mutter und Onkel) hatte kein Telefon. Die Mitarbeiter riefen die nächstliegende Polizei an und baten, die Familie zu einem Rückruf zu veranlassen. Die Verwandten waren überglücklich, als sie anriefen. Sie hatten befürchtet, die Klientin sei tot, da ihre Handtasche einige Tage zuvor in New York City gefunden worden war. Der Onkel kam am nächsten Tag mit dem Bus angereist, um seine Nichte abzuholen. Als die Klientin den Onkel sah, schwand ihre Benommenheit. Die Mitarbeiter boten ihnen eine Fahrgelegenheit zur Busstation an. In sehr einfacher, außerordentlich menschlicher Weise fragten die Mitarbeiter den Onkel, ob er je in Washington gewesen sei. Als er verneinte, machten sie noch eine turbulente Stadtrundfahrt mit Onkel und Nichte und zeigten die Sehenswürdigkeiten, das Weiße Haus, das Kapitol, bevor sie Nichte und Onkel an der Busstation absetzten.

Dies ist ein Beispiel für unmittelbare therapeutische Arbeit, wie sie in Institutionen, in denen die Mitarbeiter Macht haben, oft geleistet wird. Die Freundlichkeit, Menschlichkeit und Großzügigkeit der Mitarbeiter wurde von den Kollegen, den Vorgesetzten und Beratern entsprechend anerkannt.

Ein psychologisches Prinzip, das vielen hilfreichen Eingriffen zugrundeliegt, ist folgendes: Die Wiederherstellung und Aufrechterhaltung des Selbstwertgefühls, des Selbstvertrauens und der Grundhaltung hängen ab von sichtbaren und anerkannten Leistungen oder Erfolgen. Ohne Macht und Einfluß werden weder Klienten noch Mitarbeiter willens sein, sich auf Dinge einzulassen und etwas auszuprobieren, das nicht in wahrnehmbaren Leistungen Ausdruck finden kann. Am ehesten sind Mitarbeiter vor dem Ausgebranntsein geschützt, wenn sie Einfluß und Macht erhalten, so daß ihre Handlungen mit der Erfahrung von wahrnehmbarem Erfolg bei bekanntermaßen erfolgloser Klientel verbunden sein können. Umgekehrt müssen die Leistungen der Klienten Anerkennung finden, wie gering sie auch immer seien. Mitarbeiter müssen von Kollegen und Vorgesetzten gerade dafür gelobt und anerkannt werden, daß sie den Erfolg eines Klienten auf den Weg gebracht haben.

Ein Beispiel: Ein Klient sagt einem Mitarbeiter, daß er sich nicht in der Lage fühle, das ganze Verfahren zur Aufnahme in ein Wohnprogramm zu bewältigen (dies ist oft durch vorangegangene Mißerfolge begründet). Aufgrund des Urteils über den klinischen Behandlungsstand und der Kenntnis des Bewerbungsverfahrens für das Wohnprogramm entscheiden die Mitarbeiter, daß der Klient möglicherweise erfolgreich sein kann, wenn er begleitet wird. Wenn dann das Verfahren tatsächlich erfolgreich ist, hat jeder gewonnen. Beide, Mitarbeiter und Klient, haben etwas erreicht, das real und sichtbar ist. Die begleitende Mitarbeiterin gibt dem Klienten eine Menge Streicheleinheiten (wie auch die Mitpatienten und andere Mitarbeiter). Die Rolle der Mitarbeiterin bei dem Erfolg wird vom Klienten, vom Vorgesetzten und von den Mitarbeitern anerkannt. Für den Klienten kommt Ermutigung dabei heraus, für die Mitarbeiter und die Einrichtung eine Bestärkung der Grundhaltung.

Es gibt spezifische Techniken zur Prävention des Ausgebranntseins, die aus den fünf obengenannten Grundsätzen ableitbar sind:

- *Didaktisch angeleitete Übungen,* die auf spezielle Themen oder Techniken konzentriert sind, wie z. B. der Umgang mit Opfern von Inzest oder Gewalt, die Anwendung von Trance usw. Die Fortbildungen können von dafür anreisenden »Experten« geleitet werden oder sie können von den Spezialisten des Hauses durchgeführt werden.
- *Regelmäßige Treffen ausschließlich der Mitarbeiter, um Probleme zu besprechen, die zwischen ihnen entstanden sind.* Diese Treffen können von dem klinischen Vorgesetzten geleitet werden. Günstig ist es im allgemeinen, jemanden von außen als neutralen Anleiter einzuladen, wenn dieselben Themen immer wieder an die Oberfläche gelangen. Diese therapieähnlichen Sitzungen tragen nicht nur zur Problemlösung bei, sie fördern auch den Zusammenhalt der Gruppe. Diese Treffen (Übungsgruppen und Mitarbeitergespräche mit einem Anleiter von außen) sollten als Antwort auf das Auftauchen bestimmter Probleme durchgeführt werden. Der klinische Vorgesetzte hat die Verantwortung, dafür zu sorgen, daß auf diese Bedürfnisse zeitgerecht und angemessen eingegangen wird.

- *Nutzerorientierte Treffen, die Einigkeit entwickeln sollen.* Diese Aktivität konzentriert sich auf verwirrende und schwierige klinische Probleme, die mit Themen einzelner Klienten oder solchen der Gruppenbeziehungen zwischen Klienten und Mitarbeitern verknüpft sind. Diese Treffen sollten sich auf die Probleme konzentrieren, beziehungsstiftend sein aber auch individuelle Positionen und Unterschiede zwischen den Mitarbeitern fördern. Dieser Arbeit sollte die allgemeine Erwartung zugrundeliegen, daß sich irgendwann Einigkeit herausschälen kann. Nach unseren Erfahrungen wird dieses nutzerorientierte Treffen am besten von einem Berater geleitet, der die Klienten kennt, aber nicht die Einrichtung leitet. Es konzentriert sich auf die individuellen Umgangsweisen mit den Problemen jedes einzelnen Nutzers. Diese Veranstaltungen werden in den meisten Einrichtungen Behandlungs- und Verlaufsbesprechungen genannt. Da wir einen besonderen Wert auf die gemeinsame Planung und Zielsetzung legen, haben wir gelegentlich versucht, Klienten an diesen Treffen teilnehmen zu lassen. Wir haben versucht, regelmäßig *einen* Klienten an diesen Treffen zu beteiligen, aber das wurde von den Klienten als Inquisition oder zumindest als überrollend empfunden (es waren normalerweise 12-15 Personen anwesend, da Studenten und Inhaber geteilter Stellen usw. ebenfalls teilnahmen). Wir haben auch versucht, *mehrere* Klienten gleichzeitig zu berücksichtigen. Dies war schwerer durchzuführen und gleichzeitig ineffizient. Es war auch nicht möglich, bestimmte Hintergrunddaten von Klienten (z. B. Inzest, Mißbrauch usw.) vor anderen Klienten zu besprechen, da dies vertrauliche Themen sind. Gegenwärtig bitten wir einzelne Klienten zu diesem Treffen, wenn bei den Mitarbeitern Einigkeit besteht und der Nutzer einverstanden ist, daß es hilfreich wäre, ihre Ansichten aus erster Hand zu hören.
- *Das gemeinsame Lernen neuer Techniken* kann didaktisch, durch Demonstration, durch Supervision tatsächlicher Anwendung oder durch Fallbesprechungen geschehen. Wichtig ist, daß die Mitarbeiter ihre neuen Techniken in sie unterstützenden Mitarbeitergruppen fortgesetzt üben. Dies fördert gegenseitiges Vertrauen, Zusammenhalt und festigt die Handhabung neuer Techniken – ein Erfolg, eine Leistung.
- *Parties* sind wirklich nur ein anderer Weg, Zusammenhalt, Ver-

trauen und gegenseitigen Respekt unter den Mitarbeitern zu fördern. Die Grundregel ist einfach – Parties sind nicht in der klinischen Einrichtung zu feiern. In frühen Phasen einer Einrichtung werden sie am besten von den Machtpersonen organisiert: dem Direktor, den Vorgesetzten oder speziellen Beratern. Wenn die Einrichtung läuft und routiniert ist, sollte die Organisation dieser Ereignisse am ehesten zwischen den Freiwilligen rotieren, egal welche Stellung sie in der Einrichtung haben. Wir haben herausgefunden, daß zwei oder drei Abendparties im Jahr zur Festigung der Grundhaltung der Mitarbeiter wichtig sind.

- *Freundschaften:* Beziehungen von Mitarbeitern außerhalb der Einrichtung entwickeln sich auf natürliche Weise aus den engen Arbeitsbeziehungen in familienähnlichen Teams. Sie sind ein weiteres Mittel, mit dem Mitarbeiter Ausgebranntsein bei sich behandeln oder verhindern. Leiter sollten solche Beziehungen mit Interesse wahrnehmen, mit dem gleichzeitigen Wissen, daß sie das nichts angeht. Nach unserer Erfahrung haben sich aus solchen Freundschaften und Paarungen eine Reihe überdauernder Beziehungen entwickelt.

Es gibt zuviele Ereignisse, die durch die Gruppe oder den einzelnen nie vollständig erfaßbar oder kontrollierbar sind, um alle Symptome des Ausgebranntseins zu verhindern. Eltern sterben, Geliebte gehen, Mitarbeiter ziehen weiter. Entmutigung und Resignation in der Einrichtung, die allenthalben definiert sind als »Burn-out«, können dennoch durch sorgsame Aufmerksamkeit auch auf die unterschiedlichen Aspekte des Ausgebranntseins erheblich verringert werden.

Klinische Spezialisten

Für die Mitarbeiter sollte eine Reihe von Spezialisten und Experten als Berater leicht erreichbar sein. Diese Beratung muß sowohl konkrete Fragestellungen als auch spezialisierte therapeutische Modalitäten umfassen.

Spezialist für konkrete Hilfsmittel: Mindestens eine Person sollte über das ganz spezielle Wissen verfügen, welche Ressourcen in dem System vorhanden sind: über Teilnahme- und Auswahlbedingungen und darüber, wie man Klienten den Einstieg ermöglicht. Dazu zählen beispielsweise Arbeit und Arbeitstraining, unabhängiges und unterstütztes Wohnen, finanzielle Unterstützungsmöglichkeiten (allgemeine Spenden, Sozialhilfe, Renten, Wohngeldunterstützung usw.), medizinische Versorgung und Pflege.

Spezialisierte therapeutische Verfahren: Beratung zu diesem spezifischen Bereich erfordert in den meisten Einrichtungen einen Psychiater und einen klinischen Psychologen. Der Psychiater ist Fachmann für Psychopharmakologie und kann integrativ bio-psycho-sozial beratend tätig sein. Krankenpflegepersonen können ebenfalls bio-psycho-sozial integrierend tätig sein, daher sind sie für alle Einrichtungen sehr wertvoll. Allerdings können sie keine Rezepte ausschreiben und nicht die Medikamente regulieren.

Ein Psychologe, manchmal auch ein Psychiater oder ein Angehöriger einer anderen entsprechend ausgebildeten Berufsgruppe kann Beratung und/oder Interventionen rund um solche Techniken anbieten wie Trance und Hypnose, Biofeedback, Bioenergetik, Akkupunktur, Meditation und Entspannung, Gestaltübungen, Verhaltensprogramme, Training sozialer Fähigkeiten usw. Gemeindepsychiatrische Zentren sollten möglichst viele dieser Techniken durch die eigenen Mitarbeiter zur Anwendung bringen. Es ist darüber hinaus nützlich, Berater in Familientherapie, Einzeltherapie, Gruppentherapie, Arbeitstherapie und Kunst- und Beschäftigungstherapie an der Hand zu haben. Nach unserer Ansicht wird mit diesen Bereichen am besten umgegangen, wenn die Berater einzelne Teammitglieder des allgemeinen Mitarbeiterstabes sind, die eine spezielle Ausbildung, Expertise und Spaß am Lehren haben.

Die Vielfalt therapeutischer Methoden ist ebenso wichtig wie die Heterogenität der Einrichtungen, für die wir uns einsetzen (unser Smørgåsbord). Die Mitarbeit von Arbeitstherapeuten, Beschäftigungstherapeuten und Kunsttherapeuten ist besonders sinnvoll in solchen Einrichtungen, die es mit akut desorganisierten Patienten zu tun haben, weil sie sich auf Aufgaben konzentrieren, die für diese unmittelbar überseh- und leistbar sind. Wie bei anderen Spezialisten unter den Mitarbeitern auch, sollte darauf geachtet werden, daß ihre Rollen nicht auf die Ausübung ihres beruflichen Spezialwissens eingeschränkt werden.

Zusätzlich zu Beratung, Lehre und Supervision spezieller therapeutischer Techniken können promovierte Psychologen Fachleute für Forschung sein. Da wir ein Bonussystem bevorzugen, das an der Wirkung von klinisch Arbeitenden bemessen wird, erhält die Forschung besondere Bedeutung. Die Entwicklung eines solchen Systems verlangt erhebliches Expertentum, Erfahrung und hohes Niveau von Forschern. Psychologen, die vor Ort sind, haben den Vorzug, Teil des Territoriums zu sein, das sie erforschen – dies ist immer ein Vorteil, wenn *relevante* Forschung entwickelt werden soll. Ihnen kann leichter darin vertraut werden, daß sie Evaluationsforschung betreiben, in der tatsächlich solche Variablen aufgefunden werden, die in den Augen der klinisch Arbeitenden ihr Tun angemessen beschreiben.

In guten gemeindepsychiatrischen Einrichtungen werden die Aufgaben von Psychiatern und Psychologen nicht auf ihre *eigentliche* Kompetenz zurückgedrängt. Wenn man das täte, würden sie künstlich von den Gesamtfunktionen des Teams gespalten, sie hätten es mit begrenzter, aus dem Zusammenhang gerissener, dekontextualisierter Information über Klienten zu tun und keine Gelegenheiten, ihre weitergehenden Fähigkeiten einzubringen. Weder den Klienten noch dem Doktor wäre damit gedient.

In den Vereinigten Staaten wird solch selektiver Gebrauch von hochqualifizierten Professionellen gewöhnlich damit begründet, daß akademisch ausgebildete Mitarbeiter im Vergleich zu anderen Disziplinen vergleichsweise teuer sind. In Italien mit seiner Doktorschwemme und dem flacheren Gehaltsanstieg ist das kein Problem. Dort ist es so, daß tatsächlich mehr medizinische Doktoren als Sozialarbeiter in den Teams sind.

Hoch ausgebildete Professionelle sollten das gesamte Spektrum ihres Wissens auf klinische Situationen anwenden – und sie haben eine Menge beizutragen, wenn ihre Ausbildung gemeindeorientiert war. Mehr noch: sie sollten in der Tat herausgefordert werden, die Tiefe und Breite ihrer Fähigkeiten zu erweitern und zu verfeinern. Dies ist auch die Voraussetzung, hochbezahlte Professionelle zu halten und zu rekrutieren. Obwohl sie in manchen Bereichen Spezialisten sind, sind sie in anderen fruchtbare Generalisten. Der Rahmen sollte so abgesteckt sein, daß sie eher Mannschaftsspieler als Solisten sind. Als Mannschaftsspieler erhalten sie die auftriebgebenden Vorteile, die aus der kollegialen Teilnahme an Forschung, Seminaren und didaktischen Übungen hergeliefert werden können.

In den drei amerikanischen Modellprogrammen, auf deren Auswertung wir diese Aussagen stützen[29] werden Psychiater und promovierte Psychologen in dieser Weise eingesetzt. Sie können die beschriebenen Erfahrungen machen, was zu hoher Arbeitszufriedenheit führt. Daher bleiben sie, obwohl sie weniger Geld verdienen als es in privater Praxis möglich wäre.

Akademiker, besonders Ärzte, vertreten häufig die Haltung, sie seien nicht richtig eingesetzt, wenn sie nicht »voll verantwortlich« sind oder nicht »die Leitung« über die Behandlung haben. Erfahrungen in der Gemeindepsychiatrie belegen, daß dies nicht nur ein irriger Glaube ist, sondern einer, der dann geradezu falsch ist, wenn Verantwortung und Autorität zur Aufgabenbewältigung ziemlich gestreut sein müssen. Das von uns beschriebene und vorgeschlagene Beratungsmodell beinhaltet, die Rolle der Ärzte neu zu schreiben und das Thema des professionell begrenzten Territoriums für Akademiker in Frage zu stellen.

In unseren Programmen sollte es keine finanziellen Einschränkungen geben, so viele promovierte Personen einzustellen, wie gebraucht werden, um die Effektivität zu maximieren. Auch ohne das von uns vorgeschlagene System der staatlichen, auf einer Kopfsteuer basierenden Krankenversicherung, sollte es bei erheblichem Abbau von Krankenhausbetten möglich sein, angemessene Finanzen für »teures« Personal zur Verfügung zu stellen. Diese Einsparungen sind jetzt schon in dem amerikanischen zweigleisigen System von öffentlicher und privater psychiatrischer Versorgung möglich. Zur Zeit gibt jeder US-Bundesstaat im Durchschnitt 70% seines Psychiatriebudgets für Krankenhausbehandlung aus. Bei der Zurücknahme dieses Prozentsatzes können eine Menge Dollar in die Gemeindeversorgung transferiert werden. Genaue Planung auf der staatlichen Ebene ergibt *vorausberechenbare* Einsparmöglichkeiten von etwa 50 Cents pro Dollar, und zwar aufgrund der verringerten Nutzung von Betten zugunsten gemeindepsychiatrischer Programme. Der Transfer muß ein- bis zwei Jahre *vor* dem Eintreten des Spareffekts erfolgen. Dies ermöglicht eine Übergangszeit und setzt genug Gelder frei, mit denen die Kommunen solche Programme starten oder ausbauen können, die die Nutzung von Krankenhausbetten abbauen helfen (meist gemeindebezogene Wohn-Alternativen). Die Umwidmung

29 amerikanische Ausgabe, Kapitel 17, 18, 19

des Geldes von Hospitälern an die Gemeinden sollte von höchstem Rang sein. Die Erfahrung hat uns gelehrt, daß sie trotz großen institutionellen Gegendrucks durch eine Kombination von klarer Leitung von oben und festen Arbeitsplatzgarantien für die Arbeitnehmer – wenn vielleicht auch in einer anderen Abteilung – erreicht werden kann.

Verwalter

Erfahrungsgemäß finden gute Kliniker Verwaltungsaufgaben schwierig und undankbar. Daher sind wir der Ansicht, daß die Verwaltung der Einrichtungen von entsprechend ausgebildeten und erfahrenen Menschen geleistet werden sollte. Gewöhnlich begeht man einen Fehler, wenn man Ärzte oder Psychologen mit dieser Aufgabe betraut. Ihre Fähigkeiten sind besser genutzt, wenn sie keine wesentliche Verwaltungsverantwortung haben. Ihre beratende Funktion wird geradezu erschwert, wenn sie gleichzeitg »der Boß« sind.

Es gibt allerdings Kliniker, für die Verwaltung herausfordernd, interessant und lohnend ist und die gleichzeitig so viel Verwaltungserfahrung haben, daß sie Kompetenz entwickeln können. Diese Menschen (meist handelt es sich – so unsere Beobachtungen – um Sozialarbeiter) sind außerordentlich fruchtbar, da sie Einrichtungen aus ihrer klinischen Kenntnis heraus verwalten können.

Jede Einheit (z. B. Erwachsenendienste, Alternativprogramme zum Krankenhausaufenthalt, Tagesprogramme, siehe Abb. 8.2, S. 145 sollte einen Manager – einen Verwalter – und mindestens einen klinischen Leiter haben. Um einen fortlaufenden gegenseitigen Austausch und einen Entwicklungsprozeß zwischen Klinikern und Verwaltern zu garantieren, muß es regelmäßige problemzentrierte Konferenzen geben, an denen alle Verwalter und alle Vorgesetzten der Einheiten und Abteilungen teilnehmen. In den meisten Fällen reicht ein Verwalter für einen Dienst, wohingegen für jede klinische Gruppe in der Größe einer Großfamilie (etwa sechs oder acht Personen) ein Vorgesetzter benötigt wird. Eine vergleichsweise unhierarchische Organisation des psychiatrischen Systems wahrt den Kontakt zwischen einzelnen Abteilungen und »dem Boß« der Einrichtung und erlaubt jeder einzelnen Abteilung ziemlich selbständig zu arbeiten. Jede Einheit hat die Verantwortung für und die Kontrolle über die eigene Arbeit. Einheiten mit mehr als acht oder zehn Mitarbeitern (wie es die Dienste für Erwachsene oft sind) sollten unterteilt werden. Noch einmal: klein ist nicht nur schön, sondern auch funktionstüchtiger und wirksamer.

Was man zum Erfolg braucht

11 Was haben wir aus all dem gelernt?

Gestützt auf unsere Erfahrungen mit einer Vielzahl gemeindepsychiatrischer Einrichtungen, nach sorgfältigem Studium der italienischen Reform und gründlicher Analyse von drei italienischen und drei amerikanischen Versorgungsmodellen[30] lassen sich einige allgemeine Elemente beschreiben, die in unterschiedlichem Maß zum Erfolg solcher Modelle beitragen.

Eine starke Leitung

Erfolgreiche Dienste haben meist eine starke, engagierte und beständige Leitung. Dies trifft für viele Reformmodelle zu. Für die Umwandlung der psychiatrischen Versorgung eines ganzen Landes bedarf es als treibender Kraft jedoch vielleicht des Charismas eines BASAGLIA. Gute lokale Dienste können dennoch von vertrauenswürdigen, hochmotivierten Personen geleitet werden, die stark genug sind, Veränderungen zu bewirken. Damit solche Dienste sich entwickeln und weiterwachsen können, scheint Kontinuität der Leitung notwendig zu sein. Der gesunde Menschenverstand sagt uns, daß es leichter ist, den Kommandostab von nicht charismatischen Führern zu übernehmen. Italiens Erfahrung mit dem Verlust BASAGLIAS ist sicherlich ein Zeugnis dafür. Das Vakuum, das er nach seinem Tode im Jahre 1980 hinterließ, wurde nie wirklich ganz ausgefüllt. Ohne ihren starken Führer war es für die Bewegung der Demokrati-

30 Die Beschreibung der Modelle ist in der deutschen Übersetzung nicht enthalten. Der interessierte Leser wird auf die Originalausgabe verwiesen.

schen Psychiatrie schwer, auf schnellere Durchführung des Gesetzes 180[31] zu drängen.

Eine starke und beständige Führung in einem Rahmen, der eine experimentelle Auswertung neuer Praktiken klinischen Handelns erlaubt, hat auch eine wichtige Ausbildungs- und Verbreitungsfunktion. BASAGLIAS ursprüngliche Gruppe in Görz zog Schüler aus ganz Italien an. Ein Kader von gemeindepsychiatrisch ausgerichtet Tätigen wurde in einem Paradigma ausgebildet, das einen dramatischen Wandel gegenüber der herkömmlichen Praxis darstellte. Später zogen sie aus, um in anderen Teilen des Landes zu arbeiten. Zur Zeit, als das Gesetz 1978 tatsächlich geändert wurde, waren gemeindepsychiatrische Versorgungsstrukturen wie in Görz und Triest schon in einer Reihe italienischer Städte vorhanden. Die positiven klinischen Modelle, die von den Leitungen solcher oder ähnlicher Dienste zur Verfügung gestellt wurden, sind für die Rekrutierung und Ausbildung von Schülern sehr wichtig. Schüler wiederum geben der Leitung wieder neue Kraft und Begeisterung und setzen das Gelernte andernorts um.

Unterstützung durch professionelle Gruppen

Die Umwandlung von einem klinikorientierten zu einem gemeindeorientierten Versorgungssystem ist mit persönlichem Risiko verbunden. Leiter, die diesen Wandel vorschlagen, stehen nicht im Einklang mit der bestehenden Realität und werden daher als Abweichler betrachtet. Gegen BASAGLIA zum Beispiel lief noch ein Gerichtsverfahren, als er starb. Die Klage war bereits sechs Jahre vorher eingereicht worden. Eine wichtige Lektion, die wir von BASAGLIA lernen können, bezieht sich auf seinen Weitblick, eine alternative Gesellschaft für Psychiatrie, die Demokratische Psychiatrie, in Italien zu gründen. Diese Vereinigung vermittelte ein Gefühl der Zugehörigkeit, sie war ein Ort, wo Professionelle mit ähnlicher Sichtweise sich austauschten und wo ein neuer Konsens sich herausbilden konnte. Diese Sicht unterschied sich

31 Gesetz von 1978 zur grundlegenden Reform der italienischen Psychiatrie, das unter anderem einen Aufnahmestop in Psychiatrische Krankenanstalten, alternativen Behandlungsmöglichkeiten in der Gemeinde und stationäre Behandlung in allgemeinen Krankenhäusern vorschreibt.

dramatisch von der bestehenden. Sie war jedoch schwer als abweichend zu definieren, da die Gruppe einen alternativen Konsens entwickelt hatte, der von vielen Professionellen der Psychiatrie geteilt wurde. Obwohl Psychiater dominierten, war die Demokratische Psychiatrie in ihrer Mitgliedschaft umfassend. Diese professionelle Demokratisierung war ein lebendiges Modell für die Reorganisation psychiatrischer Strukturen im Sinne BASAGLIAS. Sie sollten, wenn irgend möglich, nicht hierarchisch sein und demokratisch in dem Sinne, daß die Macht auf Konsensbildung beruht und die Aufgabenzuweisung sich eher auf Kompetenz als auf akademische Grade stützt. Auch die oben erwähnten Versorgungsmodelle arbeiten im allgemeinen auf diese Art – in kleinen, kollegialen Teams mit Entscheidungskompetenz.

Die Demokratische Psychiatrie wirkte als Magnet für Professionelle aus allen Berufsgruppen. In ganz besonderer Weise zog sie Studenten an, die in der Menschenrechtsbewegung engagiert waren. Diese hochmotivierten neuen Mitglieder lieferten den Brennstoff für den Motor der »Demokratischen Psychiatrie«. Dies gilt noch immer für die in der Originalausgabe analysierten drei italienischen Versorgungsmodelle. Auch in den dort beschriebenen amerikanischen Einrichtungen ist die freiwillige Mitarbeit von Studenten wichtig oder sie ziehen wegen ihres Renommees Studenten und Besuch aus vielen Ländern an oder ihre Attraktivität beruht auf der Anwendung eines konsequenten theoretischen Modells und einem ungewöhnlichen Arbeitsrahmen. Es liegt daher auf der Hand, daß alle Mitarbeiter sicherlich überdurchschnittlich motiviert sind.

Konsens über die Notwendigkeit eines Wandels

Falls je ein breiter Konsens über die notwendige Reform der psychiatrischen Versorgung in den Vereinigten Staaten bestand, so war dies in der KENNEDY-Ära der Fall. Viele Professoren und Laiengruppen (insgesamt 36) kamen zusammen, um 1961 den Report of the Joint Commission on Mental Health zu erstellen. Es besteht Uneinigkeit darüber, ob Präsident KENNEDY das Psychiatrie-Gesetz von 1963 zur flächendeckenden Errichtung gemeindepsychiatrischer Zentren einbrachte, um seiner Schwester Eunice SHRIVER einen Wunsch zu erfüllen, oder ob er tatsächlich den

Report der Joint Commission gelesen hatte und dessen Anliegen sich zu eigen machte. Dr. Jack Ewalt (Vorsitzender der Gemeinsamen Kommission) behauptet, letzteres sei der Fall. In der heutigen Mythologie jedoch herrscht die erste Version vor. Vermutlich liegt die Wahrheit in einer Mischung aus beiden Versionen. In den frühen 60er Jahren bestand wohl ein gewisser Konsens, daß dramatische Änderungen in der psychiatrischen Versorgung der USA notwendig wären. In Italien entwickelte sich ein solcher Konsens erst fast ein Jahrzehnt später.

In Italien versuchte man breite Unterstützung zur Änderung der Lage der psychiatrischen Patienten in den Irrenanstalten zu gewinnen, indem man deren Elend mit dem der ausgebeuteten Fabrikarbeiter verglich. Die Arbeit der Demokratischen Psychiatrie erhielt daher große Unterstützung durch die meist linken Gewerkschaften und die Arbeiterbewegung.

In den USA kam die »breite« Unterstützung hauptsächlich von Professionellen und von den Laiengruppen, die für psychisch Kranke eintreten, wie die Mental Health Association. Die Verlautbarungen in den USA schienen in der Tat an humanistischen Zielen orientiert gewesen zu sein: Wir sollten Mitglieder einer freien, offenen, demokratischen Gesellschaft nicht so behandeln, daß sie gegen ihren Willen für lange Zeit eingesperrt und ihrer zivilen Rechte beraubt werden.

In den USA ist wohl die Aufmerksamkeit für die »Sache« des psychisch Kranken durch den Vietnam-Krieg in eine andere Richtung gelenkt worden. Als das Land feststellte, daß es nicht Waffen und Butter zugleich finanzieren konnte, und die Waffen einen immer größeren Anteil des Bundeshaushaltes verschlangen, wurde der ursprüngliche Traum von 2000 gemeindepsychiatrischen Zentren (CMHC's) für die ganzen USA zurückgestuft.

In Italien wurde dieser Konsens, obwohl noch vorhanden, ökonomisch und sozial gebremst durch das Ende des italienischen Wirtschaftswunders nach dem 2. Weltkrieg und durch die Lähmung, die der Ermordung von Aldo Moro folgte.

Nach etwa einem Jahrzehnt relativer Ruhe scheint sich in den USA ein neuer breiter Konsens zur Reform herauszubilden. Der neue Hauptakteur in diesem Spiel ist die National Alliance for the Mentally Ill (NAMI) (vgl. auch Kapitel 8). Erst 1979 gegründet, hat der Einfluß dieser Organisation sprunghaft zugenommen. Ihre Mitglieder nehmen wirkungsvoll Einfluß auf den Kongreß, setzen TV-Stationen, die falsche Bilder von psychisch Kranken vermitteln, moralisch unter Druck und waren aktiv an einer größeren Umstrukturierung des National Institute of Mental Health (NIMH) beteiligt mit dem Resultat, daß sie eine Reihe ihrer Ziele durchsetzen konnten. Sie sind eine stets wachsame Gruppe, die eine bessere Betreuung und die Entstigmatisierung ihrer Kinder anstrebt.

Ein zweiter neuer Akteur im erneut sich entwickelnden Konsens für eine Reform ist die Selbsthilfebewegung ehemaliger Patienten. Obwohl nicht so gut organisiert, finanziell ausgestattet und mächtig wie NAMI, haben diese Gruppen angefangen, ihre eigenen, alternativen Versorgungsprogramme zu entwickeln. Sie bewirkten Veränderung durch Verbandsklagen gegen diverse öffentliche Versorgungseinrichtungen. Sie klagten gegen die Verhältnisse in den Krankenhäusern, für Patientenrechte, gegen Zwangsmedikation und fehlende Behandlungsmöglichkeiten in geringst einschränkender Umgebung. Allein die Tatsache der Anklageerhebung hat Verhaltensänderungen im staatlichen Versorgungssystem bewirkt.

Wenn diese beiden neuen Gruppen (Klienten und Eltern) einander nicht durch ernste gegensätzliche Positionen matt setzen, können sie durchaus erfolgreich auf die notwendigen Rahmenbedingungen drängen, um im breiten Maßstab solche in diesem Buch beschriebenen, effektiven gemeindeorientierten Versorgungsprogramme einzuführen. Diese haben in unterschiedlichem Ausmaß unterstützende lokale Netzwerke entwickelt. Obwohl einige unter ziemlich schwierigen politischen und ökonomischen Rahmenbedingungen arbeiten, überleben sie – anscheinend aufgrund interner Vernetzungen und Konsensbildung.

Eine gesicherte Finanzierung

Im Mai 1978 wurde das Gesetz 180 in Italien verabschiedet. Im Dezember 1978 verabschiedete das italienische Parlament eine Gesetzesvorlage für eine umfassende nationale Krankenversicherung, die Elemente des britischen und skandinavischen Systems miteinander verband. Dieses Programm schuf im ganzen Land Gesundheitsdienste auf der Basis von Einzugsgebieten, mit Allgemeinpraktikern als erste Versorgungslinie. Die Finanzierung erfolgt über die Lohn- und Einkommenssteuern und das Geld wird jeder Region quasi in Form einer Pro-Kopf-Pauschale zugewiesen. Dadurch stehen finanzielle Mittel für eine gemeindenahe Psychiatrie zur Verfügung. Innerhalb der Regionen und Einzugsbereiche führt eine scharfe Konkurrenz zwischen den medizinischen Fachdisziplinen um die finanziellen Mittel zuweilen zu Ungerechtigkeiten. Als Folge der wirtschaftlichen Probleme Italiens ist der staatliche Gesundheitsdienst ständig den Schwankungen von Ausgaben und Personaleinsparungen unterworfen. Es ist jedoch von großer Bedeutung, daß der staatliche Gesundheitsdienst eine feste Größe ist und die Psychiatrie bei der Mittelverteilung einen ziemlich vorhersehbaren Teil des Kuchens erhält. Auch wenn Versorgungsprogramme im Wechsel expandieren und schrumpfen scheint ihr Überleben doch nicht bedroht.

Die Situation in den USA ist komplexer und schwieriger. Die Finanzierung der psychiatrischen Gemeindezentren (CMHC's) wurde mehrfach geändert. Ursprünglich erhielten CMHC's achtjährige Finanzierungszuwendungen für die Personalkosten, die jedoch einen steigenden Eigenanteil der Gemeinden erforderten. Da mußten die CMHC's sehr schnell lokale Finanzierungsquellen erschließen, um überleben zu können. Auch wenn dies auf sehr unterschiedliche Weise erfolgte, war die Folge jedoch fast immer ein Flickwerk lokaler Gelder aus einer Vielzahl von Quellen. Mittel der Bundesstaaten, die traditionelle Finanzierung für die staatliche psychiatrische Versorgung, wurden oft vorenthalten oder nur unwillig gegeben, weil die Bundesregierung vormals entschieden hatte, die CMHC's an den Bundesstaaten vorbei zu finanzieren.

Die Notwendigkeit, lokale Finanzierungsquellen zu erschließen, trug interessanterweise zur berechtigten Kritik an den CMHC's bei, sich nicht um die schwerstgestörten und störenden Menschen zu kümmern; das heißt, die Notwendigkeit zur Erschließung von Finanzierungsquellen führte dazu, daß die CMHC's vorwiegend neurotische Patienten aus der Mittelschicht behandelten, die krankenversichert waren.

Im Jahre 1981, als CMHC-Bundesmittel in Pauschalzuweisungen für die Bundesstaaten umgewandelt wurden, wurde jedes Zentrum hinsichtlich seines Anteils an den Bundesmitteln vom Bundesstaat abhängig. In der Tat wurden wie in Washington DC einige CMHC's geschlossen, als die Bundesfinanzierung der Personalkosten auslief. Andere fusionierten bei reduzierter Finanzierung mit anderen Einrichtungen. In gewissem Sinne beinhaltete die abnehmende achtjährige Subventionierung der Personalkosten durch die US-Regierung bereits den Keim der Zerstörung der Absichten derer, die das Programm entworfen hatten. Sie hatten sich darauf verlassen, daß die Bundesstaaten und Kommunen nach dem Auslaufen der Bundesfinanzierung die Finanzierung übernehmen würden. Dies war – vorhersehbar – nicht immer der Fall. Die existentielle Unsicherheit war daher in jedes einzelne durch Bundesmittel finanzierte CMHC eingebaut.

Die beispielhaften Versorgungsprogramme in den USA überlebten, weil sie den wahrgenommenen Bedürfnissen ihrer Gemeinden entsprachen und erfolgreich finanzielle Unterstützung auf lokaler und bundesstaatlicher Ebene zu mobilisieren verstanden. Außerdem hatten sie ausreichend politische Rückendeckung von Behörden, Gesetzgebern usw., um einen Faktor darzustellen, mit dem gerechnet werden mußte. Zusätzlich waren die Regierungen der Bundesstaaten (soweit das Geld von diesen kam) im großen und ganzen einsichtig.

Heute sind es vor allem zwei große Faktoren, die einer breiten Entwicklung angemessener gemeindepsychiatrischer Versorgung in den USA entgegenstehen: Es fehlt eine verläßlich vorhersehbare Finanzierungsquelle (z. B. eine nationale Krankenversicherung) und es sind zu viele Krankenhausbetten in der Psychiatrie vorhanden, die einen unverhältnismäßig großen Anteil der Mittel verbrauchen. Italien gibt immer noch viel für seine staatlichen psychiatrischen Krankenhäuser aus. Da jedoch neue Patienten nicht mehr aufgenommen werden, werden sie in absehbarer Zeit verschwinden. Leider sieht es nicht so aus, daß diese Politik der Entinstitutionalisierung auf die USA übergreifen wird. Im großen und ganzen hat Amerika wohl stillschweigend zugestimmt, weiterhin neue »Veteranen« zu produzieren. Soweit uns bekannt, hat bislang noch kein Staat vorgeschlagen, einen Aufnahmestop für alle seine psychiatrischen Krankenhäuser zu erlassen, obwohl kostengünstigere Alternativen (z. B. mobile Krisenintervention und intensive betreute Wohnformen) zur Verfügung stehen.

Der Entwicklung gemeindepsychiatrischer Programme in den USA stehen weitere Hindernisse entgegen: 1. Gemeindepsychiatrie ist aus der Mode. 2. Angemessene Ausbildungsgänge fehlen. 3. Es besteht Uneinigkeit über professionelle Revieransprüche der gemeindepsychiatrischen Zentren. Die Frage der Ausbildung ist auch in Italien ein Problem, jedoch fehlen die beiden anderen Hindernisse dort völlig. Gemeindepsychiatrie ist Gesetzesauftrag und kann damit nicht aus der Mode sein. In Italien sind die Arbeitslosenquoten sehr hoch, selbst unter Ärzten, so daß die meisten Menschen froh sind, überhaupt Arbeit zu haben. Abweichend von den Statuserwartungen der akademisch vorgebildeten Professionellen in den USA müssen die Einrichtungen nicht vorstehen, um sich nützlich zu fühlen.

Welche Veränderungen aufgrund dieser Analyse sind im amerikanischen System erforderlich, um die Art der gemeindepsychiatrischen Versorgung, die wir propagieren, breit verfügbar zu machen? Entscheidend und dringendst erforderlich ist eine staatliche Krankenversicherung, die auf einer Pro-Kopf-Finanzierung beruht. Ein solches System würde Leistungen finanzieren unabhängig davon, *wo* sie erbracht werden.[32] Sie würde zuverlässig ein umfassendes gemeindepsychiatrisches Angebot an Einrichtungen und Diensten finanzieren.

Zweitens bedarf es eines garantierten jährlichen Einkommens oder einer anderen Form der Fürsorgeunterstützung, die nicht Abhängigkeit erzeugt und aufrechterhält. Es sollte so bemessen sein, daß die Empfänger davon leben können und nicht nur um die nackte Existenz kämpfen müssen. Armut ist begleitet von einer ständigen Belastung und ist daher einer der Hauptfaktoren *verlängerter* psychiatrischer Krankheit (WARNER 1985).

Drittens müssen die relevanten beruflichen Disziplinen eine Ausbildung in Gemeindepsychiatrie vermitteln, die an praktischen Erfahrungen orientiert ist. Als Teil davon müßte eine stabile und beständige Leitung der gemeindepsychiatrischen und Ausbildungsprogramme belohnt werden. Es bedarf einer ausreichenden Zahl von Vorbildern, um die kontinuierliche Versorgung mit gut ausgebildetem Nachwuchs sicherzustellen.

Viertens sollte eine Politik der Nichtinstitutionalisierung einen Aufnahmestop für *alle* großen psychiatrischen Institutionen durchsetzen. Die Gebäude, die frei werden, sollten abgerissen oder *sofort* andere Zwecke zur Verfügung gestellt werden. Z. B. könnten

32 Ein solches Finanzierungssystem ist in Deutschland unter dem Begriff »Budget Global« bekannt und wird auch hier für die psychiatrische Versorgung gefordert, da es ermöglicht, Finanzmittel je nach Bedarf von einem »Bereich« (z. B. dem stationären) in einen anderen (z. B. dem ambulanten) zu transferieren. (Anm. d. Übers.)

sie als Pflegeheime für alte Langzeitkranke, die sich schon dort befinden, genutzt werden. Sie sollten nicht als Endstation für Aids-Patienten anvisiert werden. Sie waren nie gute Orte für das Verrücktsein, und sie sind ganz bestimmt keine guten Orte für ein würdiges Sterben. Zu *erwartende* Einsparungen sollten zur Hälfte auf die gemeindepsychiatrischen Einrichtungen übertragen werden.

Leitung, Geld und nicht-institutionelle Rahmenbedingungen entscheiden über die Entwicklung wirksamer gemeindepsychiatrischer Versorgung.

12 Verwirrungen und wie wir uns helfen könnten

Was ist überhaupt GEMEINDEPSYCHIATRIE? Für uns ist sie das Angebot unmittelbarer, angemessener und einheitlicher Antworten auf reale soziale, psychische und gesundheitliche Bedürfnisse einer definierten Bevölkerung. Gemeindepsychiatrie stellt eine genügend breite Palette von Diensten, Programmen und Einrichtungen bereit. Dadurch sollte jeder, der Hilfe sucht oder zu diesem Zweck geschickt wird, die seinen Bedürfnissen entsprechenden Wahlmöglichkeiten im angebotenen Smørgåsbord haben. Gemeindepsychiatrie ist ein Versorgungssystem, das für und durch die Kunden organisiert ist.

Gemeindepsychiatrie in den Vereinigten Staaten hat eine bewegte Geschichte. Sie war en vogue von der Mitte des 18. Jahrhunderts bis zur Zeit des Bürgerkrieges. Danach schlief sie ein, abgesehen von einem kurzen Aufflackern zu Beginn des 20. Jahrhunderts. Sie erwachte erst wieder mit dem Erscheinen des Berichts der »Joint Commission« 1961 und der daraus folgenden CMHC-Gesetzgebung 1963. In den 60er Jahren wuchs sie in wilder Unordnung als Folge der Bundessubventionen, um dann in ihrer Dynamik abzuflachen und schließlich in den 80er Jahren zurückzugehen. In den späten 70er Jahren gebar sie ein Kind, welches ein Konzept zur Verjüngung der Gemeindeprogramme darzustellen schien: das Community Support Program (CSP). Inzwischen wurde die Politik des »alten« CMHC-Programms von der REAGAN-Administration geändert: Die Bundesregierung sollte nicht mehr länger diktierten, wo und wofür die Bundesmittel für Psychiatrie in den einzelnen Staaten auszugeben seien.

Gemeindepsychiatrie ist Psychiatrie in *öffentlicher* Trägerschaft. Das amerikanische zweiteilige Gesundheitssystem hat noch keine privat organisierte Gemeindepsychiatrie für schwer gestörte und auffällige Menschen erfunden. Es gäbe sie wohl bald, wenn Mittel der Krankenversicherung dafür verfügbar wären. Viele Italiener sind der Meinung, daß alles im Leben mit Politik zu tun hat. Psychiatrie in öffentlicher Trägerschaft ist Politik mit Armut, Rassismus, Sexismus, Marginalisierung, Stigmatisierung und ist soziale Kontrolle obendrein. In der Gemeindepsychiatrie Tätige werden ständig mit den Auswirkungen gesellschaftlicher Mißstände konfrontiert. Ihre Klienten sind meist machtlos, nicht organisiert, entmutigt und abhängig. Die etwas paradoxe Definition der »Psychiatrie« als ein quasi »medizinisches« Unternehmen ist für Mitarbeiter oft verwirrend. Gibt es »psychische Krankheit« wirklich, oder ist dies eine verschleiernde Metapher, die die Aufmerksamkeit für das, was in Wirklichkeit soziale Probleme mit psychologischen Folgen sind, legitimiert? Haben wir nur soziale Übel zu medizinischen Problemen umdefiniert, damit vielleicht jemand zahlt, um sich ihnen zu widmen? Folgt man dem medizinischen Modell und seiner Prämisse, nach der der Defekt im Individuum selbst liege, werden die Mitarbeiter permanent damit konfrontiert, daß das politische System sich negativ auf ihre Klienten auswirkt. Die Konfusion nimmt zu: Wenn Herr X diese genetisch bedingte chemische Stoffwechselstörung hat, die seine Krankheit verursacht, wie kommt es dann, daß seine Krankheit sich immer zu verschlimmern scheint, wenn er keine Wohnung findet oder seine Freundin verliert? Selbst die *vermeintlich magisch* wirkenden Medikamente können eine Verschlimmerung unter diesen Umständen nicht verhindern.

Die Ärzte, die mit zuviel Macht ausgestattet sind, werden aufgefordert, Agenten sozialer Kontrolle zu sein; in einigen Fällen wird es von ihnen verlangt. Sie weisen Patienten in Krankenhäuser ein und »behandeln« sie gegen ihren Willen. Jedoch sind Ärzte als Kontrolleure schlecht ausgebildet. Man hat ihnen beigebracht zu glauben, sie seien Heiler, und die Klienten suchten sie freiwillig wegen ihrer Fürsorge und Pflege aus und auf. Bei der Arbeit in der Gemeinde sind wirkliche Wahlmöglichkeiten für Klienten und Mitarbeiter jedoch durch das begrenzt, was die Gemeinde wünscht bzw. bietet (wie auch immer definiert). Allein der Versuch ein klares Bild zu erlangen, wer was für wen tun will, kann sehr verwirrend sein. Vollständig ist der Schlamassel, nimmt man noch den Widerspruch der Theorie des defekten Systems versus der des defekten Individuums hinzu, sowie den Widerspruch – soziales Problem versus medizinische Krankheit. Das passiert tagtäglich in der gemeindepsychiatrischen Arbeit. Sie ist ein einziges Durcheinander. Das Freiwilligkeitsmodell der privaten Praxis ist im allgemeinen nicht anwendbar – ausgebildet wird jedoch leider jeder nach diesem Modell. Es wird also angewandt – und funktioniert natürlich nicht. Wer ist schuld daran? Natürlich die Klienten, weil sie »unmotiviert« oder »chronisch« sind! Leiter und Mitarbeiter von Einrichtungen werden dadurch entlastet, Klienten dagegen machen eine weitere unnötige Versagenserfahrung.

Angesichts des verwirrenden, demoralisierenden und oft erniedrigenden Zustands vieler psychiatrischer Einrichtungen in öffentlicher Trägerschaft überrascht es nicht, daß Mitarbeiter ihre guten Manieren im Umgang mit Nutzern vergessen. Mit einem dementsprechenden Verhalten verstärken sie persönlich einen bereits unerfreulichen Zustand. Es ist von vitaler Bedeutung, Nutzern, insbesondere solchen der öffentlichen Psychiatrie, im Gespräch mit Respekt, echter Zuwendung und nicht wertendem Verstehen zu begegnen – kurz: sie mit Würde zu behandeln. Dies ist die goldene Regel jeder Begegnung, damit eine wechselseitige, langfristig hilfreiche Beziehung entstehen kann. Ohne eine solche Beziehung wird Helfen zu einer mit Zwang ausgeübten Manipulation von Objekten. Angemessene Beziehungen nehmen sich der wirklichen Bedürfnisse des Klienten an, geben Unterstützung, motivieren, in den Anstrengungen nicht nachzulassen und erleichtern Veränderungen.

Der Hilfeprozeß, selbst wenn er unter günstigen Umständen begann, hat viele mögliche Fallstricke. Grundsätzlich gilt: Allzu begeistertes Eindringen in alle Lebensaspekte der Klienten läßt sie erwartungsvoll, abhängig und letztlich desillusioniert zurück, wenn der Retter dieses Monats sich nicht verläßlicher als der vom letzten Monat erweist. Daher empfehlen wir dringend, Mitarbeiter zu ermutigen, mit den Patienten zu sein (»Sein-Mit«) und mit ihnen zu behandeln (»Mit-Tun«), und von ihnen zu erwarten, daß sie besser lernen, sich selbst zu helfen. Auch Mitarbeiter können enttäuscht sein über die registrierten Mißerfolge ihrer Klienten. Ihr Ausgebranntsein wird vermutlich dem Mangel an Motivation oder der »Chronizität« ihrer Klienten angelastet. Diese Probleme lassen sich durch Arbeit in kleinen Teams angehen und durch aktives Einbeziehen der Klienten in den Prozeß des Helfens, den sie auch beeinflussen können. Mitarbeiter müssen immer im Auge behalten, daß Klienten ihr eigenes Leben zu leben haben und nicht das der Mitarbeiter. Dies eingedenk müssen Macht- und Statusfragen anerkannt und diskutiert werden. Mitarbeiter sollten bei ihrer Hilfe nur so viel tun, wie nötig ist und erbeten wurde. Der Prozeß des Helfens sollte die in diesem Buch beschriebenen Grundsätze beachten: Herstellung einer lebensbezogenen Sichtweise, Normalisierung und Bewahrung der Autonomie des Klienten.

Arbeit in der Gemeindepsychiatrie wird oft als zweitklassig angesehen, weil die Bezahlung gering, die Klientel notorisch schwierig, die Reputation des Umfeldes schlecht und die Arbeitsbedingungen im allgemeinen unerfreulich sind. Dies ist so, weil die Mittel, die notwendig wären, um die Gemeindepsychiatrie zu einem erstklassigen Unternehmen zu machen, für die stationäre Versorgung ausgegeben werden. Die meisten Mitarbeiter wissen, daß ihre Dienste, um wirksamer zu sein, mehr finanzielle Mittel bräuchten. Sie können wohl kaum als Wohltäter einer außerordentlichen staatlichen Großzügigkeit auftreten. Was ist also zu tun? Man muß dem Modell Willie SUTTON – ein bekannter amerikanischer Bankräuber – folgen: »Willie, warum überfällst du immer Banken?« »Weil es dort Geld gibt.« Also muß das Geld für Psychiatrie aus den Krankenhäusern, insbesondere den großen, herausgeholt werden. Sonst werden gemeindepsychiatrische Dienste immer nur das erhalten, was übrig bleibt. Das heißt allerdings nicht, daß Klienten aus den Institutionen herausgedrängt werden sollen. Vielmehr sollte es großen Institutionen (Staatskrankenhäusern) nicht mehr gestattet sein, neue Klienten aufzunehmen. In wenigen Jahren werden sie infolge Auszehrung verschwinden. Wir wissen, wie man effektive gemeindepsychiatrische Dienste betreibt, die nur wenige Krankenhausbetten benötigen.

Magische Linderung von Schmerz und Leiden ist ein fast universeller Wunsch des Menschen. Zu seiner Erfüllung haben Pillen die Religion in vielen Bereichen unserer Gesellschaft ersetzt. Der Schmerz und das Leid, das Klienten der Gemeindepsychiatrie erfahren, sind zu real und müssen angegangen werden. Sind Pillen der beste Weg, um mit ihren Problemen umzugehen? In einigen Situationen können sie es sein, zumindest vorübergehend. In anderen Situationen können sie mehr schaden als nützen, besonders dann, wenn sie für lange Zeit gegeben werden. Wir scheinen uns daran gewöhnt zu haben, Pillen zu häufig anzuwenden, oft ohne ihre weitreichenden Folgen, speziell die Spätdyskinesie, zu beachten. Diese Kosten müssen vom Nutzen abgezogen werden, der sich auf kurze Sicht einstellt. Da psychotrope Medikamente das unbestrittene Ressort mächtiger, nicht hinterfragter Ärzte sind, tendieren Nicht-Ärzte dazu, zu übersehen oder zu ignorieren, welche Wirkung derartige Medikamente auf Klienten haben, die sie sonst sehr gut kennen. Gute Information über den Gebrauch, Mißbrauch und toxische Wirkungen der verschiedenen psychotropen Medikamente müssen verfügbar sein und von Klienten wie Mitarbeitern genutzt werden. Mangelhafte Information ist hier unverantwortlich und gefährlich. Zur Planung einer gut funktionierenden Versorgung in der Gemeinde bedarf es der Kohärenz und der Koordination administrativer und klinischer Grundsätze, der Einstellungen und Werte der Mitarbeiter sowie der verschiedenen Therapieangebote und -einrichtungen. Tatsächlich ist die Unterscheidung administrativer und klinischer Angelegenheiten einerseits und der Werte und Einstellungen von Mitarbeitern andererseits willkürlich. Sie sollten aus einem Guß sein. Ihre Unterschiede lassen sich vielleicht besser als unterschiedliche organisatorische Ebenen innerhalb eines insgesamt offenen Systems verstehen. Ohne ein definiertes Einzugsgebiet, dessen Tore durch das Programm kontrolliert werden, ist es beispielsweise nicht möglich abzuschätzen, wieviele Plätze in Kriseninterventionszentren, alternativen Wohneinrichtungen oder Tagesstätten benötigt werden. Ohne diese Information kann man nicht wissen, wieviele Mitarbeiter mit den richtigen Einstellungen, Werten, Praxiserfahrungen und der relevanten Ausbildung einzustellen sind. Die Elemente eines Systems stehen definitionsgemäß in wechselseitiger Abhängigkeit zueinander. Wenn ein Teil verändert wird, hat dies unvermeidliche Auswirkungen auf das gesamte System. Die Planung und Durchführung einer effektiven gemeindepsychiatrischen Versorgung ist unserer Auffassung nach nur dann möglich, wenn alle Teile beachtet werden. Stückweise Planung ist unwirksam.

Dienste und Einrichtungen gemeindepsychiatrischer Versorgung sollten viele unterschiedliche Angebote umfassen. Um diesen Gedanken zu veranschaulichen gebrauchen wir daher oft das Wort »Smørgåsbord«. Die Angebotsvielfalt soll drei größere Bereiche untergliedern: ambulanter Bereich, Wohnen und Tages- und Abendangebote.

Der ambulante Dienst, insbesondere durch Krisenintervention

und Krisenlösung vor Ort sollte der Angelpunkt im System sein. Die Arbeit mit multipersonalen Gruppierungen (d. h. mit Familien, Netzwerken, problemzentrierten Gruppen) sollte der bevorzugte Arbeitsstil sein. Eine Vielzahl kurzer, fokaler psychosozialer Interventionen sollte für spezielle Probleme jederzeit zur Verfügung stehen. Ermutigt werden sollte die wohlüberlegte Anwendung neu entwickelter oder erforschte Ansätze. Case-Management-Funktionen sollten vom *Team* wahrgenommen werden, das die Verantwortung für den Klienten hat, damit immer jemand erreichbar ist, der den Klienten kennt und eine Beziehung zu ihm hat.

Wohnprogramme, insbesondere solche, die personalintensiv sind (z. B. Krankenhausstationen und ähnliche Einrichtungen), sind das teuerste Einzelelement im System. Daher sollte deren Inanspruchnahme sorgfältig überwacht und kontrolliert werden. Wenn keine zwingenden Gründe dagegen sprechen, verdient allerdings jeder, der an einer funktionellen Psychose erstmals erkrankt ist, einen oder mehrere Versuche einer medikamentenfreien psychosozialen Behandlung, die in der Regel in einer Wohnalternative zum Krankenhaus stattfinden sollte. Medikamentenfreie Behandlungsversuche benötigen u. U. viele Betreuungstage in solch einer Wohneinrichtung. Wir empfehlen die Anwendung dieser teuren Behandlungsform auch wegen der langfristigen Einsparungen für das System, wenn Behinderung dadurch verhindert oder möglichst gering gehalten werden kann. Übergangsheime werden benötigt, um den Übergang zu betreutem dauerhaften Wohnen zu erleichtern. Wohnbereichsbetreuer müssen flexibel, wo und wann sie gerade gebraucht werden, den Familien, Wohngruppen, Bewohnern in Appartements und Pensionen etc., zur Verfügung stehen.

Obdachlosigkeit ist meist ein ökonomisches Problem. Ihre langfristige Lösung *verlangt ernsthafte Beachtung* und Intervention seitens der Regierung. Inzwischen schafft die gegenwärtige Behelfslösung (Obdachlosenquartiere) ein neues Problem: das des Obdachloseninstitutionalismus. Interessanterweise scheinen diese nächtlichen pseudo-freiwilligen Armenhäuser nicht weniger »total« in ihren schädlichen Auswirkungen für Menschen zu sein als große psychiatrische Anstalten.

Tages- und Abendangebote sind notwendig, weil viele Klienten nicht arbeiten können oder wollen. Denen, die nicht arbeiten können, sollte wiederholt Gelegenheit gegeben werden, es erneut zu versuchen. Bevor nicht ein System existiert, das Anreize zur Arbeit gibt, wird es leider unmöglich sein, die zu motivieren, die nicht wollen. Obwohl sich durch Arbeit vielleicht der Kreislauf von Armut und Abhängigkeit durchbrechen ließe, ist es für die meisten Psychiatrieklienten kein lohnendes Geschäft, die Sicherheit der Wohlfahrtsunterstützung für einen Job auf der untersten Lohnskala aufzugeben, der sie zu Mitgliedern der arbeitenden Armen werden läßt.

Gute Mitarbeiter in der Gemeindepsychiatrie werden herangezogen, nicht ausgebildet. Es ist sehr schwer, Erwachsene mit dem Ziel zu schulen, keinen Schaden anzurichten, der goldenen Regel zu folgen und Menschen mit Respekt und Würde zu behandeln, wenn sie diese Schlüsselwerte und Einstellungen nicht bereits verkörpern. Es gibt Richtlinien für die Auswahl von Mitarbeitern aus einer Gruppe von Bewerbern, jedoch ist dies kein wissenschaftlicher Prozeß. Wenn neue Mitarbeiter die Arbeit wie beschrieben machen und die notwendigen Werte und Einstellungen vermitteln, wird das Programm das stärken und wachsen lassen, was auch immer sie einbringen. Natürlich werden auch Mitarbeiter benötigt mit besonderen Qualifikationen auf vielen unterschiedlichen Gebieten, wie Forschung, Psychopharmakologie, Familientherapie. Ihre Arbeit sollte so organisiert sein, daß sie fest ins Team eingebettet sind und dort ihre speziellen Kenntnisse einbringen. Wenn die Arbeit der Mitarbeiter in Form stützender, familienähnlicher, nicht hierarchischer Teams organisiert ist und diese ihre Ziele erreichen können, verringert sich das Risiko des Ausbrennens. Tritt es dennoch ein, so ist ein unterschiedlicher Umgang damit möglich. Im Prinzip läuft er immer auf die ermutigende Wirkung von Erfolgserlebnissen hinaus.

Die italienische Psychiatrie-Reform von 1978 ging die Frage der *Prävention* des Institutionalismus in radikaler Weise an. Sie verfügte die allmähliche Schließung der staatlichen psychiatrischen Krankenanstalten durch ein Verbot der Aufnahmen. Sie hat jedoch nicht die schnelle Entlassung ihrer Insassen vorgeschrieben und damit die Risiken einer massenhaften Enthospitalisierung vermieden. Aufnahmen, soweit erforderlich, müssen in kleinen stationären Einheiten – nicht größer als 15 Betten – an Allgemeinkrankenhäusern erfolgen. Regionalisierte, gemeindeintegrierte psychiatrische Dienste müssen alle Angebote für die psychiatrischen Bedürfnisse einer definierten Bevölkerung – 50 000 bis 200 000 Einwohner – *ohne die Rückendeckung der Anstalt* bereitstellen.

Eine Anzahl von Studien hat die erfolgreiche Durchführung der Reform unter unterschiedlichen Bedingungen gezeigt. Auch negative Berichte wurden veröffentlicht und pessimistische Einschätzungen über die Durchführbarkeit einer solchen innovativen Reform auf nationaler Basis geäußert.

Jedoch hat eine nationale Erhebung (CENSIS, 1985) ergeben, daß in ganz Italien ein recht umfassendes Netzwerk von Diensten seit der Reform entstanden ist. Gemeindepsychiatrische Zentren sind in 675 von 698 Einzugsgebieten entstanden gegenüber 750 von 2000 in den USA. Stationäre Einheiten in Allgemeinkrankenhäusern wurden in allen Regionen errichtet. Obwohl die Bettenrate – 5.4 pro 100 000 Einwohner – noch niedriger als geplant und zwischen den Regionen ungleich verteilt ist, scheinen diese Einheiten nicht von Fällen überlastet zu sein. Als Folge des Aufnahmestops nahm die Zahl der Patienten in staatlichen Anstalten von 60 000 im Jahre 1977 auf weniger als 30 000 im Jahre 1984 ab. Überaus wichtig ist jedoch, daß die fehlende Unterstützung der staatlichen Anstalten weder eine Zunahme der Kurzzeitaufnahmen noch eine größere Verschiebung zu privaten Krankenhäusern bewirkt hat.

Wir haben viel über die zentrale Bedeutung des *Rahmens* (Kontext) für gute Arbeit in der Gemeinde gesagt: Klientenkontext, Arbeitskontext der Mitarbeiter, Organisationskontext, administrativer Kontext, Gemeindekontext, politischer Kontext etc. In Italien entstand ein Kontext auf jeder dieser Ebenen, der zu einer dramatischen Veränderung der Organisation und des Angebots psychiatrischer Dienste geführt hat. Eine scheinbar radikale Idee wurde per Gesetz zur Regelpraxis für das ganze Land. Aus vielerlei Gründen hatte Amerikas Versuch der Reform der psychiatrischen Versorgung aus dem Jahre 1963 nur begrenzten Erfolg. Dennoch wurden bei dieser Reform eine Menge nützlicher Erfahrungen gesammelt. Was wir hier präsentiert haben, ist eine Verbindung italienischer und amerikanischer Erfahrungen in der Gemeindepsychiatrie. Das von uns vorgeschlagene Modell psychosozialer Behandlung in einem offenen System kann realisiert werden, wenn es den lokalen Bedingungen Rechnung trägt und die einschränkenden Bedingungen des Kontext genügend berücksichtigt. Selbst in einem Gesundheitssystem ohne Pro-Kopf-Finanzierung (wie in den USA) wird die von uns propagierte Versorgung nicht mehr kosten als derzeit für die Psychiatrie in öffentlicher Trägerschaft ausgegeben wird. Bedingung dafür ist, daß eine Politik der Nichtinstitutionalisierung realisiert wird. Es bedarf dazu nicht unbedingt einer nationalen Politik. Schon mit den Mitteln, die durch den Abbau von Betten in psychiatrischen Großkliniken frei werden, könnten Staaten, Kreise und Städte eine gute gemeindepsychiatrische Versorgung durchführen.

Wir wollen praktische, vernünftige, flexible, brauchbare administrative und klinische Leitlinien an die Hand geben, die die wirksame, psychosozial ausgerichtete gemeindepsychiatrische Versorgung an möglichst vielen Orten entwickeln und etablieren helfen. Nur die längerfristige und wohldurchdachte Anwendung dieser Leitlinien in vielen Zusammenhängen wird über deren Erfolg entscheiden.

Anhang

A Medikamentöse Behandlung psychischer Erkrankungen und anderer psychischer Störungen

Das folgende Kapitel über Medikamentenbehandlung entstammt einer Informationsschrift der amerikanischen Gesundheitsbehörde.[1] Die Autoren des Buches haben eine kritischere Haltung gegenüber psychotropen Medikamenten, insbesondere Neuroleptika, als sich hier niederschlägt. Dieser Anhang über Medikamentenbehandlung wurde jedoch aufgenommen, weil die Autoren es für wichtig erachten, daß auch Nicht-Ärzte unter den in der Psychiatrie Tätigen Wirkungen und Nebenwirkungen, Wert und Grenzen psychotroper Medikamente kennen sollten. Dies, damit sie deren Stellenwert im Rahmen einer psychosozialen Behandlung richtig einordnen und die oft allzu bereitwillige und unkritische Verschreibungspraxis von Ärzten hinterfragen können (Anm. d. Übers.).

Jeder kann psychisch erkranken: Sie, ein Familienmitglied, ein Freund oder der Nachbar von nebenan. Manche psychische Störungen sind leicht, andere hingegen ernst und von langer Dauer. Diese Störungen kann man jedoch behandeln. Eine – wichtige – Form der Behandlung ist die mit psychotropen Medikamenten. Verglichen mit anderen Behandlungsmethoden sind diese Medikamente relativ neu im Kampf gegen psychische Erkrankungen. Vor etwas mehr als 30 Jahren kam Chlorpromazin als erstes dieser Medikamente auf den Markt. Berücksichtigt man jedoch die kurze Zeit, die es sie gibt, so haben psychotrope Medikamente die Behandlung psychischer Störungen dramatisch verändert. Menschen, die in der Vergangenheit als Folge schwerer psychischer Krankheit vielleicht ihr ganzes Leben im psychiatrischen Krankenhaus verbringen mußten, bedürfen heute meist nur kurzer Krankenhausbehandlung oder werden gänzlich ambulant behandelt.

Psychotrope Medikamente können auch anderen Behandlungsformen zur größeren Wirksamkeit verhelfen. So kann z. B. ein Mensch, der zu

1 DHHS Publication No (ADM) 87-1509 Alcohol, Drug Abuse und Mental Health Administration, 1987

depressiv ist, um zu sprechen, nicht viel von einer Psychotherapie oder Beratung profitieren. Nach Medikamenteneinnahme tritt jedoch häufig eine Besserung der Symptomatik ein, so daß der Betroffene besser auf die Therapie anspricht.

Symptomlinderung, nicht Heilung

So wie Aspirin[R] Fieber senkt, ohne die dafür ursächliche Infektion zu beseitigen, wirken psychotrope Medikamente durch Unterdrückung der Symptome. Wie die meisten in der Medizin verwandten Medikamente korrigieren oder kompensieren sie eine Funktionsstörung im Körper. Psychische Krankheiten werden durch psychotrope Medikamente nicht *geheilt,* jedoch wird ihre Last gemildert. Diese Medikamente können Menschen helfen, mit dem Leben zurechtzukommen trotz gewisser andauernder seelischer Schmerzen und Schwierigkeiten, Probleme zu bewältigen. So können z. B. Medikamente wie Chlorpromazin die „Stimmen" unterdrücken, die einige an Schizophrenie erkrankte Menschen hören, und ihnen helfen, die Wirklichkeit wie andere wahrzunehmen. Ein Antidepressivum kann die düstere und schwere Verstimmung der Depression aufhellen. Wie lange ein psychotropes Medikament eingenommen werden muß, hängt von der Störung ab. Viele depressive und ängstliche Menschen benötigen Medikamente vielleicht nur einmal – vielleicht für einige Monate – und dann nie wieder. Einige Krankheiten, wie Schizophrenie und manisch-depressive Erkrankung, erfordern evtl. unbegrenzte oder intermittierende Medikamenteneinnahme.

Wie alle Arzneimittel zeigen psychotrope Medikamente nicht bei jedem die gleiche Wirkung. Manche reagieren besser auf ein bestimmtes Medikament als auf ein anderes. Manche benötigen größere Dosen als andere. Manche verspüren lästige Nebenwirkungen, andere hingegen nicht. Alter, Geschlecht, Körpergewicht, biochemische Vorgänge, Verhaltensweisen und Ernährung sind einige der Faktoren, die die Wirkung von Medikamenten beeinflussen können.

Fragen, die Sie Ihrem Arzt stellen sollten

Zur Erhöhung der Wahrscheinlichkeit, daß ein Medikament gut wirkt, müssen Patienten und ihre Familien aktiv mit dem Arzt, der die Medikamente verordnet, zusammenarbeiten. Sie müssen den Arzt informieren über frühere Krankheiten, andere Medikamente, die eingenommen werden, bevorstehende Veränderungen – wie die Planung eines Babys – sowie eigene Erfahrungen mit einem Medikament und dessen etwaige Nebenwirkungen. Wird ein Medikament verordnet, sollte der Patient oder die Familienangehörigen folgende von der U. S. Food and Drug Administration (FDA) und anderen Organisationen empfohlene Fragen stellen:

- Wie heißt das Mittel und was soll es bewirken?
- Wann und wie lange soll ich es einnehmen?
- Welche Lebensmittel, Getränke, Medikamente oder Tätigkeiten soll ich vermeiden, solange ich das Medikament einnehme?
- Welche Nebenwirkungen hat es, und was soll ich tun, wenn sie auftreten?
- Gibt es eine schriftliche Information über das Medikament?

In dieser Broschüre werden Medikamente unter ihrem genetischen Namen (chemische Kurzbezeichnung) und mit ^{R} versehen unter ihrem Handelsnamen (Markenname der pharmazeutischen Firma) aufgeführt. Sie sind in bezug auf die Symptome ihrer hauptsächlichen Anwendung in vier große Kategorien unterteilt: Neuroleptika (gegen Psychosen wie Schizophrenie u. a.), Mittel gegen die Manie, Antidepressiva und Tranquilizer (gegen Unruhe und Angst). Einige Medikamente kommen in mehr als einer Kategorie zur Anwendung. Antidepressiva z. B. haben sich in der Behandlung einiger Angsterkrankungen bewährt.

Ein Verzeichnis am Ende dieses Abschnitts enthält die Handelsnamen der am häufigsten verordneten Medikamente und verweist gleichzeitig auf den Abschnitt, der Informationen über die Art des betreffenden Medikamentes enthält. Ein weiteres Verzeichnis enthält den genetischen Namen des Medikaments mit Hinweis auf den jeweiligen Abschnitt zur weiteren Information.

Neuroleptika („antipsychotisch" wirkende Mittel)

Ein psychotisch erkrankter Mensch hat den Bezug zur Realität verloren. Er hört vielleicht „Stimmen" und hat merkwürdige und nicht zutreffende Vorstellungen. So kann er z. B. glauben, der Präsident der Vereinigten Staaten, ein religiöser Führer oder ein Filmstar zu sein. Er kann sich aus nicht ersichtlichen Gründen erregen, ärgerlich werden oder sehr viel freie Zeit mit sich selbst oder im Bett verbringen, am Tag schlafen und nachts wach sein. Er kann sein Äußeres vernachlässigen, sich nicht waschen oder die Kleider nicht wechseln, und es kann schwer sein, sich mit ihm zu verständigen, weil er unsinnige Dinge sagt oder fast gar nicht spricht.

Diese Verhaltensweisen sind Symptome der Psychose, deren Hauptform die Schizophrenie ist. In der Psychose müssen nicht alle diese Symptome vorhanden sein, einige davon jedoch immer. Neuroleptika wirken gegen diese Symptome. Sie können die Krankheit nicht „heilen", aber viele der Symptome beseitigen oder mildern. In manchen Fällen können sie auch den Verlauf der Krankheit abkürzen. Es steht eine Vielzahl von Neuroleptika zur Verfügung. Sie sind alle wirksam. Die Hauptunterschiede betreffen die Potenz, d. h. die notwendige Dosis, um therapeutische Wirkungen zu erzielen, und die Nebenwirkungen. Vielleicht denken manche, je höher die Dosis, um so schwerer die Krankheit, jedoch trifft dies nicht immer zu.

Ein Arzt berücksichtigt neben der Schwere der Erkrankung verschiedene weitere Faktoren, wie z. B. Alter des Patienten, Körpergewicht und Art des Medikamentes, wenn er ein Neuroleptikum verschreibt. John A., 1,80 m groß, 80 kg schwer und 25 Jahre alt, braucht vielleicht dreimal soviel Medikamente wie Mary B., 1,50 m groß, 50 kg schwer und 65 Jahre alt, obwohl sie beide gleich krank sind. Die Vorgeschichte der Erkrankung ist ebenfalls von Bedeutung. Wurde bereits eine bestimmte Medizin eingenommen und hat diese geholfen, so verordnet der Arzt wahrscheinlich dasselbe Medikament wieder. Einige niederpotente Substanzen, wie Chlorpromazin *(Megaphen^R^)*, werden immer in höheren Dosierungen verordnet als andere, hochpotente, wie Haloperidol *(Haldol^R^)*.

Bei einem niederpotenten Neuroleptikum (wie Chlorpromazin) muß eine große Menge eingenommen werden, um die gleiche Wirkung einer kleinen Menge eines hochpotenten Neuroleptikums (wie Haloperidol) zu erzielen. Warum verordnen Ärzte dann aber nicht nur hochpotente Neuroleptika? Der Hauptgrund besteht in den unterschiedlichen Nebenwirkungen (andere Wirkungen eines Medikaments als die für die Krankheit beabsichtigten). Hoch- und niederpotente Neuroleptika unterscheiden sich in ihren Nebenwirkungen, die von Menschen unterschiedlich vertragen werden. Eine Nebenwirkung kann zuweilen auch erwünscht sein. Zum Beispiel ist die beruhigende (sedative) Wirkung einiger Neuroleptika erwünscht bei Patienten, die Schwierigkeiten mit dem Schlaf haben oder die tagsüber unruhig sind.

Im Unterschied zu manch anderen Medikamenten, deren Einnahme mehrmals täglich erforderlich ist, brauchen Neuroleptika im allgemeinen nur einmal am Tag eingenommen zu werden. Patienten können Nebenwirkungen am Tage dadurch reduzieren, daß sie die Medikamente nur einmal täglich vor dem Zubettgehen nehmen. Einige dieser Substanzen sind in Anwendungsformen verfügbar, die nur ein- oder zweimal im Monat injiziert zu werden brauchen. Dadurch kann sichergestellt werden, daß die verordnete Medikation auch tatsächlich eingenommen wird.

Die meisten Nebenwirkungen von Neuroleptika sind leicht. Viele der häufigeren Nebenwirkungen, wie Müdigkeit, Herzklopfen, Schwindel oder Schwarzwerden vor den Augen bei Lagewechsel, verschwinden nach den ersten Wochen der Behandlung.

Manche Menschen nehmen während der Medikamenteneinnahme an Gewicht zu und müssen ihre Ernährung ändern, damit sie Gewicht halten. Als weitere Nebenwirkungen einiger Neuroleptika können Nachlassen der sexuellen Potenz oder des sexuellen Interesses, Menstruationsstörungen, Empfindlichkeit gegenüber Sonnenbrand (Vorsicht in der Sonne!) und Hautausschläge (Arzneimittel-Exantheme) auftreten. Besonders beeinträchtigende Nebenwirkungen sollten mit dem Arzt besprochen werden, der dann ein anderes Medikament verordnen, die Dosierung ändern oder ein zusätzliches Mittel gegen die Nebenwirkungen verschreiben kann.

Bei einigen Neuroleptika können Bewegungsstörungen auftreten. Diese äußern sich in Muskelkrämpfen (des Nackens, der Augen, des Rückens oder anderer Muskeln), Bewegungsunruhe verbunden mit dem Drang, auf- und abzugehen, in Konzentrationsstörungen oder in allgemeiner Verlangsamung der Bewegungen und der Sprache sowie in einem kleinschrittigen Gang. Einige dieser Nebenwirkungen gleichen Symptomen psychischer Krankheiten, sind es jedoch nicht. Treten sie unter Neuroleptikabehandlung auf oder bleiben sie bestehen, sollte der Arzt informiert werden, der ein spezielles Mittel gegen diese Nebenwirkungen verschreiben kann.

So unterschiedlich, wie Menschen auf Neuroleptika reagieren, so unterschiedlich ist auch die Zeit, bis eine Besserung eintritt. Einige Symptome verschwinden in Tagen, andere dagegen erst in Wochen und Monaten. Oft erfolgt Besserung in einem Zeitraum von mehreren Wochen. Bei vielen Patienten tritt eine wesentliche Besserung bis zur sechsten Woche nach Behandlungsbeginn ein (wenn auch nicht in jedem Fall). Scheint eine Besserung nicht einzutreten, kann eine andere Art von

Neuroleptikum probiert werden. Die medikamentöse Behandlung einer psychotischen Erkrankung kann bis zu mehreren Monaten, manchmal sogar länger andauern. Bei längerer völliger oder weitgehender Symptomfreiheit kann die Dosis allmählich reduziert werden. Treten die Symptome dann nicht wieder auf, kann das Medikament langsam ausgeglichen und abgesetzt werden.

Die Medikation sollte nicht einfach abgesetzt werden, wenn man sich wohlfühlt oder zumindest besser fühlt. Plötzliches Absetzen der Neuroleptika kann Entzugsreaktionen wie Alpträume, Schlafstörungen, Magenkrämpfe und Durchfall verursachen. Die Medikamente sollten nur langsam unter ärztlicher Überwachung abgesetzt werden. Manche Menschen müssen Neuroleptika längere Zeit oder sogar unbegrenzt einnehmen, um symptomfrei zu bleiben. Diese Menschen leiden meist an einer chronischen (langfristigen, andauernden) schizophrenen Erkrankung oder hatten in der Vergangenheit viele schizophrene Episoden, so daß die Wahrscheinlichkeit hoch ist, erneut zu erkranken. In solchen Fällen kann die Medikation in der geringstmöglichen Dosierung, bei der die Symptome noch unterdrückt werden, fortgesetzt werden. Diese Form der Behandlung, Dauer- bzw. Langzeitmedikation genannt, verhindert häufig Rückfälle bzw. beseitigt oder mildert die Symptomatik.

Während Dauermedikation vielen Menschen hilft, besteht für einige jedoch das Risiko, daß langfristig Nebenwirkungen auftreten können, insbesondere in Form der sogenannten Spätdyskinesie. Diese ist gekennzeichnet durch unwillkürliche Bewegungen der Lippen, der Zunge und des Kinns, manchmal auch der Hände und Füße. Sie kann in leichter bis schwerer Form auftreten. Bei manchen ist dieser Zustand irreversibel, bei anderen kann er sich teilweise oder vollständig zurückbilden. Spätdyskinesien treten am häufigsten nach langfristiger Neuroleptikabehandlung und häufiger bei älteren Frauen auf. Es ist nicht vorhersehbar, ob jemand diese Störung entwickelt, und ob der Patient diese Störung wieder verliert, wenn sie eingetreten ist. Zur Zeit gibt es keine wirksame Behandlung. Patient, Familie und Arzt müssen in jedem Einzelfall das mögliche Risiko einer Langzeitbehandlung mit Neuroleptika gegen den Nutzen abwägen. Die klinische Forschung untersucht zur Zeit zwei neue Formen der Langzeitbehandlung mit der Absicht unter Beibehaltung der Vorteile dieser Medikamente das Risiko der Spätdyskinesien und ähnlicher möglicher Nebenwirkungen zu reduzieren. Der „Niedrigdosierung"-Ansatz benutzt weitaus geringere Erhaltungsdosen von Neuroleptika als üblich. Die „Intervallbehandlung" dagegen setzt die Medikamente ab, wenn der Patient symptomfrei ist, und verabreicht sie erst dann wieder, wenn Symptome erneut auftreten. Beide Ansätze sind vielversprechend und werden weiter untersucht.

Neuroleptika können unerwünschte Wirkungen zeigen, wenn sie mit anderen Medikamenten kombiniert werden. Daher sollte der Arzt über alle Medikamente informiert werden, die eingenommen werden, einschließlich der nicht rezeptpflichtigen Präparate und des Ausmaßes des Alkoholkonsums. Einige Neuroleptika beeinflussen die Wirkung von Antihypertensiva (Mittel gegen hohen Blutdruck), von Antikonvulsiva (gegen Anfallsleiden) und von Mitteln gegen die Parkinsonsche Krankheit. Einige Neuroleptika verstärken die Wirkung von Alkohol und anderen zentralnervös dämpfenden Mitteln, wie Antihistaminika, Antidepressiva, Barbiturate, einige Schlaf- und Schmerzmittel sowie Narkosemittel.

Medikamente zur Behandlung der Manie

Die manisch-depressive Erkrankung (bipolare Störung) ist gekennzeichnet durch Stimmungsschwankungen: starke Höhen (Manie) und Tiefen (Depression). Patienten können an mehreren manischen und nur einer depressiven Phase erkranken – oder umgekehrt. Manchmal folgen diese Stimmungsschwankungen sehr dicht aufeinander (innerhalb von Stunden oder Tagen), aber auch Monate und Jahre können dazwischen liegen.

Ist jemand manisch, so ist er übermäßig aktiv, redselig und voller Energie. Er wechselt schnell das Thema, als ob er seine Gedanken nicht schnell genug äußern kann. Er ist leicht ablenkbar und seine Konzentrationsspanne ist oft sehr kurz. Zuweilen ist der manisch erkrankte Mensch gereizt oder wütend und hat falsche oder übersteigerte Vorstellungen über seine Stellung bzw. Bedeutung in der Welt. Er kann sehr begeistert sein, voll großer Pläne von geschäftlichen Transaktionen bis hin zu romantischen Verwicklungen. Er kann unmäßige Großeinkäufe tätigen, und sein Urteilsvermögen bei solchen Unternehmungen ist oft schlecht.

Die Depression äußert sich in gedrückter Stimmung, Mangel an Energie, Veränderungen des Eß- und Schlafverhaltens, in Gefühlen der Hoffnungslosigkeit, Hilflosigkeit und Schuld und manchmal in Suizidgedanken.

Diese manischen und depressiven Phasen können an Intensität und im Schweregrad variieren. Lithium ist das am häufigsten angewandte Medikament gegen die Manie. Eine Manie ohne vorausgegangene oder nachfolgende depressive Phase ist selten. Lithium gleicht Stimmungsschwankungen in beide Richtungen aus, so daß es nicht nur bei akut manischen Zuständen oder Verschlimmerungen der Krankheit, sondern auch als längerfristige Behandlung der bipolaren Störung zur Anwendung kommt.

Lithium mildert eine schwere manische Symptomatik innerhalb von fünf bis 14 Tagen, aber es kann Tage bis mehrere Monate dauern, bis es zu einer völligen Beherrschung des Zustandes kommt. Während der ersten Behandlungstage werden manchmal zusätzlich Neuroleptika zur Beherrschung der manischen Symptome verabreicht, bis die Wirkung von Lithium eintritt.

Es kann sein, daß die Krankheit nur einmal und dann nie wieder auftritt oder mehrere Jahre ohne Rückfälle bleibt. Jedoch sollte bei mehr als einer Krankheitsepisode eine Dauerbehandlung mit Lithium ernsthaft in Erwägung gezogen werden. Einige Patienten sprechen gut auf eine Dauerbehandlung an und bleiben frei von weiteren Krankheitsphasen. Andere haben mäßige Stimmungsschwankungen, die bei fortgesetzter Behandlung nachlassen und ganz aufhören können. Bei anderen wiederum können weiterhin Krankheitsphasen auftreten, die jedoch an Häufigkeit und Schweregrad abnehmen. Einigen manisch-depressiv Erkrankten kann überhaupt nicht geholfen werden. Wer wie reagiert, ist nicht vorhersehbar. Ein guter Gesundheitszustand und Fehlen von Unverträglichkeitsreaktionen vorausgesetzt, kann Lithium unbegrenzt eingenommen werden.

Regelmäßige Blutuntersuchungen sind ein wichtiger Teil der Lithium-Behandlung. Diese Untersuchungen messen die Menge des Medikaments im Körper (Lithium- Spiegel). Ist die Dosis zu gering, ist das Medikament unwirksam, ist sie zu hoch, kann es toxisch (giftig) sein. Die Spanne zwischen wirksamer und toxischer Dosis ist klein. Zu Beginn der Therapie werden Blutuntersuchungen häufig durchgeführt – danach weniger oft –, um den optimalen Lithium-Spiegel für den Patienten herauszufinden. Wie hoch die erforderliche Dosis sein muß, kann sich im Lauf der Zeit ändern und hängt vom Krankheitszustand, den biochemischen Körpervorgängen und dem physischen Gesundheitszustand ab.

Alles, was den Natriumgehalt im Körper vermindert (Tafelsalz ist Natriumchlorid), kann einen Anstieg von Lithium bewirken und Toxizität zur Folge haben. Dies kann bei verminderter Salzaufnahme, starkem Schwitzen, Fieber, Erbrechen oder Durchfall der Fall sein. Beispiele hierfür sind ungewohnt intensives Sporttraining oder der Wechsel zu einer salzarmen Diät. Man sollte die Zustände, die zu einem verminderten Natriumgehalt im Körper führen können, kennen und dem Arzt mitteilen. Die Lithium-Dosis muß dann eventuell angepaßt werden.

Eine Lithium-Vergiftung kann sich in Übelkeit, Erbrechen, Schläfrigkeit und geistiger Verlangsamung, Benommenheit, verwaschener Sprache, Verwirrtheit, Schwindel, Muskelzuckungen, abnormen Muskelbewegungen und Sehstörungen (verschwommenes Sehen) äußern. Eine schwere Überdosierung mit Lithium kann lebensbedrohlich sein.

Bei der erstmaligen Einnahme von Lithium können Nebenwirkungen wie Schläfrigkeit, Schwäche, Übelkeit, Erbrechen, Müdigkeit, Zittern der Hände oder vermehrter Durst und vermehrtes Wasserlassen auftreten. Im allgemeinen verschwinden sie oder lassen schnell nach, jedoch kann das Zittern der Hände bestehen bleiben. Auch kann es zu einer Gewichtszunahme kommen. Hier hilft Diät, jedoch sollte in Radikalkuren wegen der möglichen Auswirkungen auf den Lithium-Spiegel vermieden werden. Kalorienarme bzw. -freie Getränke tragen dazu bei, das Gewicht niedrig zu halten. Während der Behandlung können sich Veränderungen an den Nieren einstellen, die mit vermehrtem Durst und Wasserlassen einhergehen. Diese Zustände sind, ebenso wie eine mögliche Schilddrüsenvergrößerung, meist reversibel und behandelbar.

Wegen möglicher Komplikationen kann Lithium unter Umständen bei bestehenden Schilddrüsen-, Nieren- oder Herzerkrankungen, bei Epilepsie oder bei Hirnschädigung nicht empfohlen oder nur mit Vorsicht verordnet werden. Frauen im gebärfähigen Alter sollten sich klar darüber sein, daß Lithium Mißbildungen bei Babys hervorrufen kann. Besondere Vorsicht ist während der ersten drei Monate der Schwangerschaft angebracht. Lithiumbehandelte Frauen dürfen auch nicht stillen.

Lithium kann in Kombination mit bestimmten anderen Medikamenten unerwünschte Wirkungen haben. Einige Diuretika (Medikamente, die Wasser aus dem Körper ausschwemmen) erhöhen den Lithium-Spiegel und können eine Intoxikation zur Folge haben. Andere Diuretika, wie Kaffee und Tee, können den Lithium-Spiegel herabsetzen. Probleme können ebenfalls auftreten, wenn Lithium mit Hydroxyzin *(Atarax®, Masmoran®)*, Neuroleptika oder Methyldopa *(Presinol®, Sembrina®)* kombiniert wird. *Jeder, der mit Lithium behandelt wird, sollte alle Ärzte, die er aufsucht, über alle anderen Medikamente, die er einnimmt, informieren.*

Bei regelmäßiger Überwachung ist Lithium ein sicheres und wirksames Medikament, das vielen Menschen ermöglicht, ein normales Leben zu führen, die sonst unter erheblich beeinträchtigenden Stimmungsschwankungen leiden müßten.

Lithium hilft nicht allen Patienten mit Symptomen einer Manie. Einige Patienten sprechen auf eine andere Art von Medikamenten, die Antikonvulsiva, an (die in der Behandlung der Epilepsie Anwendung finden). Carbamazepin *(Tegretal®, Timonil®)* ist das am häufigsten angewandte Antikonvulsivum. Manisch-depressiv erkrankte Patienten mit häufig wechselnden Phasen, d. h. einem Wechsel von Manie zur Depression und zurück im Verlauf von Stunden und Tagen statt Monaten, scheinen besonders gut auf Carbamazepin anzusprechen.

Frühe Nebenwirkungen, obwohl im allgemeinen leicht, äußern sich in

Schläfrigkeit, Schwindel, Ataxie, Verwirrtheit, Sehstörungen, Wahrnehmungsverzerrungen, Gedächtnisstörungen und Übelkeit. Sie sind meist passagerer Natur und sprechen oft auf vorübergehendes Herabsetzen der Dosierung an. Ernster sind Hautausschläge, die bei 15 bis 20 % der Patienten auftreten können. Diese sind zuweilen so schwer, daß das Medikament abgesetzt werden muß. Allerdings ist weder Carbamazepin noch ein anderes Antikonvulsivum in der Bundesrepublik Deutschland und in den Vereinigten Staaten zur Behandlung der manisch-depressiven Erkrankung zugelassen. Diese Medikamente bedürfen weiterer Erforschung und Erprobung, bevor die Zulassung durch die FDA (Food and Drug Administration) und ihre breite Anwendung gerechtfertigt erscheint.

Antidepressiva

Eine Depression, die auf medikamentöse Behandlung anspricht, ist ihrem Wesen nach mehr als nur die „Höhen" und „Tiefen" des alltäglichen Lebens. Es ist ein zwei Wochen oder länger anhaltender Zustand, der in erheblicher Weise die Fähigkeiten des depressiv erkrankten Menschen beeinträchtigt, seinen Alltagspflichten nachzukommen und sich an Dingen zu erfreuen, die ihm früher Freude bereitet haben.

Der depressiv erkrankte Mensch erscheint traurig oder niedergeschlagen. Er kann Probleme mit dem Essen haben und an Gewicht verlieren (obwohl einige in der Depression mehr essen und an Gewicht zunehmen). Er schläft möglicherweise zu viel oder zu wenig, kann schwer einschlafen, hat einen unruhigen Schlaf oder wacht in den frühen Morgenstunden auf. Er äußert vielleicht, daß er sich schuldig, wertlos und hoffnungslos fühlt. Auch klagt er vielleicht darüber, daß sein Denken verlangsamt ist. Ihm kann es an Energie mangeln, „alles zuviel sein", oder er kann unruhig und nervös sein. Ein Mensch, der depressiv ist, mag weinen. Er kann daran denken und davon sprechen, sich zu töten, und sogar versuchen, es zu tun. Einige depressiv erkrankte Menschen haben psychotische Symptome, wie Wahnvorstellungen, die Bezug zu ihrer Depression haben. So kann z. B. jemand, der psychotisch depressiv ist, sich vorstellen, daß er bereits tot ist oder „in der Hölle" und bestraft wird.

Nicht jeder, der depressiv ist, hat alle diese Symptome. Aber jeder depressiv Erkrankte hat wenigstens einige davon. Eine Depression kann ihrer Intensität nach schwer, mäßig oder leicht sein.

Antidepressiva kommen am häufigsten bei schweren Depressionen zur Anwendung, jedoch können sie auch bei leichteren Depressionen helfen.

Diese Medikamente beseitigen die Symptome der Depression oder mildern sie und verhelfen dem depressiven Menschen wieder zu einem normalen Leben und Funktionieren. Sie sind keine Glücksdrogen oder Stimulantien. Sie verhelfen niemandem dazu, sich besser zu fühlen als sonst, jedoch können sie einem Menschen dazu verhelfen, daß es ihm wieder so gut geht wie vor Eintritt der Depression.

Antidepressiva werden auch bei Störungen, deren Hauptmerkmal Angst ist, angewandt. Sie vermögen Symptome der Panik zu hemmen, wie Herzrasen, panische Angst, Schwindel, Brustschmerzen, Erbrechen und Atembeschwerden. Sie kommen auch bei einigen Phobien zur Anwendung.

Bei der Einnahme von Antidepressiva erfolgt die Besserung im allgemeinen nicht sofort. Bei den meisten dieser Medikamente tritt die Wirkung erst nach ein bis drei Wochen ein. Einige Symptome bessern sich bald nach Behandlungsbeginn, andere erst später. Zum Beispiel kann es zu einer Besserung des Antriebs oder des Schlaf- oder Eßverhalten kommen, bevor die depressive Stimmung sich hebt. Bessern sich die Symptome nach drei bis sechs Wochen nicht oder nur geringfügig, so kann ein anderes Medikament probiert werden. Einige Menschen sprechen besser auf ein Medikament, andere auf ein anderes an. Da es nicht möglich ist, im vorhinein festzustellen, welches Medikament wirkt, muß der Arzt das Medikament eventuell mehrfach wechseln, bis eins, das wirkt, gefunden ist. Die Behandlung ist mindestens mehrere Monate fortzusetzen und kann bis zu einem Jahr oder länger dauern.

Einige Menschen erkranken nur einmal an einer Depression und dann nie wieder oder sie bleiben jahrelang symptomfrei. Andere wiederum leiden unter häufigen Phasen oder an sehr langanhaltenden Depressionen, die Jahre andauern können. Bei manchen werden die Depressionen mit zunehmendem Alter häufiger und schwerer. Hier kann die Dauertherapie eine wirksame Methode sein, die Häufigkeit und Schwere der Depressionen zu mildern. Bei den gebräuchlichen Medikamenten sind Langzeitnebenwirkungen nicht bekannt, und sie können unbegrenzt verordnet werden. Die Dosis kann bei lästigen Nebenwirkungen reduziert werden.

Auch Lithium kann zur Langzeittherapie wiederholt auftretender Depressionen verordnet werden, wenn Anhaltspunkte für eine manische oder manieähnliche Phase in der Vergangenheit vorliegen.

Eine Vielzahl von Antidepressiva steht zur Verfügung. Sie unterscheiden sich in bezug auf ihre Nebenwirkungen und in gewissem Maße im Grad ihrer Wirksamkeit. Tricyclische Antidepressiva (nach ihrer chemischen Struktur so benannt) gelten für die Behandlung der Depression als wirksamer als Monoaminooxydase-Hemmer (MAOH), aber MAOH wirken oft bei sog. „atypischen" Depressionen, bei denen Symptome wie übermäßiges Essen und Schlafen, Angst, Patientenanfälle und Phobien auftreten. Neuere Antidepressiva (wie tetracyclische, unicyclische u. a.) bedürfen noch der Bestätigung durch weitere Untersuchungen und der Bewährung durch die Zeit.

Die Dosierung der Antidepressiva variiert, abhängig von der Art des Medikaments, den biochemischen Körpervorgängen, Alter und, zuweilen, dem Körpergewicht.

Im allgemeinen wird mit einer niedrigen Dosierung begonnen, die allmählich gesteigert wird, bis die gewünschte Wirkung erreicht ist, ohne daß lästige Nebenwirkungen auftreten.

Tricyclische Antidepressiva haben eine Reihe möglicher Nebenwirkungen, die je nach Medikament verschieden sind. Zum Beispiel macht Amitriptylin *(Saroten[R], Tryptizol[R])* oft müde und schläfrig, bei Desimipramin *(Pertofran[R])* ist dies kaum der Fall. Aufgrund dieser unterschiedlichen Nebenwirkungen kann ein Antidepressivum für den einen sehr erwünscht und für einen anderen ungeeignet sein. Die meisten tricyclischen Antidepressiva komplizieren bestimmte Herzstörungen. Andere Nebenwirkungen der tricyclischen Antidepressiva können zu Sehstörungen (verschwommenes Sehen), Mundtrockenheit, Verstopfung, Schwindel bei Lagewechsel, vermehrtem Schwitzen, Harnverhaltung, Veränderungen des sexuellen Verlangens, Nachlassen der sexuellen Potenz, Gewichtszunahme, Muskelzuckungen, Müdigkeit und Schwäche führen. Nicht alle Medikamente verursachen alle diese Nebenwirkungen. Auch treten sie nicht bei jedem auf. Manche verschwinden schnell, andere können die ganze Behandlungsdauer über bestehen bleiben. Manche Nebenwirkungen ähneln den Symptomen der Depression (z. B. Erschöpfung und Verstopfung). Daher sollte der Patient oder seine Familie alle Symptome mit dem Arzt besprechen, der dann das Medikament oder die Dosierung ändern kann.

MAO-Hemmer können einige Nebenwirkungen verursachen, die denen der tricyclischen Antidepressiva ähneln. Häufig sind Schwindel bei Lagewechsel und schneller Herzschlag. MAOH können auch in Verbindung mit bestimmten Speisen, alkoholischen Getränken und anderen Medikamenten (wie alter Käse, Chianti und andere Rotweine sowie rezeptfreie Grippemittel) sehr hohen Blutdruck, Kopfschmerzen, Krampfanfälle und Gehirnschlag hervorrufen. Daher *muß* bei Einnahme von MAOH von bestimmten Speisen, Getränken und Medikamenten Abstand genommen werden.

Eine Überdosierung mit Antidepressiva ist ernst und potentiell tödlich. Sie erfordert sofortige ärztliche Überwachung. Daher sollten diese Medikamentenkur in der verordneten Menge eingenommen und vor dem Zugriff von Kindern sicher aufbewahrt werden.

Symptome einer Überdosierung mit tricyclischen Antidepressiva entwickeln sich innerhalb einer Stunde, beginnend mit Pulsbeschleunigung, Pupillenerweiterung, Gesichtsrötung und Unruhe bis zu Verwirrtheit, Bewußtlosigkeit, Anfällen, Herz-Rhythmus-Störungen, Herz-Lungen-Kollaps und Tod. Die Folgen einer Kombination von MAOH mit altem Käse und anderen bestimmten Nahrungsmitteln treten erst Stunden später auf. Anzeichen können erhöhter Blutdruck, Kopfschmerzen, Übelkeit, Erbrechen, schneller Herzschlag, evtl. auch Verwirrtheit, psychotische Symptome und Koma sein.

Bei Einnahme von Antidepressiva ist es wichtig, alle Ärzte, die man aufsucht (nicht nur den, der die Depression behandelt), über alle Medikamente, die man einnimmt, zu informieren, einschließlich der rezeptfreien Mittel und des Alkoholkonsums bei regelmäßigem Gebrauch. Antidepressiva interferrieren mit zahlreichen Medikamenten und Substanzen. Diese Wechselwirkungen können die Wirkung der Antidepressiva verändern oder unerwünschte Reaktionen hervorrufen. Solche Wechselwirkungen tricyclischer Antidepressiva können mit Schilddrüsenhormonen, Mitteln gegen Hochdruck, oralen Kontrazeptiva, einigen Blutgerinnungsmitteln, einigen Schlafmitteln, Neuroleptika, Diuretika, Antihistaminika, Aspirin, Natriumbicarbonat, Vitamin C, Alkohol und Tabak auftreten.

Auch MAOH haben negative Wechselwirkungen mit einer großen Zahl von Medikamenten und anderen Substanzen, insbesondere mit Lokalanaesthetika, rezeptfreien Mitteln gegen Grippe und Allergie, Amphetaminen, Antihistaminika, Insulin, Narkotika, Anti-Parkinson-Mitteln, Alkohol und Natriumglutamat.

Bei sorgfältiger Anwendung gemäß ärztlichen Anordnung sind Antidepressiva äußerst nützliche Medikamente, die das Elend der Depression abwenden und dem Betroffenen dazu verhelfen können, wieder er selbst zu sein.

Tranquilizer (Mittel gegen Unruhe und Angst)

Jeder hat irgendwann einmal Angst. Ein flaues Gefühl im Magen vor einer Rede oder schweißige Hände während eines Vorstellungsgespräches sind häufige Symptome. Andere Symptome der Angst sind Reizbarkeit, Beklommenheit, Nervosität, Vorahnungen und Befürchtungen, schneller oder unregelmäßiger Herzschlag, Magenschmerzen, Übelkeit, Schwindel und Atembeschwerden.

Die Angst ist oft gering und beherrschbar. Zuweilen kann sie jedoch ein ernstes Problem sein. Ein großer Angstpegel oder ein anhaltender Angstzustand kann sehr beeinträchtigen und die alltäglichen Vorrichtungen erschweren oder verhindern.

Angst ist manchmal mit Phobien kombiniert, d. h. anhaltenden irrationalen Befürchtungen, für die die Vermeidung bestimmter Objekte, Orte und Sachen kennzeichnend ist. Eine Panik-Attacke ist ein schwerer Angstzustand, der plötzlich auftritt und mit starker Furcht, Atemnot Herzklopfen und Todesängsten einhergeht.

Tranquilizer beruhigen und entspannen Menschen, die unter Angst leiden, und beseitigen die lästigen Symptome. Zur Zeit sind eine Reihe von Tranquilizern verfügbar. Die bevorzugten Medikamente gegen die meisten Angstkrankheiten sind die Benzodiazepine. Antidepressiva sind ebenfalls sehr wirksam bei Panik-Attacken und einigen Phobien und werden daher oft bei diesen Störungen verordnet. Neuerdings werden Antidepressiva auch bei generalisierten Formen der Angst, besonders wenn diese mit Depressionen einhergehen, angewandt.

Die am häufigsten verordneten Benzodiazepine sind Chlordiazepoxid (LIBRIUM[R], LIBRAX[R] U. A.) und Diazepam (VALIUM[R]). Benzodiazepine wirken relativ schnell, die meisten innerhalb von Stunden, einige sogar schneller. Da die Wirkung lange anhält, müssen Benzodiazepine oft nur zwei- oder dreimal täglich eingenommen werden. Im allgemeinen wird mit niedriger Dosierung begonnen und allmählich gesteigert, bis die Symptome gemildert oder beseitigt sind. Die Dosierung kann erheblich variieren in Abhängigkeit von der Symptomatik und den biochemischen Körpervorgängen des einzelnen. Benzodiazepine haben wenig Nebenwirkungen. Schläfrigkeit und Koordinationsstörungen sind sehr häufig. Auch Ermüdung und Benommenheit oder Verwirrtheit können auftreten. Aufgrund dieser Wirkungen kann Autofahren und die Bedienung einiger Maschinen unter Benzodiazepin-Medikation gefährlich sein, besonders dann, wenn die Behandlung gerade erst begonnen hat. Andere Nebenwirkungen sind selten.

Die Kombination von Benzodiazepinen mit anderen Medikamenten, insbesondere mit Alkohol, kann problematisch sein. Daher ist es wichtig, die Anweisungen des Arztes zu befolgen. Der Arzt sollte über alle anderen Medikamente einschließlich der rezeptfreien Mittel, die der Patient einnimmt, informiert sein. Benzodiazepine verstärken die Dämpfung des Zentralnervensystems, wenn sie mit Alkohol, Anaesthetika, Antihistaminika, Sedativa, Muskelrelaxantien und einigen Schmerzmitteln kombiniert werden. Bestimmte Benzodiazepine können die Wirkung einiger Antikonvulsiva und Kardiaka (Herzmittel) beeinflussen. Benzodiazepine werden auch in Verbindung mit Mißbildungen von Säuglingen bei Einnahme dieser Medikamente während der Schwangerschaft gebracht.

Bei Benzodiazepinen können Toleranz und Abhängigkeit wie auch

Mißbrauch und Entzugssymptome auftreten. Daher werden sie im allgemeinen nur für kurze Zeit (Tage oder Wochen) und zuweilen periodisch in Streßsituationen und bei Angstanfällen verordnet. Aus demselben Grund wird langfristige und Dauerbehandlung mit Benzodiazepinen in den meisten Fällen nicht empfohlen. Eine sehr kleine Zahl von Patienten kann jedoch eine langfristige Behandlung benötigen.

Konsultieren Sie den Arzt, bevor Sie Benzodiazepine absetzen. Entzugssymptome können bei plötzlichem Absetzen auftreten. Daher wird nach längerer Einnahme von Benzodiazepinen die Dosierung vor dem völligen Absetzen allmählich reduziert. Dabei können Angstzustände, Zittern, Kopfschmerzen, Schwindel, Schlaflosigkeit, Appetitmangel und in schweren Fällen Fieber, Krampfanfälle und Psychosen auftreten. Die Entzugserscheinungen können mit dem Wiederauftreten von Angst verwechselt werden, da viele der Symptome sich gleichen.

Mit Ausnahme von Alprazolam (TAFIL[R]) ist eine Überdosierung von Benzodiazepinen fast niemals lebensbedrohlich. Jedoch die Kombination mit Alkohol oder anderen Medikamenten kann eine ernste und möglicherweise lebensbedrohliche Komplikation zur Folge haben.

Obwohl Benzodiazepine oder tricyclische Antidepressiva die bevorzugten Medikamente zur Behandlung der Angsterkrankungen sind, kann gelegentlich, aus bestimmten Gründen, eines der folgenden Medikamente verordnet werden: Neuroleptika, Antihistaminika (wie *Avil*[R], *Fenistil*[R], *Tavegil*[R] u.a.), Barbiturate, wie Phenobarbital *(Phenaemal*[R]*)*, Propandiol wie Mebrobamat, und Propanolol (*Dociton*[R] u. a.).

Medikamentenverzeichnis

Um den Abschnitt in diesem Text zu finden, der das Medikament beschreibt, das Sie oder ein Freund oder ein Angehöriger einnimmt, stellen Sie entweder den genetischen Namen (chemische Kurzbezeichnung) fest, den Sie in der ersten Liste nachschlagen, oder den Handelsnamen und schlagen diesen in der zweiten Liste nach. Wenn Sie den Namen des Medikamentes nicht auf der Beschriftung finden, fragen Sie Ihren Arzt oder Apotheker. (Hinweis: Einige Medikamente, wie Amitriptylin und Chlordiazepoxid, sind unter zahlreichen Handelsnamen auf dem Markt, von denen nicht alle in einer kurzen Auflistung wie dieser aufgeführt werden können. Wenn der Handelsname Ihres Medikamentes in dieser Liste nicht enthalten ist, schlagen Sie unter dem genetischen Namen nach, oder fragen Sie Ihren Arzt oder Apotheker nach weiteren Namen.)

Medikamentenverzeichnis[2]

in alphabetischer Reihenfolge nach Freiname (generic name)

* Handelsnamen der Psychopharmaka in Österreich und der Schweiz (wenn anders als in der BRD).

Freiname (generic name)	*Handelsname*	*Medikamententyp*[3]
Alimemazin	Repeltin, Théralène*	N
Alprazolam	Tafil, Xanax*	T
Amitriptylin	Laroxyl, Saroten Tryptizol	A
Amitriptylinoxid	Ambivalon*, Equilibrin	A
Anxiolit*	Oxazepam	T
Benperidol	Glianimon	N
Bromazepam	Lexotanil	T
Butaperazin	Randolectil	N
Carbamazepin	Calepsin*, Carzetol* Neurotop*, Tegretal Tegretol*, Timonil	antimanisch
Chlordiazepoxid	Librium, Multum	T
Chlorpromazin	Largactil*, Megaphen	N
Chlorprotixen	Taractan, Truxal	N
Clobazam	Frisium	T
Clomipramin	Anafranil	A
Clonazepam	Rivotril, Tranxilium	T
Clopenthixol	Ciatyl, Clopixol* Sordinol*	N
Clozapin	Leponex	N
Diazepam	Valium	T
Dibenzepin	Noveril	A
Dimetacrin	Istonil	A
Dixyrazin	Esucos	N
Dosipramin	Pertrofran	A
Doxepin	Aponal Sinquan, Sinequan*	A
Fluanison	Sedalande	N
Flunitrazepam	Rohypnol	T
Fluoxetin	Fluktin	A
Flupenthixol	Fluanxol	N
Fluphenazin	Dapotum, Lyogen Moditen*, Omca	N

2 In Anlehnung an FINZEN, A., Medikamentenbehandlung bei psychischen Störungen, Bonn 1990

3 A = Antidepressiva; N = Neuroleptika (antipsychotisch)
T = Tranquilizer (Beruhigungsmittel)

Freiname (generic name)	*Handelsname*	*Medikamenten-typ*[3]
Fluspirilen	Imap	N
Fluvoxamin	Fevarin, Floxyfral* Myroxin*	A
Haloperidol	Haldol, Duraperidol Sigaperidol	N
Imipramin	Tofranil	A
Isocarboxazid	Marplan	A
Levomepromazin	Neurocil, Nozinan*	N
Lithiumazetat	Quilonorm*	antimanisch
Lithium-Carbonat	Neurolepsin*, Quilonum Hypnorex*	antimanisch
Lithiumsulfat	Lithiofor*	antimanisch
Lofepramin	Gamonil	A
Lorazepam	Tavor, Temesta*	T
Maprotilin	Ludiomil	A
Medazepam	Nobrium	T
Melitracen	Dixeran*, Trausabun	A
Melperon	Eunerpan, Buronil*	N
Methylperidol	Luvatrena	N
Mianserin	Tolvin, Tolvon*	A
Moclobemid	Aurorix*	A
Nitrazepam	Mogadan, Mogadon*	T
Nortriptylin	Acetexa, Nortrilen Sensival*	A
Noxiptylin	Agedal	A
Opipramol	Insidon	A
Oxazepam	Adumbran, Praxiten Sevesta*, Anxiolit*	T
Oxypertin	Forit, Oxypertin*	N
Penfluridol	Semap	N
Perazin	Taxilan	N
Periciazin	Aolept, Neuleptin*	N
Perphenazin	Decentan, Trilafon*	N
Pimozid	Orap	N
Pipamperon	Dipiperon	N
Prazepam	Demetrin	T
Promazin	Prazine*, Protactyl	N
Promethazin	Atosil	N
Prothipendyl	Dominal	N
Protriptylin	Concordin*, Maximed	A
Sulforidiazin	Imagotan*	N
Sulpirid	Dogmatil	N
Thioridazin	Melleril	N
Thioproperazin	Mayeptil	N
Tiotixen	Orbinamon	N

Freiname (generic name)	*Handelsname*	*Medikamententyp*[3]
Tranylcyopromin	Jatrosom, Parnate	A
Trazodon	Thombran, Trittico*	A
Trifluoperazin	Eskazinyl*, Jatroneural Stelazine, Terflucine*	N
Triflupromazin	Psyquil, Siquil*	N
Trimipramin	Stangyl, Surmontil*	A
Viloxazin	Vivalan, Vivarint	A

in alphabetischer Reihenfolge

Handelsname	Freiname (generic name)	Medikamententyp
Acetexa	Nortriptylin	A
Adumbran	Oxazepam	T
Agedal	Noxiptylin	A
Ambivalon*	Amitryptilinoxid	A
Anafranil	Clomipramin	A
Aurorox*	Moclobemid	A
Anxiolit*	Oxazepam	T
Aolept	Periciazin	N
Aponal	Doxepin	A
Atarax	Hydroxyzin	T
Atosil	Promethazin	N
Buronil*	Melperon	N
Calepsin*, Carzetol*	Carbamazepin	antimanisch
Ciatyl, Clopixol*	Clopenthixol	N
Concordin*	Protriptylin	A
Dapotum	F luphenazin	N
Decentan	Perphenazin	N
Demetrin	Prazepam	T
Dipiperon	Pipamperon	N
Dixeran*	Melitracen	A
Dogmatil	Sulpirid	N
Dominal	Prothipendyl	N
Equilibrin	Amitriptylinoxid	A
Esucos	Dixyrazin	N
Eskazinyl*	Trifluoperazin	N
Eunerpan	Melperon	N
Fevarin, Floxyfral*	Fluvoxamin	A
Fluanxol	Flupenthixol	N
Fluktin	Fluoxetin	A
Fovit	Oxypertin	N
Frisium	Clobazam	T
Gamonil	Lofepramin	A

Handelsname	*Freiname* (generic name)	*Medikamententyp*[3]
Glianimon	Benperidol	N
Haldol	Haloperidol	N
Hypnorex*	Lithium-Carbonat	antimanisch
Imagotan*	Sulforidazin	N
Imap	Fluspirilen	N
Insidon	Opipramol	A
Istonil	Dimetacrin	A
Jatroneural	Trifluoperazin	N
Jatrosom	Tranylcyopromin	A
Largactil*	Chlorpromazin	N
Laroxyl	Amitriptylin	A
Leponex	Clozapin	N
Lexotanil	Bromazepam	T
Librium	Chlordiazepoxid	T
Lithiofor*	Lithiumsulfat	antitmanisch
Ludiomil	Maprotilin	A
Luvatrena	Methylperidol	N
Lyogen	Fluphenazin	N
Marplan	Isocarboxazid	A
Mayeptil	Thioproperazin	N
Maximed	Protriptylin	A
Megaphen	Chlorpromazin	N
Melleril	Thioridazin	N
Moditen*	Fluphenazin	N
Mogadan, Mogadon*	Nitrazepam	T
Myroxin*	Fluvoxamin	A
Neuleptin*	Periciazin	N
Neurocil	Levomepromazin	N
Neurolepsin*	Lithium-Carbonat	antimanisch
Neurotop*	Carbamazepin	antimanisch
Nobrium	Medazepam	T
Nortrilen	Nortriptylin	A
Noveril	Dibenzepin	A
Nozinan*	Levomepromazin	N
Omca	Fluphenazin	N
Orap	Pimozid	N
Orbinamon	Tiotixen	N
Oxypertin*	Oxypertin	N
Parnate	Tranylcyopromin	A
Pertrofran	Desipramin	A
Ponsital	Imiclozapin	N
Prazine*, Protactyl	Promazin	N
Praxiten	Oxazepam	T
Psyquil	Triflupromazin	N
Quilonum*	Lithium-Azetat	antimanisch

Handelsname	*Freiname* (generic name)	*Medikamententyp*[3]
Quilonum	Lithium-Carbonat	antimanisch
Randolectil	Butaperazin	N
Rivotril	Clonazepam	T
Rohypnol	Flunitrazepam	T
Saroten	Amitriptylin	A
Sedalande	Fluanison	N
Semap	Penfluridol	N
Sensival*	Nortriptylin	A
Sevesta*	Oxazepam	T
Sinquan, Sinequan*	Doxepin	A
Siquil*	Trifluopromazin	N
Sordinol*	Clopenthixol	N
Stangyl, Surmontil*	Trimipramin	A
Stelazine	Trifluoperazin	N
Tafil	Alprazolam	T
Taractan	Chlorprothixen	N
Tavor	Lorazepam	T
Taxilan	Perazin	N
Tegretal, Tegretol*	Carbamazepin	antimanisch
Temesta*	Lorazepam	T
Terfluzine*	Trifluoperazin	N
Théralène*	Alimemazin	N
Thombran	Trazodon	A
Timonil	Carbamazepin	antimanisch
Tofranil	Imipramin	A
Tolvin, Tolvon*	Mianserin	A
Tranxilium	Clonazepam	T
Trausabun	Melitracen	A
Trilafon*	Perphenazin	N
Trittico*	Trazadon	A
Truxal	Chlorprothixen	N
Tryptizol	Amitriptylin	N
Valium	Diazepam	T
Vivalan	Viloxamin	A
Xanax*	Alprazolam	T

B Acknowledgments

This book would not have happened without a triumverate of wonderful women: Judy Schreiber, my best pal and helpmate; Arlene Frank, my indefatigable commenter/critic/editor; and Kiki Morton, magician of the word processor and "Can you find this?" I owe each of them deep, heartfelt thanks.

What are the origins of the concepts in this book? By now they're so interwoven that it's only possible to attribute certain domains to particular contexts and persons:

The influence of phenomenology and existentialism on my thinking began during my internship in San Francisco through discussions with Ludwig Lefebre (an existential analyst) and subsequently with Medard Boss (founder of Daseinanalysis) in Boston and Zurich, Leston Havens in Boston, R. D. Laing and Leon Redler in London.

Interest in an interpersonal understanding of very disturbed and disturbing persons and belief in the healing potential of psychosocial interventions I own primarily to experiences as a resident at the Massachusetts Mental Health Center (MMHC). Elvin Semrad, its late training director, imprinted me, as he did many others, with an abiding interest in trying to touch the seemingly untouchable patient. This book's interviewing chapter is an outgrowth of contact with this extraordinary teacher.

I was also introduced to research in a serious way at the MMHC. Milton Greenblatt, Gerald Klerman, Elliott Mishler, Martin Orne and Nancy Waxler provided important role models. This early research experience was subsequently nurtured by Seymour Kety, William Pollin, David Rosenthal, David Shakow, Margaret Singer, Jim Stabenau, and Lyman Wynne during my two years at the NIMH intramural research program.

A year of study in London added to my research experience through contacts with John Bowlby and Colin Parkes at the Tavistock Clinic, and Irv Gottesman, James Shields, and Eliot Slater at the Maudsley Hospital. Clinical work at Anna Freud's Hampstead clinic, the Tavistock Clinic, and Kingsley Hall (the Philadelphia Association's group living experiment in East London) during that year broadened my horizons and introduced me to the notion of nontreatment communal intervention – a notion that would later be embodied in modified form in the Soteria project. Basically, that year led me to decide that there were viable paradigms for understanding and being with madness besides the medical disease one. As part of that process I was also forced to examine, more critically than ever before, my role as a mind policeman who involuntarily hospitalized and medicated „mentally ill" persons. A number of the Philadelphia Association's members (in addition to Laing and Redler) helped stimulate this process and provided alternative conceptualizations from which I drew subsequently – Joe Berke, Sid Briskin, Aaron Esterston, Morton Schatzman, and Anna Soldi.

Philip Epstein, Stanley Mayerson, Maurice Rappaport, and Julian Silverman, at that time all associated with Agnews State Hospital in San Jose, California, offered important clinical and research experiences from their "Blow Out" ward that helped guide the early development of the Soteria project. A personal wisdom-enhancing long-term relationship with Constance Hillis also evolved from that context. My NIMH pals, Sol Goldberg, Martin Katz, Nina Schooler, and Sein Tuma, provided excellent research design advice in the formative months of that project. Ann Reifman and later Susan Matthews provided much needed data organization and analysis skills. In the course of Soteria's 12-year life the project received so much wanted and unwanted advice from research and clinical luminaries as to make naming them all here impossible. However, Harrison Gough, (U. C. Berkeley), Jack Hilgard (Stanford), and David Rosenhan (Stanford) made contributions for which I'd like to thank them. Of course, Voyce Hendrix and Alma Menn made the whole project possible by routinely doing the impossible- conducting logical positivist research in a phenomenological setting! If only I'd had the wisdom to know in advance the incredible problems this paradox would cause. Manfred Bleuler's unconditional support over the years helped me weather the storms generated by the Soteria Project.

In 1977 I was fortunate in being able to help start Crossing Place, a Washington DC version of Soteria House. Marilyn Kresky-Wolff and Edie Maeda were instrumental in organizing and running this venture. Development of this new alternative to hospitalization came at a personally fortuitous time; a year before primary responsibility for the Soteria research data had been moved against my wishes from my NIMH office to the Mental Research Institute in Palo Alto, California. Crossing Place provided a new clinical and research facility in which I could continue to elaborate on the original Soteria model. It has continued to provide ongoing refinement and validation of my notions about the usefulness of residential alternatives to hospitalization. Pauline Bourgeois, Frank Kalibat, and the entire staff deserve special thanks for this.

It was in the early '70s, as chief of the NIMH's Center for Studies of Schizophrenia, that I first became aware of how abysmal most community care was for very disturbed and disturbing persons. The non-system dealing with them seemed more fragmented and disorganized than the persons for whom it was designed to care. Contacts with persons like Jerry Dincin of Chicago's Thresholds psychosocial rehabilitation center, Joe Fenton at the Federal Rehabilitation Agency, William TenHoor and Judith Turner-Crowson at the NIMH, and my involvement in the development and implementation of the NIMH's Community Support Program gave me the opportunity to begin to learn about, understand, and address community systems issues. Meanwhile, Washington based consulting to a psychiatric halfway house and apartment program provided useful experience with workable and effective pieces of a system. The entire Woodley House and apartment program staff provided me with excellent training. Later, the psychosocial rehabilitation piece was added to my armamentarium by the Green Door's dynamic matriarchy, mostly in the persons of Gail Marker, Ellen McPeak, and Judy Tolmach.

The family and systems orientation contained in this volume began in residency with Norman Paul's family intervention and Mishler and Waxler's innovative experimental approach. It continued at the NIMH intramural program through supervision and seminars with Irving Rykoff, Roger Shapiro, Helm Stierlin, and Lyman Wynne. Contacts and discussions with Gregory Bateson, Jay Haley, Cloe Madanes, Ross Speck, and many others have helped me formulate, define, and refine my views on families, networks and systems.

My co-author got me hooked on the Italian scene by translating the radical mental health reform Law, number 180, for me when the ink was barely dry. The Public Health Service and the NIMH deserve great credit for making possible my eight-month stay at the University of Verona Medical School to study Italy's new mental health system. Louis Wiencowski gets a special thanks for being so helpful in the process. Professor Antonio Balestieri was a most cordial host to me during my stay in Verona. Giavonni Belanguer, Paolo Crepet, Bruno Orsini, Agostino Pirella, Antonio Slavich, Michelle Tansella, Hrayr Terzian, Giovanna Todini, Lorenzo Toresini, Paolo Tranchina, and Carlo Vetere provided me with invaluable opportunities to access the story of the Italian reform. In particular, Professor Terzian made it possible for me to meet the great Franco Basaglia shortly before his death. Franca Basaglia (his widow and senator from Venice) remains a dear friend, whose fingers seem always to be on the pulse of the reform.

The state of Virginia provided the finishing school for my notions of community mental health systems during five years of consultation. Two commissioners, Joseph Bevilacqua and Howard Cullum, placed this carpetbagger in a whole array of community contexts. Karen Mallam and Leslie Tremain were extraordinarily helpful in briefing me for what I would face. Bob Vidaver, chair of psychiatry at Eastern Virginia Medical School in Norfolk, and Chris Mohring, formerly chief of Community Support in Richmond, provided excellent sounding boards and criticism of what I learned in their respective cities.

I owe a debt to the late Dick Price, Larry Telles, and the Esalen Institute for providing a wonderful setting for digesting, synthesizing, and reorganizing much of what's in this book through the annual "Alternative to Institutional Psychiatry" think weeks held in Big Sur, California. There isn't room to name everyone who contributed during these weeks but Dick Auerswald, Judi Chamberlain, Betty Dahlquist, Steve Fields, Wade Hudson, Jim Mandiberg, Steve Rose, Ron Schraiber, Rae Unziker and Sally Zinman all made contributions that are woven into the fabric of this book.

Writing this book has been an interactive process; most chapters have been helpfully commented on, added to, and criticized by a variety of colleagues. Except for Richard Warner, medical director of the Boulder Mental Health Center and Richard Fragala, fellow U.S.U.H.S. psychiatry faculty member, they've already been mentioned in other contexts. Finally, I want to thank Harry Holloway, chairman of the department of psychiatry at the Uniformed Services University of the Health Sciences, for encouraging me to continue to pursue my interest in public community mental health – as part of my duties in the department.

It's particularly difficult to know how to thank all the patients who provided me with experiences I would translate into the clinical notions presented in this book. I look back with great humility on the state of ignorance with which I greeted my early psychiatric patients. I often wonder how they tolerated me. Nevertheless, to this day they remind me that each human being is unique. Whenever my eye begins to lose its freshness a patient will provide me with an awesome account of a life – one with twists and turns the like of which I've never heard before – and my eye is cleansed. I only hope this volume is an accurate bottomup translation of their collective wisdom.

None of this would have been possible without my family – a mother who treasured and left me, a father who always expected I'd do well, brothers who tormented me into maturity, an uncle who was more than any nephew has the right to expect, a pediatrician who never labeled an almost dead measles encephalitis child as a vegetable-to-be, and a social network that had more holes than Swiss cheese – until it really mattered. My own children weathered foolish ambition, excessive travel, divorce, and too many moves. Despite all that they – and their mother Irene – can still tolerate their father's personal piccadillos without holding grudges. Thanks, and God bless you all.

– Loren R. Mosher

The ideas expressed in this book primarily derive from practice in the exciting work setting of South Verona. Additional sources are the Italian deinstitutionalization movement and a number of fortunate encounters with exceptional people. In particular, I owe much to Antonio Balestrieri, director of the Department of Psychiatry of the University of Verona, who first taught me clinical psychiatry, and continued to encourage my work and interests. His role in the passage of the Italian psychiatric reform is discussed in the book. I was introduced to research and inspired to go abroad for further training by Michele Tansella, director of the psychiatric register. His indefatigable drive in promoting community work and relevant research must also be mentioned. I am also indebted to him for the data on South Verona included in this volume and for reviewing the manuscript. Orazio Siciliani, clinical coordinator, has patiently supervised my clinical work and discretely corrected my mistakes. I learned much from his human qualities. I owe him my interest in phenomenology and in the humanistic approach. I am deeply grateful to Roberta Siani, who has been a peerless associate in all these years of professional, cultural and personal evolution, and an enthusiastic and inexhaustible coworker.

I owe team members I work witti a thankful recognition for sharing practical work, expertise and human qualities. My professional and personal life would be gravely deprived without them. Thanks to Stefano Baratta, Paola Battistoni, Tina Bazzoli, Bruno Guerrini, Bruno Lorenzoni, Emma Nami, Luciana Perini, Sandro Ricci, Rinaldo Sassi, Cesare Turrina, Pietro Vantini. Many thanks go also to all the psychiatric residents who, over the years, have generously shared the clinical burden with unconditional enthusiasm. They have forced me to organize my ideas through the interactive process of teaching. I am also profoundly indebted to all my patients, who shaped the ideas presented in this book with their own life experience, suffering and courage. My professional work makes sense only because of them.

Concern about social aspects of mental health derive mostly from the Italian deinstitutionalization movement. It is impossible to mention all the contributors and I cite only a few: the personality of Franco Basaglia first captured me, as he did the rest of the audience, when I attended a conference in Padova in 1968. That impression returned on all the following encounters. I wish to remember also Franca Ongaro Basaglia, Giovanni Jervis, Agostino Pirella, and Paolo Tranchina. Lorenzo Toresini, a good friend since the times of medical school, has kept me always in touch with what was going on in Trieste and in Democratic Psychiatry. He made an important contribution to the ideas expressed in this book.

A year spent with the Soteria Project in Palo Alto, California shook my beliefs about madness and treatment and provided me with enduring professional and personal experience. The role of Alma Menn, the project director, was crucial in making it possible. She was an extraordinary guide, an unforgettable teacher and has been a dearest frigend ever since. Kit Jepson, most dedicated clinical director of Emanon House, a replication of Soteria, was my sensible coach in the nuances of the healing milieu and kind of a big brother. All the members of the house, and project staff, shaped my experience and made me feel at home. I wish to thank them all. I am also indebted to the Mental Research Institute of Palo Alto, for its hospitality. In particular, Mary Ann Norfleet, Jules Riskin, Paul Watzlawick, and John Weakland, added unique teaching opportunities in family and brief therapy. Vic Lovell and his psychodrama group, the late Dick Price, and the Esalen Institute substantially contributed to the experiential side of my sojourn in California. I am deeply grateful to the late Milton Erickson for arranging my visit to him in spite of a long waiting list. It was an encounter I will never forget. Meeting my co-author marked the beginning of an enduring and most fruitful cooperation and of a dear friendship. I am much obligated to him both professionally and personally. The University of Verona merits recognition for allowing and supporting my stay in the U.S. I wish to cite also Ira Glick for his valuable teachings and suggestions in the field of clinical psychiatry and outcome research.

The family and systems theory orientation referred to in this book derives mainly from almost a decade of training and supervision with Gianfranco Cecchin and Luigi Boscolo of the Centro Milanese di Terapia Familiare. I wish to thank also Giuliana Prata for her thoughtful professional help, and Mara Selvini Palazzoli. Cristina Faccincani and Giancarlo Mignolli are invaluable family cotherapists. Interest in psychotherapy and introspective understanding was first aroused by a teacher in secondary school, Msgr. Aleardo Rodella, constantly revived by Roberto Pilia, long-time friend and sidekick in the search for a meaningful karma, and nourished by a number of the people already mentioned in other contexts.

Mark Spivak's unique approach to psychosocial rehabilitation has provided a framework that has guided my own views in this area. His influence in directing my interest to long-term patients and in shaping my clinical work with them was decisive. Jim Folsom also made a lasting impact on me for his rare skills and human qualities with difficult patients. I am indebted to Irving Blumberg, Robert Cancro, Carlo Lorenzo Cazzullo, and Ferdinando Pariante for involving me with different associations in the field of rehabilitation.

The writing of this book has been made possible by a number of people who provided information, data, comments and criticism. I wish to thank here those not already mentioned before: Domenico De Salvia for revising the data on the implementation of the Italian reform; Natale Calderaro, Luigi Ferrannini, Marco Lussetti, and Antonio Slavich for information and data on Genoa; Franco Domenici and Paolo Martini for Arezzo. Luc Ciompi, who agreed to write the foreword and was openhanded with encouragement, deserves a special thanks.

I wish finally to mention my family: my mother, who cared so much about me and sorrowfully left all too soon; my father, an internist, whose competent and compassionate approach to patients has always been an unattainable model to me; my stepmother, my brother and sisters, for their love and consideration.

– Lorenzo Burti

C Literatur

A network for caring (1982): The community support program of the National Institute of Mental Health. U.S. Department of Health and Human Services, National Institute of Mental Health, DHHS Pub. No. (ADM) 81–1063

Anthony, W. A., & Blanch, A. (1987): Supported employment for persons who are psychiatrically disabled: A historical and conceptual perspective. Psychosocial Rehab. J., 11, 5–23

Anthony, W. A., Buell, G. J., Sharrett, S., & Althoff, M. E. (1972): Efficacy of psychiatric rehabilitation. Psychological Bull., 78, 447–456

Anthony, W. A., & Dion, G. (1986): Psychiatric rehabilitation: A rehabilitation research review. Washington, DC. Nat. Rehab. Inf. Center

Arce, A. A., & Vergare, M. J. (1985 a): Psychiatrists and interprofessional role conflicts in community mental health centers. In: Community mental health centers and psychiatrists. Edited by the Joint Steering Committee of the American Psychiatric Association and the National Council of Community Mental Health Centers. Washington, DC and Rockville, MD

Arce, A., & Vergare, M. (1985 b): An overview of community residences as alternatives to hospitalization, Psych. Clinics of North Am., 8, 423–436

Babigian, H. M. (1977): The impact of community mental health centers on the utilization of services, Arch. of Gen Psych., 34, 385–394

Bachrach, L. L. (1976): Deinstitutionalization: An analytical review and sociological perspective. Washington, DC, U.S. Government Printing Office

Barton, R. (1959): Institutional neurosis. Bristol; Wright

Barton, W., & Sanborn, C. J. (Eds.) (1977): An assessment of the community mental health movement. Lexington, MA, D. C. Health

Basaglia, F., & Ongaro-Basaglia, F. (Eds.) (1975): Crimini di pace.

Ricerche sugli intellettuali e sui tecnici come addetti all'oppressione. Torino, Einaudi

Battle, C. J. (1981): The iatrogenic disease called burnout. J. of Am. Med. Womens's Association, 36, 357–359

Beard, J. H., Malamud, T. J., & Rossmann, E. (1978): Psychiatric rehabilitation and long-term rehospitalization rates: The findings of two research studies. Schizophr. Bull. 4, 622–636

Beard, J. H., Propst, R., & Malamud, T. J. (1982): The Fountain House model of psychiatric rehabilitation. Psychosocial Rehab. J. 5, 47–53

Beck, A. T., Rush, A. J., Shaw, B., & Emery, G. (1979): Cognitive therapy of depression. New York, Guilford

Beers, C. W. (1939): A mind that found itself. New York, Doubleday

Beigel, A., & Levenson, A. I. (Eds.) (1972): The community mental health center. New York, Basic Books

Beiser, M., Shore, J. H., Peters, R., & Tatum, E. (1985): Does community care for the mentally ill make a difference? A tale of two cities. Am. J. of Psych., 142, 1047–1052

Bellack, A. S., Turner, S. M., Hersen, M., & Luber, R. F. (1984): An examination of social skills training for chronic schizophrenic patients. Hosp. a. Com. Psych., 35, 1023–1028

Bellak, L. (Ed.) (1964): Handbook of Community Psychiatry and Community Mental Health. New York, Grune & Stratton

Bellak, L. (Ed.) (1974): A concise handbook of community psychiatry and community mental health. New York; Grune & Stratton

Bennett, D. H., & Wing, K. K. (1963): Sheltered workshops for the psychiatrically handicapped. In: H. Freeman, & J. Farndale (Eds.): Trends in the mental health services. London, Pergamon

Bertelsen, K., & Harris, M. R. (1973): Citizen participation in the development of a community mental health center. Hosp. a. Com. Psych., 24, 553–556

Bianchi, L. (1925): Eugenica, igiene mentale e profilassi delle malattie nervose e mentali. Napoli, Idelson

Black, B. J. (1970): Principles of industrial therapy for the mentally ill. New York, Grune & Stratton

Bleuler, M. (1975): Personal communication

Bleuler, M. (1968): A 23-year longitudinal study of 208 schizophrenics and impressions in regard to the nature of schizophrenia. In: D. Rosenthal, & S. S. Kety (Eds.): The transmission of Schizophrenia. Oxford, Pergamon Press

Bockoven, J. S. (1963): Moral treatment in American psychiatry. New York, Springer

Bolman, W. (1972): Community control of the community mental health center: II. Case Examples. Am. J. of Psych., 129, 181–186

Bond, G. R., Witheridge, T. F., Setze, P. J., & Dincin, J. (1985): Preventing rehospitalization of clients in a psychosocial rehabilitation program. Hosp. and Com. Psych., 36, 993–995

Bordin, E. S. (1979): The generalizability of the psychoanalytic concept of the working alliance. Psychotherapy, 16, 252–260

Borland, J. J. (1981): Burnout among workers and administrators. Health a. Soc. Work, 6, 73–78

Brown, G. W. (1981): Life events, psychiatric disorder and physical illness. J. of Psychosomatic Res., 25, 461–473

Brown, G. W., & Birley, J. (1968): Crises and life changes and the onset of schizophrenia. J. of Health a. Soc. Behavior, 9, 203–214

Brown, G. W., & Harris, T. O. (1978): The Social Origins of Depression. London, Tavistock Publications

Budson, R. D. (1978): The psychiatric halfway house. Pittsburgh, PA, University of Pittsburgh Press

Budson, R. D., Meehan, J., & Barclay, E. (Eds.) (1974): Developing a community residence for the mentally ill. Boston, Commonwealth of Massachusetts

Burti, L., & Mosher, L. R. (1986): Training psychiatrists in the community: A report of the Italian experience. Am. J. of Psych., 143, 1580–1584

Burti, L., Faccincani, C., Mignolli, G., Siani, R., Siciliani, O., & Zimmermann-Tansella, Ch. (1984): Terapia sistemica e servizio territoriale: un addio allo specchio? In: L. Boscolo, & G. Cecchin (Eds.): Atti del IV Convegno Annuale del Centro Milanese di Terapia della Famiglia. Milano, Centro Milanese di Terapia Familiare

Burti, L., Garzotto, N., Siciliani, O., Zimmerman-Tansella, Ch., & Tansella, M. (1986): South Verona's psychiatric service: An integrated system of community care. Hosp. and Com. Psych., 37, 809–813

Canton, G., & Santonastaso, P. (1984): Psychological distress and life events in neurotic patients. Psychopathology, 17, 144–148

Caplan, G. (1974): Support systems and community mental health. New York, Behavioral Publications

Caplan, G., & Caplan, R. B. (1967): Development of community psychiatry concepts. In: A. M. Freedman, & H. I. Kaplan (Eds.): Comprehensive textbook of psychiatry (1st ed.). Baltimore, Williams & Wilkins

Caplan, G., & Killila, M. (Eds.) (1976): Support systems and mutual help: Multidisciplinary exploration. New York, Grune & Stratton

Carling, P. (1984): Developing family foster care programs in mental health: A resource guide. Washington, DC, U.S. Department of Health and Human Services
Carpenter, M. D. (1978): Residential placement for the chronic psychiatric patient: A review and evaluation of the literature. Schizophr. Bull. 4, 384–398
Carpenter, W. T., & Heinrichs, D. W. (1983): Early intervention, time-limited, target pharmacotherapy of schizophrenia. Schizophr. Bull. 9, 533–542
Carpenter, W. T., Heinrichs, D. W., & Hanlon, T. E. (1987): A comparative trial of pharmacologic strategies in schizophrenia. Am. J. of Psych., 144, 1466–1470
Carpenter, W., Heinrichs, D., Hanlon, T., Kirkpatrick, B., & Summerfeld, A. (1989): An experimental study of targeted drug treatment in schizophrenia. J. of Schizophr. Res
Cauce, A. M. (1986): Special networks and social competence: Exploring the effects of early adolescent friendships. Am. J. of Com. Psychology, 14, 607–628
Centro Studi Investimenti Sociali (CENSIS) (1985): L'attuazione della riforma psichiatrica nel quadro delle politiche regionali e dell'offerta quantitativa e qualitativa dei servizi. Mimeo. Roma, CENSIS
Centro Studi Ministero della Sanità (1977): L'assistenza Psichiatrica Ospedaliera ed Extraospedaliera. Rapporto no. 14. Roma
Chamberlain, J. (1978): On our own: Patient-controlled alternatives to the mental health system. New York, McGraw-Hill
Chien, C., & Cole, J. O. (1973): Landlord-supervised cooperative apartments: A new modality for community-based treatment. Am. J. of Psych., 130, 156–159
Chouinard, G., Bradwejn, J., Jones, B. D., & Ross-Chouinard, A. (1984): Withdrawal symptoms after long-term treatment with low-potency neuroleptics. J. of Clin. Psych. 45, 500–502
Ciompi, L. (1980): Catamnestic long-term study of the course of life and aging of schizophrenics. Schizophr. Bull., 6, 606–618
Clark, G. H., & Vaccaro, J. V. (1987). Burnout among CMHC psychiatrists and the struggle to survive. Hosp. a. Com. Psych., 38, 843–847
Cobb, S. (1976): Social support as a moderator of life stress. Psychosomatic Med., 38, 300–314
Cohen, S., & Syme, S. L. (Eds.) (1985): Social support and health. Orlando, Academic Press
Cohen, C. I., Teresi, J., & Holmes, D. (1985): Social networks and adaptation. Gerontologist, 25, 197–304

Coulton, C. J., Fitch, V., & Holland, T. P. (1985): A typology of social environments in community care homes. Hosp. a. Com. Psych., 36, 373–377

Cournos, F. (1987): The impact of environmental factors on outcome in residential programs. Hosp. a. Com. Psych., 38, 848–852

Day, R., Nielsen, J. A., Korten, A., Ernberg, G., Dube, K. C., Gebhart, J., Jablensky, A., Leon, C., Marsella, A., Olatawura, M., Sartorius, N., Stromgren, E., Takahashi, R., Wig, N., & Wynne, L. C. (1987): Stressful life events preceding the acute onset of schizophrenia: A cross-national study from the World Health Organization. Culture, Med. a. Psych., 11, 123–205

Davis, J. M. (1980): Antipsychotic drugs. In: H. Kaplan, A. M. Freedman, & B. J. Sadock (Eds.): Comprehensive Textbook of Psychiatry, Volume 3. Baltimore, Williams & Wilkins

Davis, T., & Specht, P. (1978): Citizen participation in community mental-health programs: A study in intergroup conflict and cooperation. Group a. Organization Studies, 3, 456–466

Dean, A., & Lin, D. (1977): The stress buffering role of social support. J. of Nerv. Mental Dis, 166, 7–15

De Salvia, D., & Crepet, P. (Eds.). (1982): Psichiatria Senza Manicomio, Epidemiologia Critica della Riforma. Milano, Feltrinelli

Deutsch, A. (1948): Shame of the states. New York, Arno Press

Dincin, J., & Witheridge, T. F. (1982): Psychiatric rehabilitation as a deterrent to recidivism. Hosp. a. Com. Psych., 33, 645–650

Dohrenwend, B. P. (1975): Sociocultural and sociopsychological factors in the genesis of mental disorders. J. of Health a. Soc. Behavior, 16, 365–392

Dohrenwend, B. P., & Egri, G. (1981): Recent stressful life events and episodes of schizophrenia. Schizophr. Bull., 7, 12–23

Dupont, A. (1979): Psychiatric case registers. In: H. Haefner (Ed.): Estimating needs for mental health care. Berlin, Springer Verlag

Emener; W. G. (1979): Professional burnout: Rehabilitation's hidden handicap. J. of Rehab., 45, 55–58

Ewalt, J. R. (1987): Personal communication

Fairweather, G. W., Sanders, D., Cressler, D., & Maynard, H. (1969): Community life for the mentally ill: An alternative to institutional care. Chicago, Aldine

Falloon, I. R. H., Boyd, J. L., McGill, C. W., Razani, J., Moss, H. B., & Gilderman, A. M. (1982): Family management in the prevention of exacerbations of schizophrenia. New England J. of Med., 306, 1437–1440

Fenton, W. S., Mosher, L. R., & Matthews, S. M. (1981): Diagnosis of

schizophrenia: A critical review of current diagnostic systems. Schizophr. Bull, 7, 452–476
FENTON, W. S., LEAF, P. J., MORAN, N. L., & TISCHLER, G. L. (1984): Trends in psychiatric practice, 1965–1980. Am. J. of Psych., 141, 346–351
FOUNTAIN HOUSE (1985): Summary of Transitional Employment Results. Memorandum 279, 10 December
FRANK, J. D. (1971): Therapeutic factors in psychotherapy. Am J. of Psychotherapy, 25, 350–361
FRANK, J. D. (1973): Persuasion and healing: A comparative study of psychotherapy. Baltimore, Johns Hopkins University Press
FRANK, L. R. (1986): The policies and practices of American psychiatry are oppressive. Hosp. a. Com. Psych., 137, 497–501
FREUDENBERGER, H. J. (1980): Burnout. New York, Anchor Press
FREUDENBERGER, H. J. (1986): The issues of staff burnout in therapeutic communities. J. of Psychoactive Drugs, 18, 247–251
FRIESWYK, S. H., COLSON, D. B., & ALLEN, J. G. (1984): Conceptualizing the therapeutic alliance from a psychoanalytic perspective. Psychotherapy, 21, 460–464
FROMM-REICHMANN, F. (1948): Notes on the development of treatment of schizophrenics by psychoanalytic psychotherapy. Psychiatry, 11, 263–273
GALZIGNA, M., & TERZIAN, H. (1980): L' Archivio della Follia. Padova, Marsilio Editori
GARDOS, G., COLE, J. O., & TOREY, D. (1978): Withdrawal syndromes associated with antipsychotic drugs. Am. J. of Psych., 135, 1321–1324
GLASSCOTE, R. M., CUMMING, E., RUTMAN, I., SUSSEX, J. N., & GLASSMAN, S. M. (1971): Rehabilitating the mentally ill in the community. Washington, DC, Joint Information Service of the American Psychiatric Association and the National Association for Mental Health
GLASSCOTE, R. M., KRAFT, A. M., GLASSMAN, S. M., & JEPSON, W. W. (1969): Partial hospitalization for the mentally ill: A study of programs and problems. Washington, DC, Joint Information Service and National Association for Mental Health
GOLDBERG, D. P., & HUXLEY, P. (1980): Mental illness in the community: The pathway to psychiatric care. London, Tavistock
GOLDMAN, H. H., ADAMS, N. H., & TAUBE, C. A. (1983): Deinstitutionalization: The data demythologized. Hosp. a. Com. Psych., 34, 129–134
GOLDMEIER, J., SHORE, M. F., & MANNINO, F. V. (1977): Cooperative apartments: New programs in community mental health. Health a. Soc. Work, 2, 119–140

GOLOMB, S. L., & KOCSIS, T. (1988): The halfway house: On the road to independence. New York, Brunner/Mazel

GOMES-SCHWARTZ, B. (1978): Effective ingredients in psychotherapy: Prediction of outcome from process variables. J. of Consul. a. Clin. Psychology, 46, 1023–1035

GOTTLIEB, B. H. (1985): Social networks and social support: An overview of research, practice and policy implications. Health Education Quarterly, 12, 5–22

GOTTLIEB, N. H., & GREEN, L. W. (1984): Life events, social network, life-style and health: An analysis of the 1979 National Survey of Personal Health Practices and Consequences. Health Education Quarterly, 11, 91–105

GOVE, S. (1978): The effect of social support in moderating the health consequences of unemployment. J. of Health a. Soc. Behavior, 19, 157–165

GRAMSCI, A. (1955): Quaderni del carcere: Gli intellettuali e l'organizzazione della cultura. Torino, Einaudi

GREENBLATT, M., BECERRA, R. M., & SERAFETINIDES, E. A. (1982): Social networks and mental health: An overview. Am. J. of Psych., 139, 977–984

GROB, G. (1973): Mental institutions in Ameria, social policy to 1875. New York, Free Press of Clencoe

GROB, G. (1983): Mental illness and American society, 1875–1940. Princeton, University Press

GRUENBERG, E. M., & HUXLEY, J. (1970): Mental health services can be organized to prevent chronic disability. Com. M. H. J., 6, 431–436

GRUENBERG, E. M., SNOW, H. B., & BENNETT, C. L. (1969): Preventing the social breakdown syndrome. In: F. C. REDLICH, Social Psych. Baltimore, Williams & Wilkins

GRUNEBAUM, H. (1986): On harmful therapy. Am. J. of Psychotherapy, 60, 165–176

GUNDERSON, J. G. (1978): Defining the therapeutic processes in psychiatric milieus. Psychiatry, 41, 327–335

GUNDERSON, J., WILL, O. A., & MOSHER, L. R. (Eds.) (1983): Principles and practice of milieu therapy. New York, Jason Aronson

GUNDERSON, J. G., FRANK, A. F., KATZ, H. M., VANNICELLI, M. L., FROSCH, J. P., & KNAPP, P. H. (1984): Effects of psychotherapy on schizophrenia: II. Comparative outcome of two forms of treatment. Schizophr. Bull., 10, 564–598

GUTSTEIN, S. E., RUDD, D., GRAHAM, C., & RAYHA, L. (1989): Systemic crisis intervention as a response to adolescent crisis: An outcome study. Family Process

Häfner, H., & Klug, J. (1982): The impact of an expanding community mental health service on patterns of bed usage: Evaluation of a four-year period of implementation. Psychological Med., 12, 177–190

Hammer, M. (1981): Social supports, social networks and schizophrenia. Schizoph. Bull., 7, 45–57

Hammer, M. (1983): 'Core' and 'extended' social networks in relation to health and illness. Soc. Science a. Med., 17, 405–411

Harding, C. M., Brooks, G. W., Ashikaga, T., Strauss, J. S., & Breier, A. (1987 a): The Vermont longitudinal study of persons with severe mental illness, I: Methodology, study sample and overall status 32 years later. Am. J. of Psychi, 144, 718–726

Harding, C. M., Brooks, G. W., Ashikaga, T., Strauss, J. S., & Breier, A. (1987 b): The Vermont longitudinal study of persons with severe mental illness, II: Long-term outcome of subjects who retrospectively met DSM-III criteria for schizophrenia. Am. J. of Psych., 144, 727–735

Hartley, D., & Strupp, H. H. (1983): Therapeutic alliance: A contribution to outcome in brief psychotherapy. In: J. Masling (Ed.): Empirical studies of psychoanalytic theory. Hillsdale, NJ, Earlbaum Press

Hatfield, A. (1984): Coping with mental illness in the family. NAMI

Hatfield, A. (1985): Consumer guide to mental health services. NAMI

Hays, R. B., & Oxley, D. (1986): Social network development and functioning during a life transition. J. of Personality a. Soc. Psychology, 50, 305–313

Herz, M. I., Endicott, J., Spitzer, R., & Mesnikoff, A. (1971): Day versus inpatient hospitalization: A controlled study. Am. J. of Psych., 127, 1371–1382

Hirsch, B. J., & Rapkin, B. B. (1986): Social networks and adult social identities: Profiles and correlates of support and rejection. Am. J. of Com. Psychology, 51,395–412

Hirschfeld, R. M., Matthews, S. M., Mosher, L. R., & Menn, A. Z. (1977): Being with madness: Personality characteristics of three treatment staffs. Hosp. a. Comm. Psych., 28, 267–273

Hogarty, G. E., Anderson, C. M., Reiss, D. J., Kornblith, S. J., Greenwald, D. P., Javna, C. D., & Madonia, M. J. (1986): Family psychoeducation, social skills training and maintainence chemotherapy in the aftercare treatment of schizophrenia. Arch. of General Psych., 43, 633–642

Hogarty, G. E., Schooler, N. R., Ulrich, R., Mussare, F., Ferro, P., & Herron, E. (1979): Fluphenazine and social therapy in aftercare of schizophrenic patients. Relapse analyses of a two-year controlled

study of fluphenazine decanoate and fluphenazine hydrochloride. Arch. ov Gen. Psych., 36, 1283–1294
Horowitz, M., & Marmar, C. (1985): The therapeutic alliance with difficult patients. Psychiatry Update, 4, APA Press
Horvath, A. O., & Greenberg, L. (1986): The development of the working alliance inventory. In: L. Greenberg, & W. Pinsof (Eds.): The psychotherapeutic process: A research handbook. New York, Guilford
Hoult, J. (1986): The community care of the acutely mentally ill. Brit. J. of Psych., 149, 137–144
Hoult, J., & Reynolds, I. (1984): Schizophrenia: A comparative trial of community oriented and hospital oriented psychiatric care. Acta Psychiatrica Scandinavica, 69, 359–372
Hoult, J., Rose, A., & Reynolds, I. (1984): Community orientated treatment compared to psychiatric hospital orientated treatment. Soc. Science a. Med., 11, 1005–1010
Huber, G., Gross, G. Schuttler, T., & Linz, M. (1980): Longitudinal studies of schizophrenic patients. Schizophr. Bull., 6, 592–605
Imber-Black, E., Roberts, J., & Whiting, R. J. (Eds.) (1988): Rituals in families and family therapy. New York, W. W. Norton
Jansen, E. (1970): The role of the halfway house in community mental health programs in the United Kingdom and America. Am. J. of Psych., 126, 1498–1504
Jerrell, J. M., & Larsen, J. K. (1983): Trends in outcome indicators in sample community mental health centers: 1976–1982. National Institute of Mental Health, Technical Report 83–9
Jervis, G. (1975): Manuale critico di psichiatria. Milano, Feltrinelli
Kane, J. M. (1983): Low dose medication strategies in the maintenance treatment of schizophrenia. Schizophr. Bull., 9, 528–532
Kane, J. M. (1984): Drug maintenance strategies in schizophrenia. American Psychiatric Press, Washington, DC
Kane, J. M. (1987): Treatment of schizophrenia. Schizophr. Bull., 13, 133–156
Kane, J. M., Rifkin, A., Woerner, M., Reardon, G., Sarantakos, S., Schiebel, D., & Ramos-Lorenzi, J. (1983): Low dose neuroleptic treatment. Arch. of Gen. Psych., 40, 893–896
Kane, J. M., Woerner, M., Weinhold, P., Wagner, J., Kinon, B., & Borenstein, M. (1984): Incidence of tardive dyskinesia: Five year data from a prospective study. Psychopharmacology Bull, 20, 382–386
Kaplan, B., Cassel, J., & Gore, S. (1977): Social support and health. Medical Care, 15, 47–58
Kasius, R. V. (1966): The social breakdown syndrome in a cohort of long-

stay patients in the Dutchess county unit, 1960–1963. In: E. M. Gruenberg (Ed.): Evaluating the effectiveness of community mental health services. New York, Mental Health Materials Center
Kendall, R. E. (1974): The stability of psychiatric diagnosis. Brit. J. of Psych., 124, 352–356
Kiesler, C. A. (1982 a): Mental hospitals and alternative care: Noninstitutionalization as potential public policy for mental patients. Am. Psychologist, 37, 349–360
Kiesler, C. A. (1982 b): Public and professional myths about mental hospitalization: An empirical reassessment of policy-related beliefs. Am. Psychologist, 37, 1323–1339
Klerman, G., Weissman, M., Rounsaville, B., & Chevron, E. (1984): Interpersonal psychotherapy of depression. New York, Basic Books
Klorman, R., Strauss, J., & Kokes, R. (1977): Premorbid adjustment in schizophrenia: Concepts, measures and implications. Part III. The relationship of demographic and diagnostic factors to measures of premorbid adjustment in schizophrenia. Schizophr. Bull., 3, 214–225
Knesper, D. J., & Carlson, B. W. (1981): An analysis of the movement to private psychiatric practice. Arch. of Gen. Psych., 38, 943–949
Kresky-Wolff, M., Matthews, S., Kalibat, F., & Mosher, L. (1984): Crossing Place: A residential model for crisis intervention. Hosp. a. Com. Psych., 35, 72–74
Kresky, M., Maeda, E. M., & Rothwell, N. D. (1976): The apartment program: A community living option for halfway house residents. Hosp. a. Com. Psych., 27, 153–154
Kutchins, H., & Kirk, S. (1986): The reliability of DSM-III: A critical review. Soc. Work Res. Abstracts, 22, 3–11
Laing, R. D. (1967): The politics of experience. New York, Ballantine
Lamb, H. R. (1979): Roots of neglect of the long-term mentally ill. Psychiatry, 42, 201–207
Lamb, H. R. (Ed.) (1984): The homeless mentally ill. Washington, DC, American Psychiatric Association
Lamb, H. R., & Lamb, D. M. (1984): A nonhospital alternative to acute hospitalization. Hosp. a. Com. Psych., 35, 728–730
Landy, D., & Greenblatt, M. (1965): Halfway houses. Washington DC, U.S. Department of Health, Education and Welfare, Vocational Rehabilitation Administration
Langsley, D. G. (1980): Community psychiatry. In: H. I. Kaplan, A. M. Freedman, & B. J. Sadock (Eds.): Comprehensive textbook of psychiatry, III. Baltimore, Williams & Wilkins
Langsley, D. G. (1985): Community Psychiatry. In: H. I. Kaplan, & B.

J. SADOCK (Eds.), Comprehensive textbook of psychiatry, IV. Baltimore, Williams & Wilkins
LANGSLEY, D. G., KAPLAN, D. M. (1968): The treatment of families in crisis. New York, Grune & Stratton
LANGSLEY, D. G., PITTMAN III, F. S., & SWANK, G. F. (1969): Family crisis in schizophrenics and other mental patients. J. of Nerv. a. Mental. Dis., 149, 270–276
LANGSLEY, D. G., BERLIN, I. N., & YARVIS, R. M. (1981): Handbook of community mental health. Garden City, New York, Medical Examination Publishing Co
LAZARE, A., & EISENTHAL, S. (1979): A negotiated approach to the clinical encounter, chapter 1. In: A. LAZARE (Ed.): Outpatient psychiatry, diagnosis and treatment. Baltimore, Williams & Wilkins
LAZARE, A., EISENTHAL, S., & FRANK, A. (1979): A negotiated approach to the clinical encounter, chapter 2. In: A. LAZARE (Ed.): Outpatient psychiatry, diagnosis and treatment. Baltimore, Williams & Wilkins
LEFF, J., & VAUGHN, C. (1980): The interaction of life events and relatives expressed emotion in schizophrenia and depressive neurosis. Brit. J. of Psych., 136, 146–153
LEFF, J., & VAUGHN, C. (1987): Expressed emotion. Hosp. a. Com. Psych., 38, 1117–1118
LEFF, J., KUIPERS, L., BERKOWITZ, E., VRIES, R., & STURGEON, D. (1982): A controlled trial of social intervention in the families of schizophrenic patients. Brit. J. of Psych., 141, 121–134
LIN, N., SIMCONE, R., ENSEL, W., & KUO, W. (1979): Social support stressful life events and illness: A model and empirical test. J. of Health a. Soc. Behavior, 20, 108–119
LOWENSTEIN, L. F. (1981): Residential care and halfway houses in the treatment of emotionally disturbed adolescents: The solution to the problem of over and under protection. Com. Home Schools Gazette, 74, 350–354
LUBORSKY, L., MCLELLAN, A. T., WOODY, G. E., O'BRIEN, C. P., & AUERBACH, A. (1985): Therapist success and its determinants. Arch. of Gen. Psych., 42, 602–614
MALAMUD, T. J. (1985): Evaluation of clubhouse model – Community-based psychiatric rehabilitation. Washington, DC, National Institute of Handicapped Research, Office of Special Education and Rehabilitative Services, U.S. Department of Education
MANNINO, F. V., OTT, S., & SHORE, M. F. (1977): Community residential facilities for former mental patients: An annotated bibliography. Psychosocial Rehab. J., 1, 1–43

Marder, S. R., Van Putten, T., Mintz, J., Lebell, M., McKenzie, J., & May, P. R. A. (1987): Low and conventional dose maintenance therapy with fluphenazine decanoate. Arch. of Gen. Psych., 44, 518–522

Marziali, E. (1984): Three viewpoints on the therapeutic alliance: similarities, differences, and associations with psychotherapy outcome. J. of Nerv. a. Mental Dis., 172, 417–423

Marziali, E., Marmar, C., Krupnick, J. (1981): Therapeutic alliance scales: Development and relationship to psychotherapy outcome. Am. J. of Psych., 138, 361–364

Maslach, C., & Jackson, S. E. (1979): Burned-out cops and their families. Psychology Today, 12, 59–62

Matthews, S. M., Roper, M. T., Mosher, L. R., & Menn, A. Z. (1979): A non-neuroleptic treatment for schizophrenia: Analysis of the two-year postdischarge risk of relapse. Schizophr. Bull., 5, 322–333

Mayer-Gross, W. (1920): Über die Stellungnahme zur Abgelaufenen akuten Psychose. Zeitung Gesellsch. f. Neurologie u. Psych. 60, 160–212.

McGlashan, T. H., Levy, S. T., & Carpenter, W. T. (1975): Integration and sealing over: Clinically distinct recovery styles from schizophrenia. Arch. of Gen. Psych., 32, 1269–1272

McNair, D. M., & Fisher, S. (1978): Separating anxiety from depression. In M. A. Lipton, A. D. DiMascio, & R. F. Killiam (Eds.): Pharmacology: A generation of progress. New York, Raven Press

Meddars, N. M., & Colman, A. D. (1985): The assisted independent living program: A new model for community care. Psych. Annals, 15, 667–672

Miller, J. (1983): Psychiatry as a tool of repression. Science for the People, March–April

Minkoff, K., & Stern, R. (1985): Paradoxes faced by residents being trained in the psychosocial treatment of people with chronic schizophrenia. Hosp. a. Com. Psych. 36, 859–864

Mitchell, R. E. (1982): Social networks and psychiatric clients: The personal and environmental context. Am. J. of Com. Psychology, 10, 387–401

Moos, R. H. (1974): Evaluating treatment environments: A social ecological approach. New York, John Wiley

Moos, R. (1975): Evaluating correctional and community settings. New York, John Wiley

Morgan, R., Luborsky, L., Crits-Christoph, P., Curtis, H., & Solomon, J. (1982): Predicting the outcomes of psychotherapy by the Penn Helping Alliance Rating Method. Arch. of Gen. Psych., 39, 397–402

Mosher, L. R. (1977): Societal barriers to learning: The community psychiatry example. In: G. Serban (Ed.): A critical appraisal of community psychiatry. New York, John Wiley
Mosher, L. R. (1978): Can diagnosis be non-pejorative? In: L. C. Wynne, R. L. Cromwell, & S. Mattysse (Eds): The Nature of Schizophrenia. New York, John Wiley
Mosher, L. R. (1982): Italy's revolutionary mental health law: An assessment. Am. J. of Psych., 139, 199–203
Mosher, L. R. (1983 a): Radical deinstitutionalization: The Italian experience. Intern. J. of Mental Health, 11, 129–136
Mosher, L. R. (1983 b): Recent developments in the care, treatment, and rehabilitation of the chronic mentally ill in Italy. Hosp. a. Com. Psych., 34, 947–950
Mosher, L. R. (1983 c): Alternatives to psychiatric hospitalization: Why has research failed to be translated into practice? New England J. of Med., 309, 1479–1480
Mosher, L. R. (1986): The current status of the community support program: A personal assessment. Psychosocial Rehab., J. 9, 3–14
Mosher, L. R. (1989): Community residential treatment: Alternatives to hospitalization: In: A. Bellack (Ed.): A clinical guide for the treatment of schizophrenia. New York, Plenum Press
Mosher, L. R., & Menn, A. Z., (1977): Lowered barriers in the community: The Soteria model. In: L. A. Stein, & M. A. Test (Eds.): Alternatives to mental hospital treatment. New York, Plenum Press
Mosher, L. R., & Menn, A. Z. (1978): Community residential treatment for schizophrenia: Two-year follow-up. Hosp. a. Com. Psych., 29, 715–723
Mosher, L., & Menn, A. (1979): Soteria: An alternative to hospitalization for schizophrenia. In: H. R. Lamp (Ed.): New directions for mental health services – Alternatives to acute hospitalization, 1. San Francisco, Jossey- Bass
Mosher, L. R., & Menn, A. (1983): Scientific evidence and system change: The Soteria experience. In: H. Stierlin, L. Wynne, & M. Wirsching (Eds.): Psychosocial interventions in schizophrenia. Heidelberg, Springer-Verlag
Mosher, L. R., Menn, A. Z., & Matthews, S. M. (1975): Evaluation of a home-based treatment for schizophrenia, Am. J. Orthopsych., 45, 455–467
Mosher, L. R., Vallone, R., & Menn, A. (1988): The Soteria project: new outcome data. Presented at "New Trends in Schizophrenia" International Conference. Bologna, Italy
Mosher, L. R., Reifman, A., & Menn, A. (1973): Characteristics of

nonprofessionals serving as primary therapists for acute schizophrenics. Hosp. a. Com. Psych., 24, 391–396
MURPHY, H. B. M., ENGELSMANN, F., & TCHENG-LAROCHE, F. (1976): The influence of foster home care on psychiatric patients, Arch. of Gen. Psych., 33, 179–183
MURPHY, G. E., SIMONS, A. D., WETZEL, R. D., & LUSTMAN, P. J. (1984): Cognitive therapy and pharmacotherapy: Singly and together in the treatment of depression. Arch. of Gen. Psych., 41, 33–41
National Institute of Mental Health, ADAMHA, DHHS (1987): Toward a model plan for a comprehensive community-based mental health system
NISKANEN, P., & ACHTE, K. A. (1972): Course and prognosis of schizophrenic psychoses in Helsinki: A comparative study of first admissions in 1950, 1960, and 1965. Monographs from the Psychiatric Clinic of the Helsinki University Central Hospital, No. 4
NEWTON, P. (1973): Social structure and process in psychotherapy. A sociopsychological analysis of transference, resistance and change. Intern. J. of Psych., 11, 480–526
ORNDOFF, C. R. (1975): Transitional housing. In: J. ZUSMAN, & E. F. BERTSCH (Eds): The future role of the state hospital. Lexington, MA, D. C. Heath
PALAZZOLI, M. SELVINI-BOSCOLO, L., CECCHIN, G., & PRATA, G. (1977): Family rituals: A powerful tool in family therapy. Family Process, 16, 445–453
PALAZZOLI, M. SELVINI-BOSCOLO, L., CECCHIN, G., & PRATA, G. (1978): Paradox and counterparadox. New York, Aronson
Autoren wie oben (1991): Paradoxon u. Gegenparadoxon; Stuttgart, Klett-Colta
PANCHERI, A. (1986): L'urgenza psichiatrica nel dopo-riforma. Analisi degli interventi di crisi nel dipartimento di psichiatria di Portogruaro. Unpublished doctoral dissertation, University of Verona, Italy
PARKS, S. H., & PILISUK, M. (1984): Personal support systems of former mental patients residing in board-and-care facilities. J. of Com. Psychology, 12, 230–244
PASAMANICK, B., SCARPITTI, F., & DINITZ, S. (1967): Schizophrenics in the community. An experimental study in the prevention of hospitalization. New York, Appleton-Century-Crofts
PAUL, G. L. (1978): The implementation of effective treatment programs for chronic mental patients: Obstacles and recommendations. In: J. A. TALBOTT (Ed.): The chronic mental patient. Washington, DC, American Psychiatric Association
PAYKEL, E. S. (1978): Contribution of life events to the causation of psychiatric illnes. Psychological Med., 8, 245–253

Perrow, C. (1970): Organizational analysis: A sociological view. London, Tavistock Publication

Perry, J. W. (1962): Reconstitutive process in the psychopathology of the self. Annals of the New York Academy of Sciences, 96, 853–876

Phillips, L. (1966): Social competence, the process-reactive distinction and the nature of mental disorder. Proceedings of Am. Psychopathology Ass., 54, 471–481

Phoenix rising, ex-mental patient Newsletter, Box 7251, Sta. A, Toronto, Canada, Ontario, M5W 1X9

Pilisuk, M., & Froland, C. (1978): Kinship, social networks, social support and health. Soc. Science a. Med., 12, 273–280

Pines, A., & Maslach, C. (1978): Characteristics of staff burnout in mental health settings. Hosp. a. Com. Psych., 29, 233–237

Polak, P. R., & Kirby, M. W. (1976): A model to replace psychiatric hospitals. J. of Nerv. a. Mental Dis., 162, 13–22

Polak P., Kirby, M., & Dietchman, W. (1979): Treating acutely psychiatric patients in private homes. In: H. R. Lamb (Ed.): New directions for mental health services – Alternatives to acute hospitalization, 1. San Francisco, Jossey-Bass

Potasnik, H., & Nelson, G. (1984): Stress and social support: The burden experienced by the family of a mentally ill person. Am. J. of Com. Psychology, 12, 589–607

Pratt, M. W., Luszcz, M. A., & Brown, M. E. (1980): Measuring dimensions of the quality of care in small community settings. Am. J. of Mental Deficiency, 85, 188–194

Prien, R., Kupfer, D., Mansky, P., Small, J., Tuason, V., Voss, C., & Johnson, W. (1984): Drug therapy in the prevention of recurrences in unipolar and bipolar affective disorders. Arch. of Gen. Psych., 41, 1096–1104

Purnell, T. L., Sachson, S. M., & Wallace, E. C. (1982): A quarter-way house program for hospitalized chronic patients. Hosp. a. Com. Psych., 33, 941–942

Rabkin, J. G., & Struening, E. L. (1976): Life events, stress and disease. Science, 194, 1413–1420

Ramon, S. (1982): The Italian job. Social Work Today, 14, 5

Randolph, F., Lanx, R., & Carling, P. G. (1988): In search of housing: Creative approaches to financing integrated housing. Burlington, VT, The Center for Change

Rappaport, M., Goldman, H., Thorton, P., Moltzen, S., Stegner, B., Hall, K., Gurevitz, H., & Attkisson, C. C. (1987): A method for comparing two systems of acute 24-hour psychiatric care. Hosp. a. Com. Psych., 38, 1091–1095

Rausch, H. L., & Rausch, C. L. (1968): The halfway house movement: A search for sanity. New York, Appleton-Century-Crofts
Report on Bronx Community District 4, New York City Human Resources Administration, 1983
Reynolds, I., & Hoult, J. E. (1984): The relatives of the mentally ill: A comparative trial of community-oriented and hospital-oriented psychiatric care. J. of Nerv. and Mental Dis., 172, 480–489
Rifkin, A., Quitkin, F., Rabiner, C., & Klein, D. F. (1977): Fluphenazine decoanoate, fluphenazine hydrocholoride given orally, and placebo in remitted schizophrenics. I. Relapse rates after one year. Arch. of Gen. Psych., 34, 43–47
Rogers, C. R. (1957): The necessary and sufficient conditions of therapeutic personality change. J. of Consultative Clin. Psychology, 51, 557–564
Rose, S. M. (1985): Advocacy and empowerment: Mental health care in the community. Boston, Routledge and Kegan Paul
Rosen, B., Klein, D., & Gittelman-Klein, R. (1971): The prediction of rehospitalization: The relationship between age of first psychiatric treatment contact, marital status and premorbid asocial adjustment. J. of Nerv. a. Mental Dis., 152, 17–22
Rothman, D. (1971): The discovery of the asylum: Social order and disorder in the new republic. Boston, Little, Brown
Rothman, D. (1980): Conscience and convenience: The asylum and its alternatives in progressive America. Boston, Little, Brown
Rothman, D. J., & Rothman, S. M. (1984): The Willowbrook wars: Decade of struggle for social justice. New York, Harper & Row
Rothwell, N. D., & Doniger, J. M. (1966): The psychiatric halfway house: A case study. Springfield, Charles C. Thomas
Rueveni, J. (1977): Family network intervention: Mobilizing support for families in crisis. Intern. J. of Family Counseling, 5, 77–83
Schaffer, N. D. (1982): Multidimensional measures of therapist behavior as predictors of outcome. Psychological Bull., 92, 670–681
Schaffer, N. D. (1983 a): Methodological issues of measuring the skillfullness of therapeutic techniques. Psychotherapy Theory, Res. a. Practice, 20, 486–493
Schaffer, N. D. (1983 b): The utility of measuring the skillfullness of therapeutic techniques. Psychotherapy Theory, Res. a. Practice, 20, 330–336
Schoenfeld, P., Halvey, J., Hemley-van der Velden, E., & Ruhf, L. (1986): Long-Term Outcome of Network Therapy. Hosp. a. Com. Psych., 37, 373–376
Schumacher, E. F. (1973): Small is Beautiful. New York, Harper & Row

Schwartz, C., & Myers, J. K. (1977): Life events and schizophrenia: parts I and II. Arch. of Gen. Psych., 34, 1238–1248
Segal, S. P., Baumohl, J., & Moyles, E. W. (1980): Neighborhood types and community reaction to the mentally ill: A paradox of intensity. J. of Health and Soc. Behavior, 21, 345–359
Semrad, E. V. (1966): Long-term therapy of schizophrenia: Formulation of the clinical approach. In: G. L. Wilson (Ed.): Psychoneurosis and schizophrenia. Philaldephia, Lippincott
Semrad, E. V., & Zaslow, S. L. (1964): Assisting psychotic patients to recompensate. Mental Hosp., July, 361–366
Serban, G. (Ed.). (1977): New trends of psychiatry in the community. Cambridge, Ballinger
Sinnett, E. R., & Sachson, A. D. (1970): Transitional facilities in the rehabilitation of the emotionally disturbed. Lawrence, University Press of Kansas
Solomon, P., & Davis, J. M. (1984): Community attitudes toward residential facilities for psychiatric patients. Psychosocial Rehab. J., 8, 38–41
Soskis, D. A., & Bowers, M. B. (1969): The schizophrenic experience. A follow-up study of attitude and post hospital adjustment. J. of Nerv. and Mental Dis., 149, 443–449
Spivak, M. (1974): A conceptual framework for the structuring of the living of psychiatric patients in the community. Com. Mental Health J., 10, 345–350
Stein, L. I. & Test, M. A. (1978 a): An alternative to mental hospital treatment. In: L. I. Stein & M. A. Test (Eds.): Alternatives to mental hospital treatment. New York, Plenum Press
Stein, L. I., & Test, M. A. (Eds.) (1978 b): Alternatives to mental hospital treatment. New York, Plenum Press
Stein, L. I., & Test, M. A. (Eds.) (1985): Training in the community living model – a decade of experience. New Directions for Mental Health Services, no. 26. San Franciso, Jossey-Bass
Steinberg, H. R., & Durrell, J. (1968): A stressful social situation as a precipitant of schizophrenic symptoms: An epidemiological study. Brit. J. of Psych., 114, 1097–1105
Stern, R., & Minkoff, K. (1979): Paradoxes in programming for chronic patients in a community clinic. Hosp. a. Com. Psych., 30, 613–617
Straw, R. B. (1982): Meta-analysis of deinstitutionalization. (Doctoral dissertation). Ann Arbor, MI, Northwestern University
Stroul, B. A. (1986): Models of community support services: Approaches to helping persons with long-term mental illness. National Institute of Mental Health, Community Support Program

Stroul, B. A. (1987): Crisis residential services in a community support system. Report prepared for National Institute of Mental Health Community Support Program

Struening, E. L. (1986): A study of residents of the New York City shelter system: Report to the New York City Department of Mental Health, Mental Retardation, and Alcoholism Services. New York, New York State Psychiatric Institute, Epidemiology of Mental Disorders Research Department

Strupp, H. H. (1973): On the basic ingredients of psychotherapy. J. of Consulting a. Clin. Psychology, 41, 1–8

Strupp, H. H., Hadley, S. W., & Gomes-Schwartz, B. (1977): Psychotherapy for better or worse: The problem of negative effects. New York, Jason Aronson

Sturt, E., Wykes, T., & Creer, C. (1982): Demographic, social and clinical characteristics of the sample. In: J. K. Wing (Ed.): Long-term community care: Experience in a London borough. Psychological Med. Monograph Suppl. 2, 5–14

Sullivan, H. S. (1970): The psychiatric interview. New York: W. W. Norton

Susser, E., & Struening, E. L. (1987): First time users of the New York City shelter system: Report to the New York City Department of Mental Health, Mental Retardation, and Alcoholism Services. New York, Psychiatric Institute, Epidemiology of Mental Disorders Research Department

Task Force on Community Mental Health Program Components (May, 1975): Developing community mental health programs: A resource manual. Boston, United Community Planning Corporation and Massachusetts Department of Mental Health

Test, M. A., & Stein, L. I. (1987 a): Community treatment of the chronic patient: Research overview. Schizophrenia Bull., 4, 350–364

Torrey, E. F. (1983): Surviving schizophrenia: A family manual. New York, Harper & Row

Torrey, E. F., & Wolfe, S. (1986): Care of the seriously mentally ill: A rating of state programs. Washington, DC, Public Citizen Health Research Group

Turner, J. C., & TenHoor, W. J. (1978): The NIMH community support program: Pilot approach to a needed social reform. Schizophr. Bull., 4, 319–348

Vandenbos, G. R., & Karon, B. P. (1971): Pathogenesis: A new therapist personality dimension related to therapeutic effectiveness, J. Personality Assess., 35, 252–260

Vaughn, C., Snyder, K., Jones, S., Freeman, M., & Falloon, I.

(1984): Family factors in schizophrenic relapse. Arch. of Gen. Psych., 41, 1169–1177

WADSWORTH, W. V., WELLS, B. W. P., & SCOTT, R. F. (1962): The organization of a sheltered workshop, J. of Mental Science, 108, 780–785

WALSH, M. (1985): Schizophrenia: Straight talk for families and friends. San Francisco, Warner Books

WANSBROUGH, N., & MILES, A. (1968): Industrial therapy in psychiatric hospitals. London, Kings Fund

WARNER, R. (1985): Recovery from schizophrenia: Psychiatry and the Political Economy. Boston, Routledge and Kegan Paul

WASHBURN, S., VANNICELLI, M., LONGABAUGH, R., & SCHEFF, B. J. (1976): A controlled comparison of psychiatric day treatment and inpatient hospitalization. J. of Consul. a. Clin. Psychology, 44, 665–678

WATKINS, C. E. (1983): Burnout in counselling practice. Some potential professional and personal hazards of becoming a counselor. Personnel a. Guidance J., 61, 304–308

WEINMAN, B., KLEINER, R., YU, J. H., & TILLSON, V. A. (1974): Social treatment of the chronic psychotic patient in the community. J. of Com. Psychology, 2, 358–365

WEISMAN, G. (1985 a): Crisis houses and lodges: Residential treatment of acutely disturbed chronic patients. Psych. Annals, 15, 642–644, 647

WEISMAN, G. (1985 b): Crisis-oriented residential treatment as an alternative to hospitalization. Hosp. a. Com. Psych. 36, 1302–1305

WENDT, R. J. MOSHER, L. R., MATTHEWS, S. M., & MENN, A. Z. (1983): Comparison of two treatment environments for schizophrenia. In: J. G. GUNDERSON, O. A. WILL, & L. R. MOSHER (Eds.): Principles and practices of milieu therapy. New York, Jason Aronson

WILDER, J., LEVIN, G., & ZWERLING, I. (1966): A two-year follow-up evaluation of acute psychiatric patients treated in a day hospital. Am. J. of Psych., 122, 1095–1101

WILLIAMS, P., DE SALVIA, D., & TANSELLA, M. (1986): Suicide, psychiatric reform, and the provision of psychiatric services in Italy. Soc. Psych., 21, 89–95

WILSON, H. S. (1983): Usual Hospital Treatment in the USA's Community Mental Health System. Intern. J. of Nursing Stud., 20, 75–82

WING, J. K., & BROWN, G. W. (1970): Institutionalism and schizophrenia: A comparative study of three mental hospitals 1960–1968. Cambridge, University Press

WOLFENSBERGER, W. (1970): The principle of normalization and its implications to psychiatric services. Am. J. of Psych., 127, 291–297

WOLFENSBERGER, W. (1972): The principle of normalization in human services. Toronto, National Institute on Mental Retardation

WOLFENSBERGER, W. (1979): The case against the use of the term „disability". Rehab. Literature, 40, 309

WOLFENSBERGER, W. (1983): Social role valorization: A proposed new term for the principle of normalization. Mental Retardation, 21, 234–239

WYNNE, L. C., MCDANIEL, S. H., & WEBER, T. T. (Eds) (1986): Systems consultation: A new perspective for family therapy. New York, Guilford Press

ZINMAN, S. (1986): Self-help: The wave of the future. Hosp. a. Com. Psych., 37, 213

ZINMAN, S., HARP, H., & BUDD, T. (Eds.) (1987): Reaching across: Mental health clints helping each other. California Network of Mental Health Clients

ZUSMAN, J., & LAMB, H. R. (1977): In defense of community mental health. Am. J. of Psych., 134, 887–890

ZWELLING, S. (1985): Quest for a cure. Williamsburg, VA, The Colonial Williamsburg Foundation

ZWERLING, I., & Wilder, J. F. (1964): An evaluation of the applicability of the day hospital in treatment of acutely disturbed patients. Israel Annals of Psych., 2, 162–185

D Deutschsprachige Literatur

Die englisch- bzw italienischsprachigen Quellenangaben zu diesem Buch beziehen sich auf Publikationen aus den letzten 20 bis 25 Jahren. In der gleichen Zeit erschien eine Vielzahl deutschsprachiger Veröffentlichungen zum Thema »Psychiatrie in der Gemeinde«. Es entstand – nicht zuletzt mit Hilfe dieser publizistischen Schubkraft – die Sozial- bzw. Gemeindepsychiatrie. Wir sehen an dieser Stelle davon ab, den Versuch einer möglichst vollzähligen Auflistung der wichtigsten deutschen Titel zu unternehmen. Exemplarisch sei das von Thomas Bock und Hildegard Weighand herausgegebene »Hand-werks-buch Psychiatrie« erwähnt. Es verfolgt den Anspruch einer kritischen Bestandsaufnahme der Psychiatriereform und einer gleichzeitigen Anleitung zum Handeln vor Ort. Erschienen ist es 1991 im Psychiatrie-Verlag, Bonn, der seit 14 Jahren mit seinem Buch- und Zeitschriftenprogramm das Anliegen der Gemeindespychiatrie – und damit auch des vorliegenden Buches – publizistisch unterstützt.

Im Folgenden seien die Titel aus dem Quellenverzeichnis aufgeführt, die, soweit uns bekannt, vollständig übersetzt oder in anderen Ausgaben auf dem deutschen Buchmarkt erschienen sind.

Barton, Rusell: Hospitalisierungsschäden in psychiatrischen Krankenhäusern – Ursachen, Behandlung, Prävention. Werkstattschriften zur Sozialpsychiatrie, Heft 5. Soziale Arbeitsweise an der Universitäts-Nervenklinik (Hrsg.), Tübingen, 1972

Basaglia, Franco (Hg): Die negierte Insitution oder die Gemeinschaft der Ausgeschlossenen. Suhrkamp, Frankfurt/M., 1971

Basaglia, Franco u. a.: Der Begriff der Psychiatrie. Suhrkampf, Frankfurt/M, 1974

Caplan, Gerald: Bevölkerungsorientierte Familienpsychiatrie. Enke, Stuttgart, 1989

Frank, Jerome, D.: Die Heiler-Wirkungsweisen psychotherapeutischer Beeinflussung. Klett-Cotta, Stuttgart, 1981

Gramsci, Antonio: Gefängnishefte. Quaderni del carcere. Argument, Berlin, 1991

Imber-Black, Evan: Familien und größere Systeme im Gestrüpp der Institutionen. Carl-Auer, Heidelberg, 1990

Jervis, Giovanni: Kritisches Handbuch der Psychiatrie. Hain, A, Frankfurt/M, 1988

Laing, Ronald, D.: Die Politik der Familie. Kiepenheuer & Witsch, Köln, 1974

Laing, Ronald, D.: Die Stimme der Erfahrung. dtv, München, 1989

Laing, Ronald, D.: Phänomenologie der Erfahrung. Suhrkamp, Frankfurt/M., 1975

Wing, J. K.: Sozialpsychiatrie. Springer, Berlin, 1982